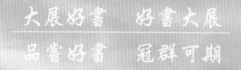

大展好書　好書大展
品嘗好書　冠群可期

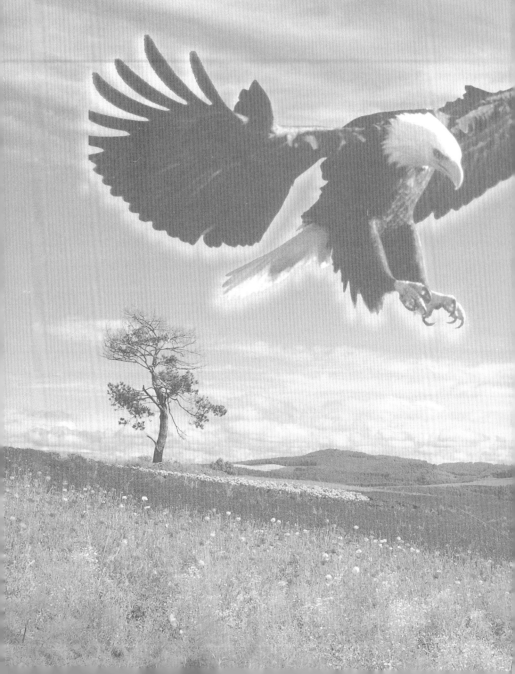

大展好書　好書大展
品嘗好書　冠群可期

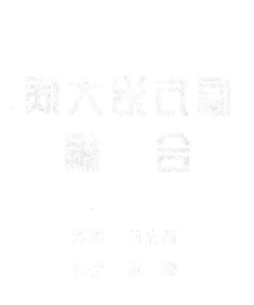

序

　　眾所周知，21 世紀被稱為健康世紀、長壽世紀。健康與長壽越來越成為人們關注的中心話題。過去說「人生七十古來稀」，現在研究得知，人活到七八十歲而死，均是病死，人如果無病，絕對活到 100 歲以上了。

　　因此，要想健康長壽，首先得治病。可是用來治病的藥——西藥卻存在著很大的問題。

　　一是副作用，也可以說是藥害。以抗菌藥為例，幾乎所有抗菌藥都可引起噁心、嘔吐、腹瀉、便秘等不良反應，尤其損害肝、腎及中樞神經系統，在我國，7 歲以下兒童因不合理使用抗生素造成耳聾人數多達 30 萬。據統計，我國每年有 250 萬人因用藥不當而住院治療，19 萬人因此死亡，這個數字相當於我國每年有 250 萬人因用藥不當而住院治療，19 萬人因此死亡，這個數字相當於我國每年死於 10 餘種傳染病人數總和的 12 倍。而美國僅 1998 年統計因藥源性反應住院搶救者高達 216 萬人，其中死亡者 10.6 萬人，直接經濟損失 40 億美元。

　　二是西藥的耐藥性問題越來越大。青黴素從發明至今的 80 多年中，使用劑量已增加了上百倍。老一代

的抗菌藥迅速失去了原有的作用，新研製的抗菌藥的有效壽命越來越短，只好加快開發新藥品，成本越來越高，成了惡性循環。如此下去，正像專家發出的警告：醫生將被逼到無藥可施的尷尬境地，人類可能重新回到抗菌物發現之前的黑暗時代。

於是人們在恐慌之餘逐漸把目光轉向了中醫，寄希望於中醫。現在全世界160個國家和地區沒有不知道中醫的，特別是美歐等先進的西方國家紛紛建立中醫的醫療、教學和研究機構，並爲中醫立法，每年還派大批留學生到中國來學習中醫。

因此我們說，中醫不僅屬於中國，而且屬於世界，它是我們中華民族的最偉大的發明，其意義遠遠超過四大發明，這是我們中華民族的驕傲。而偏方又是中醫的重要組成部分，但是偏方散在於廣大民間，並且多是秘而不傳，得來相當不易。

臨汾永旺腦病醫院院長高允旺走訪過50多個縣、300多個村，向民間中醫學習，幾十年來費盡千辛萬苦搜集偏方，加以驗證和科學研究，並且發揚無私奉獻的精神，將其這些有效偏方公諸於世，1987年我社出版了他寫的《偏方治大病》一書，共印行了40萬冊，一本普通的中醫書，印行這麼多，在當時科技出版界可謂極一時之盛。

2005年，我社又出版了他寫的《偏方治大病續編》，同樣受到了讀者的歡迎，讀過續編的人，又紛紛索要當年的那本《偏方治大病》。於是，爲了讀者閱讀方便，我們經過適當取捨，將兩本書合爲一本，

就成了現在這個《偏方治大病合編》。

　　千方容易得，一效最難求。因此，有效最關鍵。我們希望讀到本書的讀者，把你們使用有效的偏方，不管是本書的還是其他書上的，抑或是自己搜集到的凡是用之有效，將你們使用的心得、體會和病例寫成短文寄給我們出版社，我們將不斷地彙編成冊出版，以便更好地爲廣大患者服務。

學　　軍

聯繫地址：太原市建設南路 15 號　山西科學技術出版社
　　　　　周光榮收
郵　　編：030012
電　　話：（0351）4922063
E-mail：Sxkjs_gys@126.com

偏方治大病合編

目　錄

偏方貼敷法治大病

偏方治療肝硬化、肝癌

偏方治肝炎

偏方治療惡性腫瘤（癌）

偏方治療咳、痰、喘

偏方治療胃腸病

偏方治療關節痛

偏方治療脈管炎

雞蛋偏方治病錄

煙劑偏方治驗案

偏方治汗症

偏方治療肥胖

偏方與美容

名醫用偏方記實

一、岳美中用偏方治大病

業師岳美中教授年幼時行醫冀東、冀西一帶，在唐山地區有「神醫」之稱，擔任過唐山衛生局的中醫顧問。1954 年調中國中醫研究院工作，曾被選為全國人民代表大會常務委員會委員、中華全國中醫學會副理事長，在國內外有很高的聲望。

我隨岳老學習期間，問到他出國赴印尼為蘇卡諾總統治療泌尿結石，榮獲蘇卡諾總統金質獎章一事，岳老很謙遜地講到，榮譽已是過去，今後仍需努力。

岳老給我們講起他年幼發憤學習中醫和研究治療腎結石的情況。

岳老年幼時就通讀了《內經》、《傷寒論》等書，熟記中藥方劑，雖年逾古稀，仍可一口氣背誦三四百個中藥方劑。岳老體會到讀書，通是精的基礎，百通為了一精，精才能解決疑難大症。

1. 結石病

在冀東彭村，有位出名的醫生，對治療腎結石、膀胱

結石有訣竅，岳老親眼看到患者服藥後，尿出大小不等的結石。為了尋求這個偏方，他做了一系列的試驗研究，把病人買到的排石方藥一味一味地挑選出來，發現該方由 11 味中藥組成。

把整個方藥煎成湯劑，又把排出的結石放入煎劑，發現金錢草、石葦、雞內金和海金砂煎液有溶石作用。

溶石不等於排石，體外能溶石，不等於在體內有同樣作用，況且中藥機制是整個反應的效果，不是機械的而是辨證的。後來岳老在此偏方的基礎上，結合中醫辨證施治，對泌尿系結石探索出一條新路子。

岳老講道，結石由腎而生，由腎到腎盂、腎小盞，又排到輸尿管，再進入膀胱，最後由尿道排出體外，這條排尿的道路曲折、狹窄，結石的排出需要幾個回合，可以歸納為「化」、「移」、「沖」、「排」四個步驟。

「化」就是使結石的棱角化圓，由銳變鈍，由大化小；

「移」就是誘導結石由靜變動，左右擺動，從上移下；

「沖」是增加沖擊的動力，產生「急流」或「漩渦」，使結石捶打擺動，這一沖擊的力量在一瞬間，可以用增加尿量來解決輸尿管的狹窄和痙攣問題，達到通利的效果；

「排」是在化、移、沖的條件下把結石排出體外。

講完排石機制後，岳老揮筆寫了一張排石處方：

金錢草 120 克　海金砂 30 克　決滑石 12 克　甘草 3 克
杜牛膝 10 克　石葦 60 克　車前子 12 克　雲苓 20 克　澤瀉

12 克　雞內金 12 克

岳老說，此方驗證 20 餘年，療效確切，具有清熱、利濕，促進排石的功效，方中雞內金、金錢草有化石、溶石的作用，車前子、滑石清熱利尿，茯苓、澤瀉滲濕利尿。諸藥合用可迅速加大尿量。杜牛膝引導結石下移，石葦擴張輸尿管和尿道，利於結石在自然狹窄處通過排出。此處方筆者在臨床實踐中運用，排石率在 70%以上。

【排石方治驗例】

郭某，男，32 歲，幹部。

1982 年 6 月，該患者因腰痛、尿血，經拍片診斷為右腎盂結石，於 8 月 12 日右下腹部急劇疼痛，出現血尿症狀，檢查結果右腎盂積水，透視可見結石的大小約 11mm×5mm。患者住外科病房，因結石偏大，排石難度大，外科大夫動員病人手術取石，但患者及家屬懼怕手術，遂轉送中醫科服中藥治療。投以排石方：

金錢草 210 克　海金砂 30 克　決滑石 12 克　甘草 3 克川牛膝　10 克　石葦 30 克　車前子 12 克　雲苓 50 克　澤瀉 12 克　雞內金 12 克

每日 1 劑，連服 40 餘劑後，患者出現時有絞痛，腰背酸困，活動後可緩解症狀。至 1982 年 12 月 6 日，排尿疼痛，尿線時有暫停，陣發性疼痛、尿頻、尿濁。一次排尿時聽到有石頭落地聲，取出洗淨，大小為 12mm×8mm，示於醫護人員面前，均驚喜於色，以後又相繼排出大小不等的三塊結石而癒。

岳老對偏方的研究和評價有一定的見解。他常說，「偏方氣死名醫」，偏方有收效快、藥味簡、價錢便宜，

又行之有效的優點，因此，要重視它們。他又舉了幾個偏方的例子：

2. 偏　食

黑丑　白丑各等分

上藥炒熟，碾篩取末，服用時以一小撮藥與糖少許餵服。此方為老友高聘卿所傳，屢經投用，效如桴鼓。

3. 慢性腎炎

玉米鬚 60 克

煎湯代茶，連服 6 個月。

玉米鬚為禾本科玉蜀黍的花柱和花頭，因花柱呈絲狀，故稱「玉米鬚」。性味甘、淡、平，具有利尿通淋之功，用於腎炎水腫、熱淋、石淋等，配方用 15～30 克。

此藥在秋季很容易大量收到，曬乾後備用，病家可自己採備，經濟而實惠。

岳老積多年之經驗，深感惟經濟困難者，才能堅持服此方達到治癒目的。因為經濟富裕和公費醫療者，就醫買藥不難，不能長期守服，數日更一醫，換一方，難怪治而不癒。慢性腎炎，若長期不癒有傷正氣，應調護正氣，使其傷損漸復，假如中途易轍，培補不終，甚至操之過急，繼以損伐，其結果不但延長病期，甚至導致病情惡化，所以必須囑咐患者用玉米鬚必持久守方不替，才能治癒。

【玉米鬚治驗例】

王××，女，10 歲。

因患慢性腎炎反覆遷延一年餘而來就診，症狀：面色

㿠白無華，眼瞼微腫，舌淡苔白膩，指紋淺淡，納呆便溏，神疲，脈虛數。尿檢查，有尿蛋白（＋＋）。診斷為慢性腎炎，屬脾腎兩虛型。囑用玉米鬚10千克，每日用60克煎湯代茶，渴則飲之，不拘次數，逐日堅持，切勿間斷。飲至三個月時，尿蛋白呈＋，又服三個月，無臨床症狀，尿蛋白呈－，食增體胖，面色紅潤，精神旺盛，並恢復了上學。

4. 鶴膝風

生黃芪24克　川牛膝90克　遠志90克　石斛12克二花30克

煎法：前四藥用1500ml水煎至300ml，再加入二花煎至150ml，頓服，每日1付。

上方由唐山民間所傳，治療風濕性關節炎多獲良效。此方又名四神煎。

【四神煎治驗例】

李×，男，36歲，因兩月前拇指關節腫脹疼痛並發生強直，而後波及全身關節，尤其膝關節腫大痛甚，發紅，步履維艱，營養差，面色不華，兩膝關節腫脹至三倍正常關節。觸之熱，伸則痛，脈沉數。投以四神煎，連服20劑後，疼痛若失，繼服月餘，膝部腫消且能活動，服藥3個月後，諸症皆消，痊癒，遂停藥。

二、鄭卓人用偏方治大病

業師鄭卓人，幼年學醫，青年時曾赴日留學，解放前

加入國民黨，隨同李濟深為共產黨工作。解放後，李濟深擔任中華人民共和國副主席，鄭老為李副主席的秘書長，而後擔任民革中央常務委員。

鄭老在 20 世紀 50 年代著有《靈樞經白話解》，為中國中醫研究院特別研究員，對針灸的發展和繼承有卓越的貢獻，也很喜歡研究和使用偏方。

1959 年，郭沫若身患右側肢體活動不便，鄭老用民間偏方桑枝酒為其治療。郭老服用 3 個月後治癒，郭老特給鄭老寫了一副條幅：「從民間來到民間去，結什麼果種什麼田。」

鄭老研究足針治療癱瘓頗有奇效。全國名藝人梅蘭芳身患右下肢癱瘓、右上肢抬舉困難，經鄭老用足五針和民間流傳的治癱丸，經過兩個月治療後，上下肢功能恢復正常，又重新登上了舞臺，並赴北韓出國演出，受到了金日成主席的嘉獎。梅蘭芳為此揮筆寫了四個大字——「針到病除」，並書刻金字大匾在舞臺上贈賜予鄭卓人先生，至今仍懸掛於鄭老的臥室中。

鄭老為人誠實，誨人不倦，我有幸恭列其門下聆教，獲益匪淺，尤其對他用偏方治大病更感絕妙。一次他去湖南下鄉，遇到一位痔瘡病人，痔瘡脫出，腫如杏仁大小，刺痛難忍，但卻束手無策。後來聞聽有位老太太有個妙方，並親眼看到把藥末塗上去不到 10 分鐘，腫消痛止，真是靈驗，其偏方為：

　　白鵝膽三粒　　熊膽二分　　片腦半分

以上三味藥研勻，放入罐器中密封，不可洩氣，使用時用手塗於患處，馬上生效。

這一耳聞目睹且行之有效的實例，更加鼓舞了鄭老探索民間偏方的信心，在 1957 年夏季，他深入江浙一帶行程萬里，走訪了 8 個鄉鎮，32 個村莊，由訪問調查，搜集了 80 餘個偏方，他一證一方地歸類，一病一方地驗證。經過實踐他體會到，對偏方的使用應做到辨證與辨病相結合，對偏方最好經過驗證方可廣泛應用。對一些偏方每一味藥的藥性都應做到心中有數，萬不可人云亦云。

例如對水蛭這味藥對偏癱的治療很有效，有的書上講道「水蛭見水復能化生，嚙人臟腑」。你若信書，就不敢用來醫此病。為了驗證這一事實，他拿乾水蛭為末置於水中，七日未見化生復活之事，後來用於臨床考證，水蛭確有破血不傷氣，入血分、化瘀而消形之用，為破積要藥。又如有的書上記載土鱉有續血、生血、化瘀之功，他便將土鱉用刀一分三段：頭部、軀幹部和尾部，然後用碗扣緊。經過 12 小時，揭開碗一看，土鱉又連接成一體，而且還能爬行運動，於是證實了土鱉的續血、生血之功，由此可見鄭老的求實精神。

「千方易得，一效難求」，我在 1983 年求學之時，正是鄭老身染重病之際，他親筆把他驗證多年的偏方用書信賜吾保存運用：

1. 血得平治高血壓方

石斛 20 克　麥冬 20 克　杭菊 20 克　元參 20 克　牡蠣 20 克　山萸肉 20 克　茯苓 20 克　澤瀉 20 克　連翹 20 克 五味子 15 克　生地 15 克　丹皮 15 克　枳實 15 克　大黃 15 克　蒺藜 6 克　柴胡 6 克　荊芥 6 克　防風 6 克　甘草 6

克　知母 10 克　黃芩 10 克　肉蓯蓉 15 克

　　上藥曬乾，粉碎過篩後裝膠囊，每粒裝 0.3 克，每服 9 粒，1 日 3 次，一到兩個月為一個療程。

　　此方專治高血壓及高血壓引起的頭暈、頭痛及腦動脈硬化，同時可預防腦出血和腦血栓，此方又名「血得平」。

　　【方解】元參、麥冬、蓯蓉、五味子、石斛滋腎水；杭菊、白芍能平肝；柴胡、枳實、丹皮、牡蠣抑肝陽；黃芩、生地清熱；澤瀉、茯苓、連翹清血中之濁；荊芥、防風、蒺藜能清頭目，散頭上之瘀；麥冬、大黃、白芍通大便。

　　血得平一方是鄭老從民間採集所得，此方傳至東南亞和日本。京都北里研究所的間中喜雄博士將此方帶到日本治療高血壓，有效率達 87%。

2. 桑枝酒治癱瘓

　　炒桑枝 100 克　當歸 60 克　菊花 60 克　五加皮 60 克　蒼朮 30 克　地龍 30 克　絲瓜絡 15 克　炮附子 10 克　川牛膝 25 克　夜交藤 30 克　宣木瓜 12 克　木通 10 克

　　製法：上藥配黃酒 2.5 千克，密封於罐內 10 天後將黃酒漉出，將藥焙乾，取藥研末，裝入囊，每粒 0.3 克。

　　服法：每日 3 次，每次服 3 粒，兩個月為一個療程。每次用酒 15～20 毫升送服，以微微呈醉為度。上半身癱瘓者飯後服，下半身癱瘓者飯前服。

　　【按】鄭老用此方 20 餘年，醫治半身不遂療效達 51% 左右，但必須持續用藥。

三、劉仲生用偏方治糖尿病

業師劉仲生先生，年逾八旬，係湖南長沙人，自幼在長沙一帶為民除疾，20 世紀 40 年代著有《中國醫學源流論》一書，解放後在湖南醫學院任教授。1956 年調往北京，在中國中醫研究院工作，從事中國醫學文獻整理和臨床工作。著有《論中國醫學學術》一書，其名聲馳名中外，在中醫界是一位很有名望的老中醫。

劉老從 1965 年至 1976 年，用了 11 個春秋，深入山寨農村為民解病除憂，收集群眾自我保健的單偏驗方。他認為流傳於民間的偏方，是勞動人民和疾病作鬥爭的寶貴經驗，一些久治無效的痼疾，用偏方可獲霍然而癒的療效。

劉老常說，我國歷代名醫都非常注意收集、整理單偏驗方。東漢名醫張仲景提出：「勤求古訓，博採眾方。」明朝的李時珍訪田夫、問漁翁，搜集到大量的偏方，都一一寫在《本草綱目》之中。東晉大醫家葛洪著的《肘後備急方》，大部分是搜集民間的單偏方，至今仍有實用價值。唐代孫思邈雖已百歲的高齡，仍旁收博採，不但搜集「海內醫方」，還收集「殊方異域」的偏方，如耆婆百病丸就是印度古代治療少腹如臟的難名偏方。

劉老還說，採集的偏方不可盲目使用，需加以整理和研究，經過篩選、驗證、總結後方可推廣使用。

劉老舉出以治療糖尿病為例，他是先從病因、病機上研究，其病因有七情、房勞、膏粱厚味及飲酒等，其病機有燥熱入血、氣陰兩虛、氣虛血瘀、陰陽俱虛，而臨床上

以氣陰兩虛為多見。由於氣陰兩虛而產生燥熱，乃致耗損肺、脾、腎諸臟之陰，熱傷肺則津液乾結，就需要多飲而煩渴不止，稱之為「上消」；熱傷胃陰，則胃火熾盛而善饑多食，肌肉消瘦，稱之為「中消」；熱傷腎，腎陰不足，精氣虧損，固攝無權，精微不能藏，多尿而頻或尿如脂膏而發甜，稱之為「下消」。所以上、中、下三消產生的症狀為多飲、多食、多尿、消瘦等。

治療糖尿病的偏方在民間流傳較多的有：

1. 玉液湯

花粉　葛根　知母　黃芪　內金　五味子

2. 升液湯

元參　麥冬　生地　巴戟天　五味子　山萸肉

3. 良泉飲

黃芪　人參　麥冬　澤瀉　石斛　枇杷葉

4. 甘露生津湯

黃芪　葛根　山藥　牡蠣　黃芩　花粉　知母　雲苓

5. 玉泉飲

黃連　花粉　葛根　人參　麥冬　五味子　烏梅　生地　當歸　石膏

6. 消渴飲

石膏　知母　黃連　黃芩　花粉　葛根　生地　麥冬
石斛　甘草　白芍

上方有很多相似之藥反覆在方中出現，在調查收集的56個偏方中，有3～4種藥品幾乎方方出現，有16種藥品出現的頻率較多，排隊歸納分類，以出現次數的多少為順序：黃芪（32次）、山藥（30次）、元參（28次）、五味子（27次）、山萸肉（26次）、生地（26次）、麥冬（21次）、花粉（23次）、黨參（23次）、菟絲子（20次）、雲苓（20次）、知母（20次）、黃連（18次）、石膏（20次）、烏梅（16次）、蒼朮（12次）。

根據糖尿病三多症狀特點和陰虛燥熱的病機，劉老從56個偏方中選擇了切合病機又常用的藥物組成一方，在此基礎上進行加減，定方名為金津玉液湯：

黃芪30克　山藥10克　葛根20克　元參15克　蒼朮15克　麥冬10克　生地10克　五味子10克　茯苓15克　黨參15克　牡蠣30克　石膏20克　黃連6克

本方以清肺、脾、腎三臟之熱為主，並滋養脾腎之先天、後天，根據其症狀的偏盛，藥味及藥量可隨時加減。

血糖持續不降者：重用清熱涼血之品，加知母20克、石膏30克。

尿糖不降者：重用酸甘化陰之品，加花粉30克、生地40克、烏梅30克。

善饑多食者：重用滋陰抑胃之品，加生、熟地各40克。

尿酮體：重用清熱解毒之品，加黃連 10 克、黃芩 12 克。

1982 年我隨劉老學習期間，協助用金津玉液湯觀察治療糖尿病人，確有一定的療效，具有一定的降糖作用和改善症狀的效果。

【金津玉液湯治驗例】

李××，女，38 歲，山西省汾西縣人。因三年前開始喜食甜食，常喝白糖水，近兩年感覺口渴，且陰部發癢，若幾日不喝白糖水，則陰癢自除。口渴漸加重，夜尿兩次，每次起則飲兩杯水方可入睡，汗多少寐，尿濁如脂而甜，疲乏消瘦，食量增加不多，舌紅，脈細數，血糖 10.55mmol／L。尿糖＋＋＋，中醫診斷為腎陰虧虛。

腎者有陰陽二氣，平時保持著動態平衡，完成人的重要機能。腎在水的排泄方面是人體的關口，陰氣負責關口的開放，陽氣負責關口的閉合，當體內水和廢物多時，陽氣則使關口開大，而水和廢物少時，陰氣則使關口縮小，一陰一陽密切配合。糖尿病患者腎陰虧損，生熱助陽，陽亢陰虧，陰陽失去平衡，因陽太盛則關門開大，水津直下而多尿尿濁。陰虛火旺，熱傷肺胃，故口乾、口渴。投以金津玉液湯 15 付後，飲、尿皆減少，尿糖＋＋。繼服兩個月後，血糖 7.78mmol／L，尿糖±。又服此方膠囊半年，復查血糖為 6.62mmol／L，尿糖 –。

附：金津玉液膠囊的研究觀察

根據劉仲生驗用的治糖尿病的偏方——金津玉液湯，

老中醫對 56 例糖尿病患者的臨床觀察，療效較為滿意，將驗證情況整理如下，供讀者參考。

1. 金津玉液膠囊的組成、功用、主治和用法

【組成】黃芪　生熟地　葛根　五味子　黃連　元參麥冬　茯苓　石膏　山萸肉　山藥

【功用】滋陰生津，健脾補腎，斂氣固精。

【主治】明顯的糖尿病症狀者即多飲、多食、多尿等症，對符合診斷標準的糖尿病和糖尿病併發症的患者均可使用治療。

【用法】口服，一次 5 粒，每日 4 次，連服兩個月為一個療程。尿糖不降加服烏梅丸；血糖不降加服 654-220 mg，一天 1 次，或加半量降糖靈，或加少量胰島素，有酮體者加用三黃片，合併白內障、玻璃體混濁者可用西藥控制。

2. 臨床資料

在 56 例病歷中，門診 38 例，住院 18 例，男 21 例，女 35 例，最小年齡 22 歲，最大年齡 84 歲。其中 40～60 歲者最多，占 78%，合併膽囊炎 9 例，冠心病 11 例，高血壓 12 例，皮膚病 6 例，肺結核 3 例，B 型肝炎 4 例，白內障 2 例。

3. 療效觀察

療效評定標準：

① 顯效，原有三多症狀消失，空腹血糖基本正常，尿糖轉陰或減少胰島素的一半。

② 有效，原有的三大症狀明顯好轉，尿糖＋；

③ 無效，連續用一個療程病情無變化。

4. 治療結果

顯效 17 人，占 30.4%；有效 21 人，占 37.5%；無效 18 人，占 32.1%。總有效率 67.9%，其中單用金津玉液膠囊 14 人，顯效 3 人，有效 4 人，無效 7 人，口服降糖藥無效加金津玉液膠囊 27 例，顯效 10 人，有效 8 人，無效 9 人，金津玉膠囊加口服 654－2 9 例，顯效 7 例，有效 1 例，無效 1 人。

5. 典型病例

韓××，男，54 歲，山西省臨汾地區檢察院幹部，住院號 54304，於 1982 年 8 月入院。

患者已出現「三多」症狀，反覆 8 年之久，曾在北京首都醫院治療好轉，堅持工作，最近因家事不順，三多現象嚴重，體重比以前減輕 5.5 千克，儘管控制飲食，空腹血糖仍在 13.32～15.55mmol／L，餐後血糖 21.1mmol／L，尿糖＋＋＋，24 小時尿糖定量 28 克，入院後服金津玉液膠囊一次五粒，一日四次。50 天後症狀消失，體重增加 3 千克，空腹血糖 10mmol／L，四段尿糖定性－，後住家庭病床觀察 5 個月，病情穩定，尿糖定性＋或±。血糖在正常範圍內。

6. 討 論

糖尿病屬中醫的消渴範疇。其病位有上、中、下三消，其病因有肺熱、胃熱、腎陰虛生熱之「三熱」證，其表現為多飲、多食、多尿之「三多」，按病位、病因、病機稱之為糖尿病的「三三」證。

劉老積多年之經驗和使用偏方的體會，雖然歷代各家對消渴的病因、病機分別都有詳細論述，但在臨床上三消

三焦不易分割，往往同時兼顧存在，以氣陰兩虛為本，燥熱傷陰為標，因而對糖尿病的治法，則是肺、脾、腎同時兼顧，滋養培本，清陽益陰。

金津玉液湯經過臨床觀察驗證，可改善三多症狀，有明顯的降低血糖、消除尿糖的作用。其方藥無配伍禁忌，久服亦無副作用。

7. 方解

金津玉液膠囊中麥冬甘寒、生津、清熱，潤肺養胃，偏於上焦；生地甘寒、微苦、滋陰清熱，補益肝腎，偏於下焦；元參鹹寒、增液、清熱作用於三焦。三藥合用養肺、胃、腎三臟之陰，清上、中、下三焦之燥熱，黃芪、黨參益腎氣，補脾氣，使先天、後天得養。

五味子斂脾腎之精氣，雲苓淡滲，健脾安神，黃芪、葛根、蒼朮有滋陰清熱、益氣生津、斂氣固精的作用。石膏解肌除熱，清肺熱，散陽邪，緩脾益氣，止渴除煩，為消渴要藥。山萸肉酸斂澀精，斂水生津，故有益氣、固精、壯元神之作用。山藥性涼而潤，清虛熱，滋精固腎。

據報導，蒼朮、葛根可使血糖下降，黃芪、山藥也可使尿糖下降。

8. 療效評價

根據臨床觀察，金津玉液膠囊降糖達 65%，比消渴丸、甘露消渴丸（62%）較高，與降糖藥和胰島素合用，比單純用西藥和中藥療效高。本藥和 654-2 聯合應用，可以代替胰島素和降糖藥，經動物實驗也證實了這一結論。

四、陳可冀用偏方治療冠心病

業師陳可冀為中國中醫研究院研究員，國家科委中醫學專業組委員，世界衛生組織傳統醫學顧問。著有《岳美中醫案集》和《岳美中論醫集》，主編《清宮配方研究》，擔任《中西醫結合雜誌》主編。在清宮配方基礎上研製的「老年香皂」和「壽桃丸」治療老年病聞名於中外。1981 年衛生部委託陳老師主辦中西醫結合心腦血管研究班並擔任班主任，我有幸在他的教導下學習一年餘。

他講到中西醫結合研究的課題很多，要發揮各自的優勢，在高等學府應放在實驗、理論的研究上，在基層應著重研究單偏方。從我國藥物的發展源流來看，偏方在各朝各代皆有入書的記載，有一部分確是代代相傳於民間。所以花點力氣，收集整理，也是發掘中國醫學遺產的一項重要工作。

陳老師發現湖南一個農民用赤芍治療胸痛有效。1982年，他經精心研究，對藥理、藥性、功能、主治作了一一分析，研製成功了赤芍 801 治療腦血栓，有效率達 81%。他一次下鄉遇到一位農民用膏滋治療心痛，經反覆試驗，此藥可改變異常的心電圖，反覆實踐確有療效，定名為偏方冠心膏。其方藥為：

黨參 200 克　紅花 90 克　蓯蓉 120 克　茯苓 120 克黃芪 150 克　鹿角片 150 克　杜仲 100 克　瓜蔞 120 克　紫河車 100 克　山藥 100 克　丹參 120 克　五味子 20 克　紅棗 70 個　當歸 120 克　仙靈脾 30 克　枸杞 150 克　炙草

50克　合歡皮30克　黃柏100克　赤白芍各100克　冬蟲夏草60克

上藥濃煎三次，濃縮後用真阿膠90克、煉蜜250克、冰糖250克收膏。收膏後可加入人參粉50克、三七粉30克。每次服25克，1日服3次。服藥1個月作1次心電圖。

主治冠心病、心絞痛、心肌梗塞後心絞痛。

【偏方冠心膏治驗例】

龍××，男，60歲，北京某大學教授。十餘年來患高血壓病，常有心前區及左胸痛，半月前來講學，因氣候嚴寒，發生心前區疼痛，曾暈倒一次。

心電圖提示：冠狀動脈供血不足，經治療血壓仍不穩定，波動於 20～22.67 / 9.3～13.3kPa（150～170 / 70～100mgHg）之間，自覺左胸痛甚，夜尿多、頭悶、氣憋，納差少食，走路欲仆，便溏，神疲，對服硝酸甘油過敏。舌苔白膩，六脈虛而無力。

中醫辨證為氣陰兩虛，用陳氏偏方冠心膏，一日3次，每次30克。服10天後，自覺體力、精神轉佳，心前區疼痛大減。復查心電圖ST－T段下降有所好轉，又服12天，患者已無不適症狀，血壓穩定在 18.67 / 12kPa（140 / 90mmHg）。兩個月後來信，言一切正常，仍服陳氏偏方冠心膏。

名醫用偏方防治中風偏癱

　　腦出血和腦血栓形成後，經過積極治療，度過了生命的危險時刻，留下來的就是偏癱殘疾。其所造成的生活不便和心理創傷，時時刻刻折磨著患者，甚至使他們痛不欲生，也給社會和家庭帶來極大負擔。因此，廣大醫務人員肩負著一項重要而艱巨的任務，就是加強對腦血管病的防治，並使偏癱患者早日恢復健康。

　　偏癱病人不論在城市或農村，發病率相當高，它是老年人的一種常見病、多發病，患腦血管病的人數很多，而遺留偏癱者又占發病人數的萬分之五。

　　近年來患偏癱的年齡越來越年輕，從發病的人數和它的嚴重性來看，實在令人吃驚，引起了專家和學者的關注和重視，開展了廣泛而深入的研究。有的從病理、生理方面對其進行探討，有的從發病機制上進行研究，而筆者則是深入民間搜集整理有效偏方，同時也向全國各地名老專家進行學習訪問，經過實踐，把有效的偏方披露於世，以供讀者參考。

一、中醫對偏癱的認識

　　偏癱是腦中風遺留下來的半身不遂，又名叫偏枯。在

兩千多年前的春秋戰國時期，我國最早的一部醫學巨著《內經》中就有記載「中風」的病名，比喻發病快、發病急，如大風吹倒樹木一樣。因此，歷代醫學家談到「風為百病之長」，說明中風是一種常見病、多發病；「風善行而數變」，說明中風發病急、發病快；「人之百病莫大於風」，說明中風病情重，危險性也大。這幾句話概括了中風偏癱的基本特點。

東漢時期，張仲景所著的《金匱要略》中指出：「夫風之為病，當半身不遂。」說明中風時最常出現的半身不遂即偏癱。在《醫學綱目》中也談到，「凡半身不遂，必口眼歪斜」，這與現代腦出血和腦血栓形成出現的症狀一樣，中風偏癱就是腦血管病引起的。

在偏癱發生的原因上，歷代名家各有側重，各抒己見。《內經》中提到，「仆擊偏枯……肥貴人則膏粱之疾也」，「仆擊偏枯」是指突然發生的偏癱（一側上下癱瘓），膏粱是指食油脂豐富的食物，這裏直截了當地指出常吃高脂肪食物的肥胖人容易患半身不遂。

金、元時期，百家爭鳴之風大盛，四大醫家對中風偏癱的病因各持主張，劉河間主張「凡人風病多因熱甚，而內燥者，心火暴盛……中風偏癱」；李東垣認為，「中風者，正氣自虛也」；朱丹溪則認為，「東南之人多是濕土生痰，痰生熱，熱生風耳」；王道安認為「主火、主痰、主虛」，都提到了一個側面，不夠全面。

張景岳又提出新的看法，「中風偏癱的發生與精神情志的變化有關，包括喜、怒、憂、思、悲、恐、驚七情」，以及醉酒和房事過度等，都直接影響臟腑功能，成

為中風的誘發因素。

到了清代，沈金鼇提出「肥人多中風偏癱」。大醫家王清任對偏癱的認識高出一籌，提出氣虛血瘀是發生偏癱的重要原因。他指出：「夫元氣藏於血管內，分佈周身，左右各得其半，若元氣充足則有力，元氣虛則無力，元氣絕則死矣。若十分元氣，虧兩成，剩八，各半身仍有四成，則無病；若虧五成，剩五成，各半只剩兩成半，此時雖未發生半身不遂，已有氣虛之症，因不痛不癢自不覺，經絡已空虛，有空隙之時，難免其氣向一邊歸併。若右半身二成半歸併於左，則右半身無氣；左半身二成半歸併於右，則左半身無氣。無氣則不能動，名曰半身不遂。」

新中國建立後，曾給蘇卡諾總統治過病的中央首長的保健醫生岳美中老師認為，偏癱是「氣血俱虛，經絡壅阻」而引起的。北京中醫學院教授、中醫理論家任應秋老師認為中風偏癱係肝氣鬱結，肝熱傷筋，筋脈不和所引起。中醫古文獻大師《靈樞經白話解》編著者鄭卓人老師認為，半身不遂偏癱由陰陽不調、氣血不續所致。

前人之經驗論述，為後人研究中醫中藥治療偏癱很有參考價值。

二、現代醫學對偏癱的認識

偏癱發病率高，對人們危害也很大，那麼是什麼原因引起的，這值得很好研究，對預防偏癱有著很重要的意義。

經過這幾年深入、系統的研究，發生偏癱的原因有兩

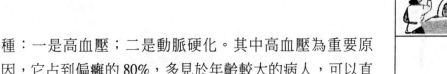

種：一是高血壓；二是動脈硬化。其中高血壓為重要原因，它占到偏癱的80%，多見於年齡較大的病人，可以直截了當地講，高血壓是中風的原因，偏癱是中風的後果，前因是後果的決定性因素。

據有關方面統計，有高血壓的病人發生偏癱比沒有高血壓者多兩倍半，有人做過調查分析，高血壓病人的收縮壓在23.4kPa（180mmHg）時，發生腦出血性偏癱就增加7倍，而舒張壓超過14.67kPa（110mmHg）時，發生腦出血偏癱就增加6倍。

1. 高血壓為什麼會引起腦出血偏癱？

高血壓是長期慢性病症，常常引起動脈硬化，其發病原因在於高血壓會使血管張力增加，動脈膜內過度緊張，彈力纖維發生破裂，動脈膜內受到損傷，影響血管的通透性。高血壓又容易引起毛細血管破裂，動脈內膜因出血而形成血塊，由於血液成分的改變，促進血液當中的膽固醇、甘油三酯的增高，造成動脈硬化。

患高血壓病時，由於血管壁的增厚和血中脂質相互作用，會產生動脈壁脂質沉積，使動脈壁增厚、變硬、變脆、彈性消失。當血壓突然升高，此時已有病變的動脈壁再不能承受時，動脈壁就發生破裂而出血。發生在腦血管時叫腦出血。

高血壓病人常常有動脈硬化，這就增加了患中風偏癱的機會。

高血壓病人未經治療，或者因時斷時續不規律地治療，最容易發生腦中風。據有關資料表明，腦缺血病人有高血壓

者占 44.4%，腦出血病人有高血壓病史者占 81.5%。因此，高血壓病是腦中風偏癱發生的重要原因。

2. 動脈硬化為什麼會引起中風偏癱？

動脈硬化是指動脈的內膜有脂肪類物質的沉積和纖維組織的產生，從而形成硬化斑塊，當硬化斑塊的中心部分因營養不良而發生壞死、軟化、潰爛時，外觀呈「糜粥狀」，故又叫做動脈粥樣硬化。

斑塊內的壞死組織常常發生鈣化，逐漸使動脈變硬、變脆，失去彈性和收縮力，如果合併高血壓時，就容易使血管破裂，產生腦出血，即中風偏癱。

如果不適當地降壓，使血流緩慢，再加上有動脈硬化，在某種誘因下，最容易使腦血栓形成，並伴隨偏癱後遺症。

（1）降壓餅治療高血壓

高血壓是發生腦中風偏癱的潛在的、最危險的因素。因此，有效地控制高血壓，是預防中風偏癱的一項重要措施。

治療高血壓需要長期、耐心地治療，對於高血壓的治療，要達到既降低血壓，又要維持血壓穩定，消除症狀，爭取長期穩定患者的血壓。

高血壓病人應該認真堅持按時、按量服用降壓藥，並定期復查血壓，保持穩定的血壓，減少波動，千萬不要因為自己沒有特殊不舒服的症狀，或認為服藥沒有多大效果就不堅持治療。已有大量的資料表明，堅持治療者發生中風偏癱比不堅持治療者要少十分之九，這就說明防範於未然的必要性。治療高血壓的藥物有疏甲丙脯酸、利血平、

降壓靈、心痛定等，降低血壓的中藥方有鎮肝熄風湯等。降低血壓的中藥就更多了，如：天麻、鉤藤、石決明、羅夫木、羅布麻葉、毛冬青、防己、夏枯草等等；降壓的偏方，用海蜇頭 100 克和葶藶子煮湯服用，千年草和小薑草等量水煎服，玉蘭花沖茶加白糖少許飲之。還有用豬脾臟一個加山藥 60 克煮熟後吃脾臟和山藥等等，都有降壓的效果。我們在臨床上使用最多的是枸杞葉及莖共用 500 克水煮飲之。《中藥大辭典》中記載：枸杞能鎮肝熄風、補精益氣，是治療高血壓的有效偏方。

經過多年實踐，較有效的是降壓餅偏方。

降　壓　餅

【組成】白胡椒 10 粒　杏仁 5 粒　糯米 10 粒　桃仁 60 克　山梔子 30 克

【製法】上藥按劑量配齊，研成細末，用雞蛋清調和拌勻，捏成餅狀備用。

【用法】將調好的藥餅貼敷在足心，男貼左，女貼右，以紗布包好，次日起床後，將藥除去。若腳底發現青色，則表示血壓降低，連續使用 5 天為一個療程，一般 2 個療程血壓可降至正常，為了鞏固療效，服用血得平鞏固。血得平的藥性和製法，在鄭卓人用偏方治療癱瘓一文裏。

【病案舉例】

喬××，男，52 歲，臨汾市喬家灣村人。

患者主因頭痛、頭暈半年，在市二院檢查，發現血壓 26.53 / 17.33kPa（190 / 130mmHg），經中醫治療服藥 30 餘劑，仍波動在 22.66～26.53 / 14.67～15.96kPa（170～190 /

110～120mmHg）。經西醫治療，加服疏甲丙脯酸和心痛定月餘，仍感頭暈欲倒，口乾不欲飲，舌紅絳、苔薄黃微乾，脈弦滑。用降壓餅貼左足心，同時服配製的血得平1劑，1次3粒，1日3次，堅持治療月餘，血壓穩定在18.67／12kPa（140／90mmHg），以後繼續服用血得平，每隔一週測血壓1次，半年內血壓沒有發現升高，頭痛、頭暈等症狀消除。

（2）降脂湯抗動脈硬化

腦動脈硬化是中風偏癱的又一個重要因素，如果合併高血壓，便是造成腦出血和腦血栓形成的危險因素。

腦動脈硬化是人體老化過程最常發生的病變之一。年齡越大，腦動脈硬化的發病率越高。腦動脈硬化是全身性動脈硬化的一部分，通常先有主動脈硬化、冠狀動脈硬化，而後才發生腦動脈硬化。

協和醫院曾對663例病故的老人作過病理檢查，發現主動脈硬化者占91%，冠狀動脈硬化者占81%，腦動脈硬化者占69%，在80歲以上的無動脈硬化者占8%，一般年齡越大，動脈硬化的程度越明顯。

從以上分析可知，動脈硬化是老年人死亡的重要原因，心血管病、腦血管病占病死人數的第一位，而死亡的原因，動脈硬化是重要原因，這就提示我們要減少中風偏癱，就要先預防動脈硬化的發生和發展。防止動脈硬化就要降低血液脂質的總量，醫學家告訴我們，高血脂是導致動脈硬化性心腦病的危險因素，如能早期服用降血脂類藥物，不僅能預防中風偏癱，而且還可以延長壽命。

著名的中醫學家陳可冀在講老年醫學時講到，「清宮

醫案」就有返老還童的處方，乾隆皇帝從 30 歲就服長生不老湯，其中都是目前的降血脂、抗動脈硬化的中草藥。我在中醫研究院心腦病研究班學習時，陳可冀老師給中央首長看病，開過一個降脂湯，在幾年的實踐中體會到降脂湯對膽固醇、甘油三酯的下降的確有顯著的療效。

降　脂　湯

【組成】茶樹根 30 克　杏樹葉 30 克　山楂 20 克　首烏 20 克　澤瀉 15 克　長不老 12 克

【用法】上藥配齊，用 1000ml 水煎，煎煮半小時後去掉藥渣，藥水放暖壺中，1 日可服 3～4 次，1 天飲 1 劑，連續 7 天，每月服一個療程，冬天多飲，夏天少飲。

【作用】化痰祛濕，化舊生新，降脂降壓，活血化瘀，延年益壽，醒腦益智。

【病案舉例】

陝××，女，51 歲，教師，1989 年 3 月 2 日入院。

患者主因右下肢腫痛 8 個月，然後又出現左下肢腫痛，活動受限，行走困難，入院診斷為「右下肢靜脈炎」，經治療效果差，轉入中醫科。入院後血脂三項化驗：甘油三酯 2.81mmol / L，脂蛋白 910mg%，膽固醇 7.8mol / L，確診為「高血脂症」。

對右下肢疼痛採用師懷堂九針治法，用磁圓針叩擊法治療。高血脂症用陳可冀教授的偏方降脂湯治療：茶樹根 30 克、杏樹葉 30 克、長不老 12 克、山楂 20 克、首烏 20 克、澤瀉 15 克，水煎服。

經過 1 個月的治療，下肢疼痛減輕，可獨自步行做些

活動，復查甘油三酯 0.47mmol／L，β 脂蛋白 310mg％，膽固醇 6.5mmol／L，血脂三項全部降至正常。

三、偏方防治偏癱先兆

「山雨欲來風滿樓」，這是暴風雨前的寫照，而發生中風偏癱之前，若仔細觀察往往是有預兆的，也在發病前幾分鐘，數小時或數天出現，預示著中風將要發生，所以叫中風先兆。

根據現代醫學的觀察，血壓的波動，腦血管的痙攣，腦供血不足時都會出現中風偏癱先兆。

腦中風死亡率很高，幸運者經搶救後遺留下來偏癱殘廢也是相當多的，幾年來發病者趨向年輕化，多發生在40～60 歲的中年人身上。這個階段的人，各方面都有經驗，正是為國為民多做貢獻的年齡，如果患了中風偏癱而行動不便，生活不能自理，還需要家人照顧，這不僅是個人的不幸，也是國家的損失。為了能減少這種病的發生，應加強對中風先兆的研究，不要中風偏癱了再去治療，而是在未發生偏癱之前就做到防範於未然。

中風之前有三大先兆：

一是頭暈──頭部覺得四周圍團團轉，搖晃不定。

二是目眩──眼睛模糊。

三是麻木──手足指（趾）感到麻木。

凡平時有高血壓或腦動脈硬化者，或血流變學異常者而有上述三大先兆，頭暈、目眩和拇指、食指麻木者，要積極進行治療。我們科經過對 32 人有中風先兆的病人抓住

不放，在 1 年內分階段治療，即春天和秋天治療，這個季節是中風偏癱的多發季節，用我們研製的活血通脈膠囊集中口服，並輸抗中風注射液，療效達到了 80%。其中 20% 的患者不信自己能偏癱，就沒有採取措施，而這 20% 的人發生了偏癱，這個數字足以說明預防中風先兆的重要性。

王清任研究的中風先兆有 31 條：

王清任係清朝一代名醫，是中國第一位作屍體解剖者，他對發展中醫、繼承中醫貢獻最大，他編著了一本名著叫《醫林改錯》，他創立了益氣活血防治中風偏癱的有效方劑，對中風先兆提出了 31 條，很有實用價值，給後世人提供了研究資料。本書把中風先兆 31 條，以及補陽還五湯詳細介紹給讀者。

1. 中風先兆 31 條

（1）突然感到一陣頭暈。

（2）沒來由地感到頭重腳輕。

（3）耳朵突然感到嗡嗡作響。

（4）耳鳴時好似聽到山羊叫。

（5）下眼皮會引起痙攣。

（6）單眼視力漸漸減退。

（7）眼睛常無意識地盯著前方。

（8）眼睛常常出現直視。

（9）鼻內感到有冷氣進入。

（10）上嘴唇常有痙攣的感覺。

（11）上下嘴唇會有自然的緊閉。

（12）睡覺時一直流口水。

（13）平時頭腦清楚，突然記憶力減退。

（14）常說夢話。

（15）沒來由地氣喘。

（16）一隻手不斷地發抖且持續很久。

（17）雙手不自主地發抖且持續很久。

（18）無名指彎曲後突然無法馬上伸直。

（19）大拇指自己會起來。

（20）肘部及腳部感到麻木。

（21）肌肉痙攣。

（22）手腳尖發冷。

（23）兩膝發冷。

（24）腳踝突然發軟。

（25）腳部抽筋。

（26）兩腳不自主地搖動而且站不穩。

（27）胸部有壓迫感。

（28）呼吸有斷斷續續的氣喘現象。

（29）心悸。

（30）頸部發硬。

（31）睡覺之後感到全身沉重。

　　以上對 31 種中風先兆的描述，多數發生腦血管痙攣，係小中風。而發生中風偏癱者，經過對 400 餘名中風偏癱病人的追問病史，有中風先兆者或 3 年內發生中風偏癱者只占 32%左右。

　　小中風一般發作幾分鐘或數分鐘甚至幾小時之後可恢復原狀。也有的人常發生小中風，一直不會引起腦中風偏癱，這是個人的體質差異所致。但是，絕不能輕看中風先

兆症狀，它是中風偏癱的危險信號。

2. 現代研究中風先兆的 10 種表現

　　腦中風偏癱從發病的年齡看，越來越年輕，從發病的嚴重性看，死亡率占第一位，從遺留殘廢看占中風後的50%，這就不得不引起醫學專家和學者重視。因而許多醫家從經驗入手，對中風先兆在前人的基礎上，認真細緻地觀察並結合現代檢查手段，又總結出 10 種表現。

　　（1）突然出現暫時的說話困難，或聽不懂別人說話的意思。

　　這是因為大腦中動脈供血不足，影響了語言中樞。

　　（2）暫時視力模糊，看不見東西。

　　這是因為大腦後動脈供血不足，影響了視覺中樞。

　　（3）一側面部和手腳突然感到麻木，軟弱無力，嘴歪，流口水。

　　這是因為頸內動脈系統供血不足，影響了對側的皮層、脊髓通路。

　　（4）突然感到眩暈或搖晃不穩，甚至暈倒。

　　這是椎——基底動脈系統供血不足，影響小腦平衡器官。

　　（5）沒有原因的嗜睡，嗜睡是不正常的睡眠，整天昏昏沉沉地睡。

　　這是因為椎——基底動脈供血不足影響了腦幹的網狀結構。

　　（6）智力和個性有改變，如變得孤僻、沉默寡言、智力顯著減退，如癡呆、健忘。這是腦供血不足。

（7）出現難以忍受的頭痛，或頭痛的形式和往日完全不同，如頭痛由間斷性變為持續性，由普遍性變為局限性。

這是腦出血的先兆。

其原因是腦動脈擴張或痙攣伴有小量滲血，刺激了顱內痛覺感受器而造成的。

（8）CT 檢查有瘀血和腔隙性腦梗塞。

（9）中風預報揭示「警告」結論。

（10）血液流變學中全血黏度增高，紅細胞壓積升高，血小板及細胞電泳時間延長，纖維蛋白原升高。

如果發現以上任何一種症狀，必須很好休息，避免患者精神緊張，嚴格觀察患者血壓的變化。患者血壓過高時，患者應服用降壓藥，如果患者血壓偏低時，則患者應及時停用降壓藥，可到醫院進一步檢查治療。

3. 偏方防治中風先兆

如何預防中風偏癱的發生，西藥腦益嗪、藻酸雙酯鈉、尼莫地平等對治療中風皆有效果，靜脈注射丹參液、赤藥 801、脈絡寧均可預防中風。筆者幾年來搜集整理了防治中風的偏方 30 餘個，特別是經過一些名家用偏方的實踐，其治療中風先兆的效果更為可靠。

（1）蜂蜜配冰糖預防中風先兆

蜂蜜冰糖飲

【組成】蜂蜜 500 克　冰糖 300 克

【製法】把冰糖放入蜂蜜內，密封 1 週，防潮、防陽光。

【用法】每次服 5 克左右，1 日 3 次。

【按】蜂蜜配冰糖經過臨床觀察有一定的降血壓、降血脂之功效。對治療頭暈有較好的效果。有的患者經常服用此方後胸寬氣順，麻木消失，語言流利，頭腦清醒，智力增強，有的連續服用一兩年後面容細嫩，髮烏齒堅，精神煥發，可謂此方是療大疾、起沉屙之妙方。

（2）燈盞細辛花防中風

燈盞細辛花飲

【組成】燈盞細辛花 30 克

【用法】燈盞細辛花沖茶，每日 1 劑。

【按】燈盞細辛花防治中風偏癱先兆是個偏方，它來自於桂林市田村，為湯亮先生所傳。

燈盞細辛花又名燈盞花，有祛風散寒的作用，在雲南、貴州、四川都有豐盛產地。燈盞花的作用，主要能抑制血小板聚集，降低腦血管的阻力，增加腦血流，改善腦的血液循環，抑制腦血栓形成，使血液在血管內正常運行，從而減少中風先兆的發作。

（3）桑鉤湯預防中風復發先兆

桑 鉤 湯

【組成】桑寄生 12 克　鉤藤 15 克　竹茹 6 克　陳皮 12 克　半夏 10 克　雲苓 12 克　甘草 6 克

【用法】上藥按劑量配齊，水煎半小時，每次煎湯液 300ml，分 2 次服用，10 劑藥為一個療程。

【病案舉例】

李××，女，68歲，某縣李家垛村人。

患者由於在某地區醫院作胃鏡當中，全身過度緊張，術後全身不適，肢軟乏力，喜臥少動，有一次午後不能安睡，頭暈，舌根發硬，語言不清，步行遲鈍，上下肢發麻，但沒有噁心、偏癱和失語，因在某二院治療效果差而來本院治療。來診時檢查發現患者表情淡漠，精神不振，行動不靈活，語言不俐落，口吐涎沫，舌淡、苔黃、脈弦數滑，中醫診斷為中風先兆。西醫診斷為腦動脈硬化，腦供血不足。用偏方桑鉤湯20劑，諸症消失。

【按】偏方桑鉤湯是中國中醫研究院西直門醫院著名中醫專家趙今多老師提供的，趙今多教授係河北省辛集市趙莊人，行醫65年，有較高的中醫理論水準，又對民間的偏驗方感興趣。他深入農村，串鄉治病期間，總要問問患者以前患過什麼大病，用什麼方子治好的，當問到有治病絕技時，總要一方一方、一症一症、一藥一藥寫在筆記本上，再用到另外的病人身上，有效的方子，他統稱偏方。在跟隨趙老學習期間，受益匪淺。

他曾教導我們說：「有的醫生說西醫好，因為他只懂西醫、不懂中醫，有的說中醫好，因為他只懂中醫、不懂西醫。而對病人來講，只要能治好他的病，儘快消除他的痛苦，除去他的痼疾，他就稱你是好醫生，病人才不問你是中醫還是西醫，也不問你用的片片還是水水，是經方還是偏方？」

為什麼單方、偏方能治病呢？因為中醫是講哲學觀點的，把哲學用到中醫學，中醫把人體的組織和人的環境等

作了全盤和普遍地認識，確立了一種顧及全面的治療方法，這就是中醫的整體觀念。不管什麼治療方法，把病人的陰陽糾正，使人體內陰陽不和得和、五行不平得平，就能恢復人體的正常功能。而偏方能治好病，能治大病，也就是這個道理。

桑鉤湯的幾味藥是民間醫生經過對病人反覆實踐、積累的經驗的結晶，在使用中經醫生加減，在給病人治病的基礎上，傳來傳去。好的偏方，有生命力也就傳下來，沒有效的偏方就會被淘汰。

桑鉤湯本身能化痰，清肝熱，且不傷正氣，平肝熄風而不燥，滋補肝腎而不膩，扶助正氣而不得邪，對風痰內阻、肝腎不足引起的中風先兆確實有效。本方也曾用來治過中風偏癱、中風復發，都取得了一定的療效，不妨試一試，才能得出好與壞的評價。

（4）熄風湯治中風先兆發作

熄　風　湯

【組成】全蠍 10 克　天麻 10 克　南星 10 克　僵蠶 10 克　陳皮 6 克

【用法】上藥按劑量配齊，水煎，1 日 1 次，1 劑藥煎 2 次，煎至 250ml，以黃酒 1 杯為引，1～2 杯為宜，常飲酒者，飲至似醉未醉為度，效果更佳。

【病案舉例】

張××，女，60 歲，患高血壓病 30 年，在 1983 年 6 月，患者血壓曾達 23.4 / 17.33kPa（180 / 130mmHg），右半身麻木，走路不穩，頭重腳輕，身不由己，搖晃不定，說

話困難，性情急躁，查血液流變學，八項指標全部異常，診斷為高血壓病，中風先兆，腦動脈硬化。投以熄風湯 30 劑後症狀消失。

根據范仰五先生的經驗，做成丸藥，每丸 10 克，每年秋末春初服 1 個月，患者遵守醫囑，現在已有多年再未發生中風，查血脂三項全部正常。

【按】此方來源於山西省洪洞縣名老中醫范仰五老先生。

1957 年 8 月，原洪洞縣人民代表大會常務委員會主任閻廣祥，中風先兆發作，突然上嘴唇痙攣，下眼皮痙攣，左手發抖。范仰五先生立即煎熄風湯給其服之，先後服了 6 劑，症狀完全消除。

閻廣祥拿上此方，1 個月內總要服 4～5 劑，大約服了 100 多劑，五六年都沒有發病，他把此方交給我們村裏的一位叫邵善慶的醫生，他用這個方子治好過方圓十幾個村裏的中風先兆病人，也治好過中風偏癱的病人。因此，以治療偏癱而出名。1975 年，我村的一位病人叫伊樹生，出現頭暈目眩、搖晃不穩、右側面部及手指、大拇指感到麻木的症狀，鄒醫生就給開了 5 味藥：全蠍 10 克，天麻 10 克，南星 10 克，陳皮 6 克，僵蠶 10 克，服了 5 劑後再也沒有發生中風偏癱，以後這個方子就流傳到洪洞一帶。只要是患了中風偏癱的老百姓就買幾劑熄風湯治一治，確實有一些偏癱患者經治療後有奇效，也有的患者服了沒效。

我們使用這個偏方做成蜜丸作為預防中風、治療中風的藥物，經觀察有效率達到 75%以上，同時觀察到此蜜丸有降壓、降脂、醒腦、化痰的作用。

（5）小中風湯治療小中風

小 中 風 湯

【組成】丹參 12 克　草決明 15 克　石決明 12 克　血竭 10 克　赤芍 12 克　鈎藤 10 克

【用法】以上 6 味藥用涼水浸泡 1 小時後，文火煎 20 分鐘，倒出藥水，再加水煎 15 分鐘，將藥水再倒出，把兩次的藥水用大火濃縮 15 分鐘，1 次飲完，1 日 1 劑，10 劑為一個療程。

【按】小中風湯是筆者在跟隨北京中醫學院中醫理論家任應秋教授實習時抄來的方子，據任老講，歷代名家治療中風和預防中風，都認為「肝腎虛損」為重要原因，治療以滋補肝腎為原則。用小中風湯治小中風中，強調了小中風的發病機理，為「血瘀」和「肝熱」，本方有清肝熱、化瘀血、通經絡、補氣血的作用，方中的草決明、赤芍、鈎藤皆是清肝熱的中藥，丹參、血竭是活血化瘀的要藥。因而在臨床觀察和實驗研究中，發現該方有緩解中風先兆的症狀，有改變血液流變學的作用。因此，該方是治療小中風病的理想方劑。

四、偏方治療中風偏癱

近年來全國十分重視中風偏癱的治療研究，我們承擔了山西省科研攻關課題，從事用偏方治療中風偏癱的研究。我們採納通信求教、上門拜訪、深入農村、訪親結友、文獻整理、實驗研究、治療總結等一系列的研究措

施，從收集的 50 多個偏方中選擇療效可靠、資料可信的編入書內，以供讀者參考。

1. 二牛粉治療腦出血偏癱

出血性中風又叫腦溢血或出血性卒中，是一種死亡率很高（可達 30%～70%）、病殘率也很高（約占 60% 左右）的疾病，所以積極治療和預防腦出血有重要的意義。

腦出血是指腦實質內大量出血，最常見的原因是高血壓；其次是腦動脈硬化。大量的腦出血是因為有病的腦動脈承受不了血管內的壓力衝擊而發生破裂，所以，頑固性的高血壓發病率較高。

腦出血來勢兇猛，如大風襲擊，樹倒牆塌，因而叫中風。

首先出現的症狀是劇烈的頭痛、頭暈、嘔吐，隨即仆倒在地，昏迷不醒，半身不遂，血壓明顯升高，顏面潮紅，呼吸深，有鼾聲，脈緩，大便失禁，有時抽風或吐咖啡樣物，腰穿時腦血壓升高，腦脊液中混有血液。

腦出血時由於血液溢出血管外邊，可引起腦周圍組織充血，所以有的人也把腦出血叫做腦充血、腦水腫、腦腫脹，這些症狀都能引起腦內壓力增高。由於丘腦、延髓中樞受壓，因而血壓再度升高，昏迷便會加重。

腦出血後，血塊壓迫一側動眼神經，可使主管瞳孔收縮的肌肉麻痹，從而使該側的瞳孔散大。當血塊壓迫丘腦，調節體溫的中樞失去控制時，體溫將高達 40 度左右。

在這種情況下，西醫採取的是三降方法：一降血壓（利血平）；二降顱壓（甘露醇）；三降體溫（冰枕）。

腦出血中風偏癱在急性期中藥有無效果呢？能否單獨用中藥和偏方呢？根據多年的臨床經驗，急性期用中藥比不用中藥療效好，死亡率低，致殘率下降，腦出血中風偏癱者可選用偏方二牛粉。

二 牛 粉

【組成】牛黃1克　水牛角粉3克

【用法】牛黃和水牛角粉按劑量混合配製（牛黃研細過籮），分成5包，1次1包，灌服、鼻飼或灌腸皆可。

【病案舉例】

李×，男，55歲，住院號102231。

患者因去廁所時突感頭痛，解大便後站立時突然仆倒在地，隨即不省人事。家人抬回家時發現其右側肢體軟弱無力，急送醫院，經CT檢查確診為腦出血，中醫診斷為中風、中臟腑、脫證，抬到病房檢查時見患者全身有涼汗，面色蒼白，有鼾聲，神志昏蒙，口眼歪斜，右側肢體偏癱。手撒遺尿，舌淡苔白，脈弦滑無力。血壓22.6 / 13.3kPa（170 / 100mmHg），急用清開靈20ml加入5%葡萄糖300ml，靜脈點滴，同時輸甘露醇250ml隔6小時1次，地塞米松10mg加入甘露醇中滴入，經過24小時的搶救，病人仍處於危險中，考慮到清開靈含牛黃量甚微，改用1次牛黃0.4克灌服，兩天後神志由昏迷轉為朦朧，呼之可應。血壓下降至19.95 / 12kPa（150 / 90mmHg），後用參附湯和導痰湯40劑，病癒出院，隨訪2年未遺留殘疾症狀，並能參加勞動。

【按】腦出血時，有的病人十分危重，昏迷不醒，痰

濁內閉，熱入心包，適宜用中西醫結合的辦法搶救生命，待病情平穩後，不失時機地選用二牛粉。牛黃有清心開竅、益智解毒、祛風豁痰、降低血壓和降低顱壓的作用，同時有降低高熱的獨特作用。一藥有三降的作用，同時配合甘露醇脫水不傷腦；配合降壓藥，降壓後血壓不再回升而保持穩定。配合降溫防止抽風，有人稱牛黃是治腦中風的「神藥」。根據多年的臨床經驗，牛黃對腦功能的再生組織，腦細胞的早修復、早更新，顱內病灶的早清除都有重要作用。我們觀察到早期灌服牛黃可提高對偏癱的康復率，有的不留偏癱後遺症。

實驗研究已證明，牛黃有很強的滲透作用。牛黃有營養腦細胞的作用，與神經細胞有較強的親和力。因此，早用牛黃比遲用牛黃有好處，而用牛黃和不用牛黃療效差得很多。在意識障礙有所緩解時，一定不要忘了灌服或灌腸牛黃，這是治療腦中風的絕招，也是秘訣。

牛黃還是抗衰老的好藥，不管有無腦血管病，1 年服上 2 克牛黃，可增長壽命。

2. 補陽還五湯治療腦血栓偏癱

腦血栓形成所致的偏癱，是由於腦血管病變引起的，發生的原因有三種：

（1）血管壁受損：當動脈硬化時，血管壁粗糙不平，管腔狹窄，血管內阻力增加，引起血流緩慢而發生堵塞。

（2）血壓下降：不適當地降低血壓，使血流速度緩慢，逐漸發生血管堵塞，這種情況的發生比腦出血來得慢，而且大多是在睡眠和休息時發生，往往睡前好好的，

經過一夜安睡，第 2 天起床發現偏癱。這是為什麼呢？因為人在年老以後，患有動脈硬化者，晚上睡眠時新陳代謝減低，心跳緩慢，血壓較白天活動時明顯下降，由於動力不足，使血流速度緩慢，血小板聚集，纖維素易於沉著，從而堵塞了腦血管而形成腦血栓。

（3）血液流變學的改變及血液化學成分的改變，促進了腦血栓的形成。如全血黏度的升高，紅細胞壓積增高，血小板及細胞電泳時間的延長，纖維蛋白原的升高，血小板聚集及黏附性增強等都是引起腦血栓形成的因素。血液中脂質總量過多，使血液凝固性增高，血容量減少，血液黏稠度越高，則血液與血管的摩擦力越大，因而血管壁對血流的阻力也越大，容易使血小板聚集，血球沉積，促成了腦血栓的形成。秋末冬初時容易形成血栓，因為剛入冬時血管容易收縮，血流速度變慢易堵塞。

腦血栓絕不是一朝一夕形成的，從腦供血不足到完全堵塞有個不斷漸進的過程，在腦血栓發生之前都有中風先兆，有過小中風的預兆症狀。因為腦血栓的形成，在血管內形成的血栓範圍比較局限，一般壓力不高。所以病人神志清楚，沒有頭痛、嘔吐、顱壓增高的徵象。

腦脊液透明，這是和腦出血的最大區別。治療上採取的是三擴方式：一是擴張血管；二是擴大血容量；三是擴大抗凝度。這與腦出血的治療正相反。

從中醫的角度有氣虛鼓動血行動力不足，血行受阻，血阻而血瘀，氣虛絡阻，絡瘀血阻而形成偏癱。著名醫學家提出益氣活血治療腦血栓形成，王清任提出的補陽還五湯就是一大創舉。

補陽還五湯

【組成】黃芪80克　當歸10克　川芎10克　紅花6克　桃仁6克　地龍6克　赤芍9克

【用法】上藥配齊，水煎服，1日1劑，1劑煎2次，每煎200ml，連服15劑為一個療程。

【作用】補氣活血，通經活絡。可治療腦中風，腦血栓形成，半身不遂，語言障礙，面神經麻痺，膀胱、直腸障礙等。

【方解】黃芪味甘、性微溫，入脾、肺二經，產於東北三省、四川、河北、山西。含有維生素B_{12}等多種成分，有補氣升陽，固表止汗，利水消腫，托裏排膿的功效。適宜於腦中風後遺症、內臟下垂、脫水、周圍神經麻痺、急性腎炎、糖尿病。

當歸味甘、性溫，入心、肺、肝經。產於中國各地、朝鮮、日本的北海道，其化學成分有精油、維生素E、子宮興奮收縮劑，有補血、行血、調經、活血的功效，適宜於氣虛血瘀、月經不調、生理不順、跌打損傷。

桃仁微苦帶甘、性平，入心、肝、大腸經，產於中國、日本、朝鮮等地，其化學成分有杏素、杏仁甘酵素、維生素B_1，有祛痰破血、潤燥滑腸的作用，適宜於血瘀痛經、閉經、跌打損傷。

地龍味鹹、性寒，入胃、肝、腎、脾經，其化學成分有氨基酸、胱氨酸，有清熱、活血、通經、定喘的作用，適宜於高血壓、高熱、腦中風引起的運動障礙，支氣管哮喘。

川芎味辛、性溫，入肝、膽經，產於山西、河北、山

東等地，其化學成分有溶血蛋白質、絡氨酸、阿魏酸，有活血行氣、祛風止痛的作用，適宜於瘀血阻滯的偏癱、月經不調、風濕痹痛。

赤芍味苦、性微寒，入肝經，產於山西五臺山、內蒙古等地。其化學成分有赤芍甲素、苯甲酸，有活血涼血、順經通脈的功效，適宜於血瘀絡閉，症瘕積聚。

紅花味辛、性溫，入心、肝經，產於山西、四川、黑龍江等地，其化學成分有紅花貳、黃連素，有祛瘀止痛，活血通經的功效，適宜於腦血栓偏癱、冠心病。

【病案舉例】

方××，男，53歲，工人，於1989年8月3日入院。自述3個月前突然右臂麻木，伴有下肢無力，有高血壓病史已經5年，次日晨起，右側肢體不會動，不會穿衣，說話不清楚，口眼歪斜。當時意識清楚，即去某醫院急診入院治療，診斷為高血壓病、腦血栓形成。經過兩個月的治療，血壓穩定，偏癱無明顯好轉，來本院中醫科治療。

來診時見體虛消瘦，面黃無華，神志清楚，語言欠清，對話可以聽懂，心悸易驚，疲乏無力，右下肢不遂，肌力三級，手不能握物，足腕不能活動，血壓 17.3 / 12kPa（130 / 90mmHg），舌淡嫩，舌顯瘀點，邊有齒痕，苔薄，脈細虛弦澀。中醫診斷為氣虛血瘀，中風偏癱。

用益氣活血、通經活絡的補陽還五湯治療：黃芪100克、川芎10克、紅花10克、地龍6克、桃仁10克、赤芍10克，服28劑後，舌之瘀點消失，下肢運動功能基本正常，上肢已能抬起，但不能握物，後改服我們研製的癱瘓康復丹一個療程，上肢功能也基本恢復正常。

【按】補陽還五湯是清代名醫王清任所創，為後世醫家所敬佩，對中風偏癱的治療有獨到之處。

歷代各家論中都認為偏癱主虛、主痰、主火，而清代王氏認為偏癱為氣虛血瘀所引起，他認為元氣藏於血管之內，分佈全身，左右各得一半，人才能行、生、動、轉，若血管氣虛血瘀，就要發生半身不遂。因全身之氣，缺少一半而偏癱，所以要補50%的氣，又可行、坐、動、轉，因而名叫補陽還五湯。

後世醫家在補陽還五湯的基礎上加了蟲類搜剔之品或加了牽正散（白附子、僵蠶、全蠍）而提高了療效。

目前市場上出售的消栓再造丸、消栓丸、抗血栓丸、抗血栓注射液、華佗再造丸、腦康靈等，都是在該方的基礎上又加一些活血化瘀藥而重新立名。所以，不管腦出血，還是腦血栓形成的偏癱，久服補陽還五湯是有效的。

關於黃芪量大不必質疑，藥物實驗已經證明，黃芪對血壓有雙向調節作用，血壓高可降壓，血壓低時可升壓，因而久服補而不膩，活血不傷正氣，陰陽得平，氣血得和，偏癱得以糾正。因為這一方子以偏方而傳，有很強的生命力。在農村，有的四鄰五舍發生偏癱時，就先服用補陽還五湯，1958年下鄉時我已獲此方，而後看了《醫林改錯》後，才知道此方的來由。

附：癱瘓康復丹治療腦血栓臨床研究及實驗觀察

癱瘓康復丹是在中國中醫研究院特約研究員著名老中

醫鄭卓人使用的偏方的基礎上研製成功的。其偏方中有牛黃、土鱉、丹參等 10 味藥組成，鄭老先後用此方治癒過郭沫若先生和梅蘭芳等名人的偏癱，同時給國家某些領導人服用預防中風之用。

我們在此方的基礎上經過臨床觀察，對 323 例偏癱病患者治療，痊癒率 30%，顯效率達 57.6%，總有效率87.9%。為了進一步研究該藥作用機理，進行了臨床和實驗研究，現總結如下：

1. 癱瘓康復丹的組成、功用、主治和用法

【組成】黃芪　牛黃　丹參　川芎　土鱉　牛膝

【功能】益氣活血，續血生新，祛瘀通脈，開竅益智。

【主治】對腦動脈硬化和高血壓引起的腦血栓形成而致的半身不遂、肢體麻木、腰膝酸軟均可使用其治療。

【規格】瓶裝，每瓶 100 粒，每粒裝藥末 0.35 克。

【用法及用量】口服，一次四粒，每日三次，連服四個月為一個療程，有效則以 2～3 個月為一個療程。

2. 臨床資料

（1）一般情況：男性 82 例，女性 41 例。年齡最小者19 歲，最大者 79 歲，40 歲以下者 31 例，50 歲以上者 92例。

（2）病程：最短 3 天，最長 8 年，其中 1 個月以內者占 28%，1 年以上者占 19%，病程在 4 個月至 8 年不見好轉者占 45%，其中恢復期占 62%，後遺證者占 42%。

（3）病因：腦動脈硬化 56 人，高血壓 31 人，高血脂血症 11 人，併發糖尿病 2 例。

（4）臨床表現：均是腦血栓形成的病例。其中血壓在

22～24 / 12～14.7kPa（160～180 / 90～110mmHg）者有 42
例。

① 中樞性 98 例，其中左側癱者 59 例，右側癱者 48
例，肌力 0 度 8 例，Ⅰ度 4 例，Ⅱ度 15 例，Ⅲ度 28 例，
Ⅳ度 72 例。② 失語者 12 例。③ 有明顯智力障礙者 13
例。④ 吞嚥困難，飲食喝水發嗆，強哭、強笑 4 例。⑤ 患
側麻木 4 例。

（5）化驗檢測：膽固醇高者 56 人，占 46%，均值為
6.37mmol / L；甘油三脂升高者有 38 人，占 39%，均值為
2.07mmol / L；β－脂蛋白升高者為 52 人，占 42.5%，均值
為 15mmol / L。

3. 療效觀察

（1）療效判斷標準

① 無效：服藥 4 個月後肌力和體徵無變化，血壓、血
脂仍在上升者。

② 惡化：服藥一個療程，症狀非但未減輕，反而加
重，並還有再栓塞的先兆出現。

③ 有效：肌力增加Ⅰ度，其他症狀有所緩解，再服一
個療程肌力仍無變化。

④ 顯效：肌力增加Ⅱ度，能單獨站立行走，在別人協
助下可生活自理。

⑤ 基本痊癒：肌力、語言、智力基本恢復正常，生活
能自理，並可作家務或上班工作。

（2）治療結果

① 肢體恢復：基本恢復者 37 人，占 30.2%；顯效 70
人，占 62.5%；有效 17 人，占 6.3%；用藥後都有不同程

度的改善。個別體征恢復 8 例，手可握物 10 例，自己可解手 10 例，42 例高血壓患者治療後有 32 例恢復正常。

② 血脂變化：膽固醇在 56 人中均值為 5mmol/L，平均下降 1.6mmol/L；甘油三脂在 38 人中均值為 4.51mmol/L，平均下降 1.14mmol/L；β－脂蛋白 52 人中均值為 451，平均下降 4.51mmol/L。

4. 討　論

（1）機理深討

　　腦血栓形成屬於中醫「中風」的範疇，形成的原因有三：第一，血管內氣虛血瘀，王清任在《醫林改錯》中講道：「元氣既虛，必不能達於血管，血管無氣，必停留而瘀。」說明本病的發生是因為氣虛血瘀所致。第二，經絡氣血不續。如明代高謙指出：「氣血不續，血不奉上，上氣不足而半身不遂。」第三，陰陽氣血離守，如《素問·陰陽應象大論》云：「年逾四十，陰氣自半。」「陽氣者，大怒形氣絕，故血菀於上，使人薄厥。」「絕苑結，五臟空虛，氣血離守」，這就指出陰陽失調和氣血離守是半身不遂的一個重要原因。故其病機可歸納為陰陽失調，氣虛血瘀，氣血不續，經脈不通。在治療法則上應以益氣活血，祛瘀通絡，續血新生，順接血脈，開竅益智，調和陰陽。癱瘓康復丹經過臨床驗證，具有明顯提高肌力、恢復癱瘓肢體的功能，又有降壓、降脂的作用。

　　方藥組成無配伍禁忌，藥物為常用之品。作用無偏盛，藥量大也無副作用，故可久服，有利於功能恢復。

（2）藥理作用基礎

　　黃芪：味甘，性微溫，為補藥之長，具有補氣升陽、

益氣固表、調節全身臟腑之機能。

試驗研究表明，黃芪可使腦血管及微細血管獲得足夠的血量，增強腦細胞新生和發育，強壯神經細胞，有助新陳代謝、恢復神經細胞的功能。對因缺血而衰弱的神經細胞有興奮的作用。

牛黃：味甘苦，性涼，入心、肝二經，清心解毒，開竅益智，熄風豁痰，治療中風失語、失音癡呆和智力退化，具有顯著持久的降低血壓的作用。含有多種氨基酸，可降低膽固醇，促進新陳代謝。

經研究顯示：微量的牛黃有助於醒腦益智和治療癲癇。在實驗中顯示：癲癇康復丹內有牛黃和無牛黃治療效果大不相同。老藥工以「牛黃能染透指甲者真」為標準來識別牛黃的真偽，說明牛黃有很強的滲透作用。有人曾用1%的牛黃水溶液置於雞蛋內膜上，觀察到其迅速黃染。結合牛黃的歸經及治療神經系統疾病的卓效，用量微小，作用卻大，不能缺少。因此，該藥有滲透血腦屏障和神經細胞親和力的作用，牛黃為上行載藥入腦之妙藥。

丹參：味苦微溫，入心、肝經，具有活血、養血的作用。《本草匯言》曰：「丹參善活血，去滯生新，補血生血，功過歸地，調血養血，力堪芍藥，逐瘀生新，性倍川芎。」故《明理論》以丹參一物而有四物之功。

《臨證指南》云：善治，蓋用化瘀之品，丹參為其已壞之血而不能還原質，必須化之，故有宣通運行，破積血，治四肢不遂之效。

現代藥理研究顯示，丹參有擴張毛細血管，改善腦循環，增加腦血量及降脂的作用。

牛膝：味苦，微酸，性平，補肝腎，強筋骨，活血破瘀，通經活絡，引藥下行。其性只降不升，具有降低血壓和促進脂肪代謝，有降低膽固醇的作用。

土元：味微鹹，性寒，入心、肝、脾三經，具有逐瘀破積，續血通絡，搜剔之功效。以刀斷之，中有汁如漿，斷接即連，仍能行走，為續血妙藥。借其續血順接之功，故有因氣虛血瘀滯而阻斷經絡者，非土元而不能除的作用，所以為治療癱瘓的要藥。

川芎：味辛，微甘而性溫，為活血化瘀之品。《藥性證》謂其治腰膝酸軟，半身不遂。《日華之本草》言其：治一切風，一切氣，一切勞損，一切血，補虛，壯筋骨，調眾脈，破症結宿血，養新血。

現代藥理研究認為其有抑制纖維蛋白合成，有增強纖維蛋白的溶解系統，抑制血小板的聚積，阻止血栓形成。實驗證明，平時閉合的微小動脈，當營養腦組織的主動脈受損時，在川芎的作用下而擴張循環，解除腦組織的缺血、缺氧狀況，起到藥物性架橋術的作用。

（3）方　解

癱瘓康復丹區別於常用的治癱藥，少用祛風和蟲類藥，只是用少量土元為主藥是本方的特點。黃芪益氣行血上升，配牛膝下行，活血補肝腎、壯筋骨而降壓、降脂，丹參配黃芪益氣、活血、宣通運行。土鱉具有搜剔周身經絡，續血、生新、順接血脈，交通新生脈絡之功，使氣血環流如環無端。

牛黃配土元、丹參、川芎滲透入腦達病所，破舊血之瘀，扶新血之生，促進氣血調和，陰平陽秘，四肢百骸復

常。牛黃、牛膝、川芎降低血壓明顯持久。丹參、土元、牛膝降低膽固醇有功效。

5.療效評定

從觀察資料看，癱瘓康復丹對肌力的恢復有較好的效果。有效率達 89%，高於目前報導的丹參液、川芎嗪、赤芍（81%），維腦路通（82%），消栓再造（78%）同時有降壓、降脂的效果，這對於防治因動脈硬化引起的腦血栓有一定的意義。

臨 床 研 究

1.臨床資料

偏方治大病合編

本文選擇的 60 例腦血栓病人均係住院病人，符合 1986 年中華醫學會第二次全國腦血管病學術會議修訂的診斷標準，對患者一部分經 CT 證實，也有一部分患者經多譜勒證實。其中男性 32 例，女性 28 例，發病年齡 40～82 歲，病程 3 天～10 個月，右側癱者 26 例，左側癱者 34 例。

2.分組對照

隨機配對分為癱瘓康復丹研究組（以下稱康復丹組）和丹參對照組（以下稱丹參液組）。治療前兩組性別、年齡、病程及功能狀態、併發症、既往史的積分相比，無顯著差異（P＞0.05）（見表 1）。

3.分期與分型

（1）分期標準（根據病程）

急性期：發病 2 週以內；恢復期：發病 2 週至半年；後遺症期：發病半年以上。

表1 兩組臨床資料對比

分組	例數 男女	年齡 （歲）	病程 （天）	療程 （天）	功能 積分	併發症 積 分	既往史 積 分
康復 丹組	60	57.23± 2.182	46.76± 18.82	54.41± 4.238	13.69± 0.838	2.091± 0.372	3.682± 0.443
丹參 液組	60	59.77± 2.302	43.29± 14.74	55.00± 5.277	14.09± 0.971	2.273± 0.442	3.455± 0.388
P 值	>0.05		>0.05	>0.05	>0.05	>0.05	>0.05

本文將恢復期、後遺症期合稱非急性期，以便統計分析。

（2）分型標準（根據功能評分）

重型：8 分以下；中型：9～16 分；輕型：17 分以上。

4. 治療方法

（1）丹參液組（對照組）

選藥及方法：選用上海製藥廠生產的丹參注射液，一安瓿裝 2ml 液體，採用 5%GS200ml，加入丹參液 12ml，靜脈滴注。每日 1 次，每 15 次一個療程，間隔 5 天，連續治療 2 個月。

（2）康復丹組（研究組）

選藥及方法：選用研製的癱瘓康復丹，每次 4 粒，1 日 3 次，白開水送服，連續服用 2 個月。

5. 療效評定標準（參照功能評分方法）

基本痊癒：功能積分達 24 分以上者；顯效：功能積分增加 10 分以上者；好轉：功能積分增加 4 分以上者；無效：功能積分增加不足 4 分者。

6. 結果與分析

（1）康復丹組與丹參液組療效對比（見表2、表3）

表2顯示：兩組治癒率經統計學處理，無顯著差別（P ＞0.05）；兩組總顯效率相比具有顯著的意義（$X^2 = 5.45$，P＜0.05）。

表2　康復丹組與丹參液組療效對比

分組	例數	治癒		顯效		好轉		無效	總顯效率	有效率 %
		例	%	例	%	例	%			
康復丹組	30	22	73.23	6	20	2	6.67	0	93.33	100.00
丹參液組	30	16	53.35	5	16.66	9	30	0	70.00	100.00

表3　康復丹組與丹參液組治療後功能積分增加對比

分　組	例　數	$X \pm SD$	t值　p值
康復丹組	30	11.14±0.600	3.914<0.001
丹參液組	30	9.500±0.576	

（2）康復丹組與丹參液組分期療效對比

康復丹組治療急性期15例，治癒9例，治癒率60%；顯效6例，顯效率40%；治療非急性期15例，治癒率53.3%，顯效4例，顯效率26.6%，好轉3例，好轉率20%。經統計學處理，兩者之間的差別無顯著意義（P＞0.05）。

丹參液組治療急性期15例，治癒7例，治癒率46.6%；顯效3例，顯效率20%；好轉5例，好轉率為33.3%；治療非急性期15例，治癒6例，治癒率40%，顯效2例，顯效率13.3%；好轉7例，好轉率46.6%，兩者之間無顯著性差

偏方治大病合編

異（＞0.05）。

（3）康復丹組與丹參液組分期治療後功能積分（Ｘ±SD）比較，每組分別爲 15 例。

康復丹治療急性腦血栓後，功能積分平均增加 12.0±1.03，與非急性期的 10.18±0.519 相比，具有顯著差異（t＝2.287，P＜0.05），說明康復丹治療急性期腦血栓療效優於非急性期，揭示腦血栓患者應早期服用癱瘓康復丹有顯著療效。

丹參液組治療急性腦血栓後功能積分平均增加 11.00±0.405，與非急性 9.500±0.884 相比，亦有顯著差異（t＝2.131，P＜0.05），也說明早期療效優。

實 驗 研 究

1. 觀察指標

兩組均於治療前後檢查全血黏度、紅細胞壓積、纖維蛋白、循環內血小板聚集率、血小板黏附率及紅細胞聚集指數等血液流變學指標。

2. 結果分析

（1）康復丹組治療前後血液流變學指標比較（見表4）

表 4 顯示：康復丹治療後所觀測的血液流變學指標較治療前均顯著降低。統計學處理表明：除紅細胞聚集指數無意義外，纖維蛋白原循環內血小板聚集率、血小板黏附率等指標均有非常顯著差異（P＜0.01～0.001），指示康復丹有降低血液黏稠度、紅細胞聚集狀態，降低血漿中纖維蛋白原及血小板聚集率與黏附率的作用。

表4　康復丹治療前血液流變學變化（X ± SD）

觀察項目	例數	治療前	治療後	P 值
全血黏度低切	30	24.98±1.654	18.03±1.304	<0.001
（mpa・S）高切	30	6.267±0.161	5.799±0.171	<0.001
紅細胞聚集指數	30	3.925±0.196	3.094±0.178	<0.001
紅細胞壓積（％）	30	42.08±1.145	40.67±1.038	>0.05
纖維蛋白原（克 /L）	30	4.005±0.203	3.418±0.183	<0.001
血小板聚集率（％）	30	36.96±1.900	24.27±1.691	<0.001
血小板黏附率（％）	30	37.04±1.633	26.10±1.204	<0.001

（2）丹參液組治療前後血液流變學指標比較（見表5）

表5提示：丹參液組治療前後血液流變學指標變化，除循環內血小板聚集率、血小板黏附率顯著降低而有顯著差異外（P＜0.01），其他指標均無顯著差異（P＜0.05），與康復丹相比，康復丹對血液流變學調整有顯著作用。

表5　丹參液治療前後血液流變學變化（X ± SD）

觀察項目	例數	治療前	治療後	P 值
全血黏度低切	30	26.46±1.59	18.99±1.796	>0.05
（mpa・S）高切	30	6.047±0.192	5.889±0.210	>0.05
紅細胞聚集指數	30	3.350±0.264	3.350±0.223	>0.05
紅細胞壓積（％）	30	40.74±1.038	39.71±0.995	>0.05
纖維蛋白原（克 /L）	30	3.703±0.219	3.625±0.208	>0.05
血小板聚集率（％）	30	31.76±1.787	25.01±1.324	<0.01
血小板黏附率（％）	30	34.79±1.938	29.03±1.468	<0.01

（3）兩組治療前後血液流變學指標變化對比（見表6）

表6顯示：康復丹組治療前後血液流變學指標所降低

表 6　兩組治療前後血液流變學變化比較（X ± SD）

觀察項目	康復丹組	丹參液組	P 值
全血黏度低切	7.011±1.417	1.473±1.288	<0.001
（mpa・S）高切	0.449±0.124	1.473±0.214	<0.001
紅細胞聚集指數	0.831±0.282	0.001±0.246	<0.01
紅細胞壓積（%）	1.410±0.877	1.032±0.783	<0.05
纖維蛋白原（克/L）	0.586±0.135	0.083±0.193	<0.05
血小板聚集率（%）	12.86±1.554	6.747±1.385	<0.01
血小板黏附率（%）	10.95±1.007	5.755±1.469	<0.01

的值與丹參組相比，有顯著或非常顯著意義（P＜0.05～0.001），康復丹這一新藥對血液流變學影響大於丹參液。

體　　會

　　腦血栓形成時，患者的血液流變學異常，已被專家、學者的研究所證實，腦血栓的發病原因與後果如何，與血液流變學有主要關係，表現在全血黏度升高、紅細胞壓積增高、血小板及紅細胞電泳時間延長、纖維蛋白原升高、血小板聚集及黏附性增強等。Dintenfasg 明確指出，血黏度的升高，不僅影響腦的有效功能，而且還可以引起急驟的中風證候。

　　血液流變學異常，腦血栓患者的血液呈「濃、黏、凝、聚」狀態，腦血流量明顯減少，腦血栓區的腦細胞因缺血、缺氧而變性壞死，腦的神經細胞功能受到損害，所以儘早恢復腦細胞的血供及氧供是治療腦血栓的關鍵。

　　用康復丹和丹參液治療腦血栓，並從血液流變學的角

度來進行實驗對照觀察，不論是臨床療效還是實驗研究結果都表明：康復丹治療腦血栓有顯著的療效。

從現代醫學角度來研究，癱瘓康復丹治療腦血栓的作用機理主要是降低血黏度、紅細胞壓積，降低纖維蛋白原、紅細胞聚集、血小板聚集和黏附性，改善微循環，增強血流量和氧的供應，進一步改善腦組織功能，促進肢體功能的恢復。

【按】癱瘓康復丹1991年8月在山西省有關部門的組織下，邀請北京、上海、杭州、太原等地的中醫學院的專家、教授進行了鑒定，一致認為達到了國內領先水準，其鑒定結論如下：

癱瘓康復丹的研製課題，針對多發病、難治病腦血栓為研究對象，臨床價值和理論意義重大，選題合理，理論推斷嚴密，技術資料完整，研究突出中醫特色，處方組成合理，所用中藥符合中醫理論，並有新的發揮和創造，特別對腦血栓的發病機理有新的探討。經過對323人次的腦血栓患者的臨床治療觀察，療效顯著，痊癒率達30.3%，總有效率達87.9%。將60例確診的病人分為康復丹治療組和丹參注射液對照組進行實驗研究，治療組的臨床療效的顯效率較對照組有顯著差異。

實驗結果是：治療組對血液流變學重要指標對照組有顯著的調整作用，以上說明癱瘓康復丹是一種療效好、無毒副作用而很有前途的新藥。該研究既具有科學性、實用性，且有創新性，所以具有國內領先水準。

癱瘓康復丹治療腦血栓臨床研究和實驗觀察的論文在第二屆自然醫學國際會議上，被翻譯成日、美、法三種文

字，在大會上進行了交流，受到日本醫學博士龍野成郎教授的讚賞。加拿大醫學博士國際會議的組織者王超群教授給予肯定，他說：「癱瘓康復丹的研究突破了傳統的治療觀點，有平衡陰陽、再造腦細胞功能，可促進偏癱恢復，具有國際水準。」並獲得國際會議優秀論文獎。

附：朱古亭教授對癱瘓康復丹的評價

全國著名內科專家，浙江中醫學院博士研究生導師朱古亭教授談到，癱瘓康復丹治療腦血栓的研究為新的研究試驗設計，理論推斷嚴密，資料記載詳明，特別對腦血栓的病理機制探討中，作者認為，陰陽失調、氣血離守是半身不遂的重要原因，其病機可歸納為：陰陽失調，氣虛血瘀，氣血不續，經脈不通。在治法上益氣活血，祛瘀通絡，續血生新，順接血脈，開竅益智，調和陰陽。對組方的藥理分析，針對病情，說理詳明。

本組藥物能顯著降低血液黏度，從而改善微循環，增加腦血流量和氧的供應，使腦機能再生，促使偏癱的恢復有著顯著的療效。

經過 8 個地市級醫院從 1985 年至 1990 年 12 月，對 323 人次的腦血栓患者的臨床觀察，療效顯著，該藥達到國內領先水準。

作者從理論到臨床，旁徵博引，有所發揮，有所發明，有所創造，有所前進，足見作者學術造詣頗深，臨床經驗豐富，可欽可敬。

名醫用偏方防治中風偏癱

附：中醫名家夏翔教授對癱瘓
康復丹的評語

夏翔教授係上海中醫學院神經內科專家，他對癱瘓康復丹的評語是：

癱瘓康復丹是在國家領導人的保健醫生鄭卓人先生的偏方基礎上研究成功的。鄭卓人先生為葉劍英元帥治過病，有豐富的臨床經驗，對治療偏癱造詣頗深，用牛黃、土鱉、黃芪等藥研製的癱瘓康復丹治療腦血栓形成的偏癱，其組成配伍合理精當，療效顯著，能改變血流變學的8大指標。如能顯著降低血液黏度、降低紅細胞壓積和纖維蛋白原、紅細胞聚集、血小板聚集和黏附性。本研究設計合理，思路清晰，方法科學，結論可信，具有實用性、科學性，該藥達到國內領先水準，給偏癱患者帶來福音，批量生產後，將產生較好的社會效益和經濟效益。

附：王世民院長對癱瘓康復丹
的鑒定意見

王世民教授係山西中醫學院院長，中藥研究生導師，在中藥研究上有突出的貢獻。他講到腦血栓大體上與中醫上的中風偏癱相類似，是臨床上的常見病、難治病，目前全國雖然有一些藥物，但不夠理想，作者選擇這一病症，在老中醫經驗方的基礎上，開展了這一研究工作，經過5年的時間，觀察了300餘人，證明本藥療效顯著，並能結

合現代科學的檢測方法，選擇較先進的血脂、血液流變學指標，設計合理，資料可信，技術資料完整，效果滿意，很有實用價值，達到國內領先水準。

附：高大夫治偏癱有妙藥

我的老伴陳玉秀患的是腦血栓性偏癱，左半身活動不便，左臂不能抬，手指不能握，住院兩個星期不見好轉，經高主任會診、詳細檢查，配製 1 劑「癱瘓康復丹」，不到 10 天就恢復健康。

我弟弟閆志忠，因患腦血栓半身不遂，左足內翻，引起跛行，西醫治了 3 年之久，效果不好，也吃過一些中藥，都沒有見到特殊效果。經服配製的「癱瘓康復丹」，不到兩個月，基本上能獨立行走，扔掉了拐杖，並重新走上講臺。

我的表妹同樣患偏癱，也是「癱瘓康復丹」治好的。

3.偏方治療偏癱失語

發生語言障礙的最常見原因是腦中風，無論是腦出血還是腦血栓，都可以產生語言障礙，醫學上叫失語。在大腦皮層有個專門分管語言功能的機構，叫做語言中樞，一般習慣用右手寫字、拿筷子、幹活的人，其語言中樞在左側。所以當左側大腦半球發生病變時，常常產生失語。

腦出血或腦血栓形成，有15%的病人皆合併失語，在治療偏癱時又能兼治失語，轉音散偏方就有這種功能。

（1）轉音散治療偏癱失語

轉　音　散

【組成】茯苓 100 克　鬱金 60 克　全蠍 15 克　僵蠶 60 克

【製法】先用茯苓 100 克、生薑汁 5ml、竹瀝水 150 ml，拌濕後曬乾，再和鬱金、全蠍、僵蠶拌勻，研成細末備用。

【用法】每次用以上藥末 4 克，1 日 3 次，用開水調成糊狀，吞服。

【病案舉例】

李×，男，48 歲，1989 年因晨起發生右側肢體活動不靈，在穿衣服時，突然發現語言障礙，吐字不清，語言混亂，顛三倒四。家裏人聽不清說話的意思，舌強短縮，不能伸出門齒，自覺舌根發硬，住院後經服補陽還五湯和注射抗血栓注射液，偏癱有所好轉，而失語不見效，改服轉音散。經服藥 30 劑後，失語症有所好轉，雖然說話速度較慢，但別人已能聽清說話的大意，又連續治療 3 個療程，2 年後，隨訪時患者語言流利，已能自主行動和做些家務。

（2）回音膏治療偏癱失語

回　音　膏

【組成】土鱉 15 克　水蛭 20 克　地龍 15 克　白芥子 20 克　蟬衣 6 克　大黃 12 克　三七 10 克　麝香 0.5 克　冰片 0.5 克

【製法】上藥除麝香、冰片外，研細末，再用蜂蜜調

匀，放麝香、冰片再調匀，要做到不稠也不稀，不硬也不軟，備用。

【用法】製成面積 4 公分×4 公分見方的布質膏藥，將此膏藥貼在雙側人迎穴，每次貼敷 7 天，再換新膏藥，可連續貼敷 2 個月共 8 次。

【按】貼敷時，必服轉音散，兩者取相續作用，也可白天服藥，晚上貼膏藥，因為麻煩，儘量一貼敷後，7 天更換為宜。

4. 海蛤粉治療偏癱麻木

麻木一症在沒有發生中風之前出現是中風先兆，而中風偏癱之後又繼續出現麻木症狀，意味著中風再復發。麻是氣虛，木是血虛，又麻又木是氣血俱虛、肝腎陰虛。

明代醫家張三錫強調：「中風證必有先兆，中年人但覺大拇指時時作麻木不仁，或手足少力，3 年內必有暴病。」因此，對麻木的治療，必須認真對待。經治療觀察，海蛤粉貼足心治療麻木有效。

海 蛤 粉

【組成】海蛤粉 60 克　穿山甲 60 克　川烏 60 克

【製法】上述 3 藥混合研細末，待用。

【用法】取上藥 15 克，用搗碎的蔥白調成藥餅約 2.5 公分的直徑貼在左右足心上，用布包紮，靜坐半小時，全身汗出，去藥，避風，半個月用 1 次，一般貼 2 次，麻木症狀便可消除。

【病案舉例】

張××，男，62歲，某地區蒲劇團著名演員。在1988年2月因演出勞累，心情不好，晚上吃飯時，突然神志昏迷，右側肢體癱瘓。住院後，診斷為腦出血、高血壓、腦動脈硬化，經搶救治療，患者神志清醒，症狀緩解，唯右側肢體不靈活，右前臂抬不起，右半身麻木為主要症狀。半年後麻木加重，有時因麻木不能入睡，經某醫院治療後肢體較有好轉，右側肢體末端仍麻木不仁，於1990年3月再次入院。檢查見右側偏癱，肌力三級，舌質淡，苔黃厚，脈沉緩，中醫診斷為中風，風寒阻絡，經用海蛤粉治療，每次6克，蔥白調勻貼左右足心，1次後麻木減輕，兩次後自感麻而不木，繼續用了3次後麻木症狀消失。

5. 鴨跖草治療偏癱上肢腫脹

在治療腦出血和腦血栓形成而引起的偏癱過程中，常常發現有這麼一部分病人，上肢常常伴有腫脹，影響治療效果，影響肢體的活動，在臨床上用清熱瀉火、健脾燥濕、理氣行水、化濁祛痰等方法，配合靜脈點滴丹參注射液、藻酸雙脂鈉、胞二磷膽鹼、腦活素，效果欠佳。後來有位民間醫生說出來個偏方，叫鴨跖草湯，經筆者試驗，此方的確有效。

鴨 跖 草 湯

【組成】鴨跖草20克　琥珀6克　萬年青30克　牛膝30克　附子12克

【用法】上藥按劑量配齊，水煎服，1日1劑，連服1

週。

方××，女，53 歲，某縣曲亭村人。患者右半身不遂 3 個月，右上肢抬舉無力，右手握力為 2 級，上肢腫脹青紫較嚴重，經服用癱瘓康復丹和輸液，肢體功能有所恢復。但由於腫脹明顯，手仍不能握物，經服用偏方鴨跖草湯，其組成為：鴨跖草 20 克、琥珀 6 克、萬年青 30 克、附子 12 克、牛膝 30 克，服用 12 劑後，上肢腫脹消失一半，已不青紫，右手已能握住大棗。又繼服 6 劑，上肢腫脹症狀完全消失。

【按】鴨跖草偏方是筆者在大寧時師明理老先生告知，後來登門拜訪過這位老醫生。他治疑難雜症很有一些方法，有些藥是他上山採集的，為民除疾他不取分文，大病都用偏方治療，在這一地區很有名。我專門去問老先生鴨跖草偏方，消除偏癱上肢腫脹為什麼消失得這麼快？師曰：「琥珀、鴨跖草可激發三焦之氣化，配附子使陽氣暢行而達四末，這個偏方有溫陽、利水、消腫之功，又有溫經通脈、強身壯骨的作用。」

6. 鎮抖湯治療偏癱抖動

偏癱患者中有一少部分患者下肢末有不自主抖動，中醫稱之為震顫，有的患者全身晃晃搖搖振動，行立振動，有的患者說話時，上下牙齒叩擊，吐字不清，尤其手指按實物時或足底著地時就抖動不安，這一類偏癱在治療時十分困難，用育陰潛陽、息風通絡、養肝補腎或化濕豁痰、活血通絡等方法都不太見效。後在中國中醫研究院學習期間，看到鄭卓人老師對抖動症的治療很有奇效，在幾年內

不僅治療過十幾例偏癱抖動的病人，也治療過單純抖動症，下面就是鄭卓人先生的鎮抖湯偏方。

鎮 抖 湯

【組成】附子 15 克　乾薑 10 克　雲苓 20 克　甘草 6 克　黨參 15 克　熟地 10 克　白芍 10 克　當歸 10 克

【用法】上藥水泡 1 小時，煎半小時，取 150ml，二煎不泡，煎 20 分鐘，取 100ml，食後 1 小時溫服，每日 2 次。

【病案舉例 1】

李××，男，49 歲，1986 年 3 月登門來醫。患者腦血栓形成，左側肢體癱瘓，活動不靈活，上肢肌力 3 級，下肢肌力 3～4 級，但有時頭左右搖擺不定，說話時上下牙齒叩擊有聲，偏癱，在站立時震抖不穩，用手抓東西時振動欲墜，曾用中西藥治療一年餘，不見好轉，由人介紹請鄭老治療。當時患者精神欠佳，面色無華，囑強力控制，其震顫不能停止，在情緒波動、精神緊張時，震顫加重，隨意動作時，手抖足也抖，舌淡、苔薄白、脈虛細，鄭老給一帖鎮抖湯，其組成是附子 15 克，乾薑 12 克，桂枝 10 克，黨參 10 克，熟地 10 克，白芍 10 克，當歸 10 克，經服 10 劑後，又來就診，頭搖、手足發抖減輕。又繼續服上方 10 劑，再次來診時發現偏癱的左側活動好轉，讓其站著足著地，手抓實物時再也不發抖了。

【病案舉例 2】

王××，男，9 歲，山西省洪洞縣羊解村人，其父叫王和尚，於 1987 年 7 月來臨汾治療。

患兒在上學時，跌了一跤，第二天早晨，發現頭左右搖擺，大人認為搖頭是逗著玩耍，過了幾天，患兒牙齒震顫叩擊有聲，手握筷子抖抖蠕動，口流涎水，曾到太原腰穿化驗排除外腦膜疾患，舌淡，苔薄白，脈虛細，給予鎮抖湯，10劑後震抖症狀完全消失。

　　【按】抖動一症，在腦出血和腦血栓形成之偏癱後會有一少部分患者出現這種症狀，在正常人當中也有發生此病的，而且久治難癒，為疑難病症，鄭卓人先生卻有他的絕技。

　　鄭老曾講到鎮抖湯治療抖動的道理，抖動屬陽氣虛弱，氣血不足，筋脈失其溫養，經虛陽弱而使手、足、頭抖動不休。為什麼偏癱之後抖動難癒呢？偏癱的原因一般是由高血壓引起，而諸醫家不敢多用陽熱藥，怕引起血壓再升高，附子乃大溫大熱藥，能不能用應遵循「有故無殞，亦無殞也」的原則，只要有此症便用此藥。

　　這就突破了常規，另外學中醫需尋根求源，抖動也就是震顫，《傷寒論》60條中有「下之後，復發汗，必振寒」，81條中有「亡血家，又發汗，發汗則寒顫而振」，「身為振振搖者，苓桂朮甘湯主之」。屬腎陽虛衰，水氣凌心，「身瞤動，振振欲擗地，真武湯主之」。偏癱抖動者，屬陽氣不足，筋脈失溫，補陽氣，養筋脈，振陽氣，補精血，故效而彰。

　　師傅領進門，修行在個人。繼前人之經驗，發揮岐黃之醫理，學習民間之奇方，為病家除痼疾，藥治遂當，收取奇功。

7.偏癱復原丹糾正偏癱姿勢的研究

偏癱姿勢是指中風後遺症留下來的只伸不能屈，只屈不能伸，手不能握，腳腕不能動，形成典型的挎籃臂、劃圈腿。這些姿勢給病人帶來終身痛苦，是治療偏癱研究的一個重要課題。

如何使偏癱患者早日康復，要解決三個問題：一要積極消除病灶；二要使腦機能再生組織；三是早期訓練功能姿勢。如果病灶不容易清除，腦機能的再生組織也很困難，只有加強訓練功能姿勢，才不給患者留下後遺症。

偏癱功能恢復的最佳時期是在患病半年之內，如果喪失和貽誤了最寶貴的恢復時期，就要留下低級的運動姿勢，如挎籃臂和劃圈腿。

異常姿勢的產生，來自於理論指導不夠，活動方法不當。

目前評價癱瘓恢復程度如何，是按照肌力恢復來判斷，只要肌力增強，醫生滿意，病人也高興。如果按照功能定量來判定，或按運動形態來判定，就不至於產生偏癱姿勢。要做到這一點，因為條件達不到，還有待於研究。

挎籃臂和劃圈腿造成的原因是屈肌的力量過強，伸肌的力量過弱而引起的，如何能克服強大的屈肌痙攣，促進薄弱的伸肌群收縮，迅速建立腦控制神經的指揮系統，可提高偏癱的治療效果。

經過中醫藥及針灸治療，對加強治療薄弱的伸肌群的刺激、放鬆屈肌的攣縮有較好的作用，避免患者處在低級運動姿勢。

我們研製的偏癱復原丹，患者服用後，使患者全身處於放鬆狀態，克服了屈肌痙攣，加強了伸肌功能，促進了腦血栓的吸收、疏通了腦血管，使腦功能得到恢復。

偏癱復原丹

【組成】桂枝 12 克　白芍 15 克　枳殼 10 克　防己 12 克　丹參 30 克　血竭 12 克　靈芝 6 克　牛黃 0.1 克（沖）馬錢子 6 克

【功能】平衡陰陽，調和氣血，舒緩肌力，調控機能，醒腦再造。

【主治】由腦動脈硬化和高血壓引起的腦血栓偏癱所致的異常姿勢，如屈肌痙攣、伸肌無力等。

【規格】每粒 10 克，一筒 30 丸。

【用法】口服，1 次 3 粒，每日 3 次，口服 3 個月為 1 個療程。

偏癱復原丹的藥理基礎是：桂枝、白芍為《傷寒論》之主方，桂枝湯有平衡陰陽、調和營衛之功用，桂枝能收縮肌力，白芍能伸肌，作用在癱瘓的皮膚腠理，能收能散，擴張腦動脈，增加血流量，有助於增強肌肉血液的供應，解除肌肉痙攣，使緊張的肌肉緩解，對癱瘓引起的屈曲狀態放鬆。

枳殼、防己為一收一散的對藥，枳殼有收縮關節肌肉韌帶的功能，防己有祛風消腫、擴張血管、降低血壓的作用，還能消除精神緊張、鬆弛肌肉收縮。

丹參、血竭為一對較強的活血化瘀藥，兩藥有相須作用，對清除顱內病灶，恢復腦功能，促進神經細胞的突觸

再生有較強的作用。動物試驗已證明，丹參和血竭合用製成的注射液注入狗身上，可使有血栓的血管軟化、擴張，周圍小動脈續接再通；由實驗研究發現，其可改變血液流變學的指標，增加腦血流量和氧量的供應，使指揮肢體活動的脊神經恢復功能。

靈芝、牛黃為一組細胞更新、醒腦、益智的藥物，有起死回生的作用，牛黃配靈芝可使睡眠的腦細胞蘇醒，牛黃可載藥入腦，由腦屏障興奮腦細胞，使機能再生，增強脊神經的控制力。

馬錢子對屈肌和伸肌都有收縮功能，增強屈伸功能，散風熱、祛風痹、治療麻痹，是治療偏癱的首選藥，因其有毒，很少使用，但只要炮炙得當，可去毒使用。

對癱瘓復原丹的研究，在理論上有突破，臨床實踐上有效果，因而被列為山西省科研攻關項目。

經過初步臨床觀察和實驗研究，對糾正偏癱的低級姿勢和恢復正常的肢體功能有較理想的效果，經過對 80 餘例患者的觀察，有效率達 62%。

8. 中醫治療偏癱十法十方

治療偏癱十法十方是以總結前人經驗為主，偏癱發生的原因複雜，症狀變化多端，為難癒之症，用一法一方很難獲效，用辨證論治的基礎選藥方式較為妥當，並能提高療效。

對偏癱的治法，《內經》上只論述到針法是：「偏枯，身偏不用而痛，言不變，志不亂，病在分腠之間，巨針取之。」張仲景在《金匱要略》中提到治中風偏癱宣導

用侯氏黑散。李東垣宣導氣虛用養血通脈之大秦艽湯。朱丹溪宣導用四君子湯和二陳湯，益氣祛痰。張景岳宣導氣虛用大劑參附湯峻補元氣，隨後以地黃、當歸、甘杞以填補腎陰，以培其本。戴復庵力主順氣，他講到治中風之法，初得之即當順氣，其久當治其血，然順氣之藥則可，破氣洩氣之藥則不可。王肯堂申述黃芪之功，他說：「偏枯有多因，總有真氣不周而病也，故黃芪必用之君藥，防風為之臣藥，黃芪助真氣者，防風助真氣以內於身者也。」葉天士主張肝陽偏亢，內風時起，力主滋陰熄風，濡養營絡，補陰潛陽，如地黃飲子。王清任極力宣導偏癱為氣虛絡瘀，擬補陽還五湯。張伯龍提出潛陽鎮風、清熱化痰之法。張錫純提出鎮肝熄風法。中國中醫研究院特約研究員鄭卓人提出以平衡陰陽、續血通絡為大法，而立癱瘓康復湯治之。岳美中提出以溫膽湯治之，任應秋老師主張治療偏癱要舒肝養筋，劉渡舟用理氣活血之法。

在長期實踐過程中，總結出有效的十法十方。

（1）疏散風寒法

古今錄驗小續命湯

【組成】麻黃 10 克　桂枝 10 克　當歸 10 克　人參 10 克　杏仁 10 克　石膏 10 克　甘草 10 克　川芎 10 克

【適應證】冬季遇風寒而發病者，或身熱汗出而受寒者，舌苔白，脈浮緊。

【病案舉例】

溫××，男，63 歲，某縣郭堡村人。於 1986 年 1 月 28 日因趕毛驢外出，汽車鳴笛，毛驢受驚，將他摔倒在地，

右半身不遂，神志清醒，因天氣寒冷，身體健側發抖，半夜後被抬回家中，急請余救治。診見舌淡，苔白，脈浮緊，血壓 24/13kPa（180/100mmHg），右手握力 0 級，上肢肌力 2 級，右下肢不能活動，肌力 0 級，中醫辨證因摔倒受寒，風寒相搏，寒閉經脈，氣血瘀阻，用祛風散寒、益氣通絡之法，方用古今錄驗小續命湯，15 劑痊癒。

（2）益氣活絡法

補陽還五湯

【組成】黃芪80克　當歸 10 克　地龍 10 克　川芎 10 克　赤芍 10 克　紅花 10 克　桃仁 10 克

【用法】水煎，1 日 1 劑，分 2 次服。

【適應證】脈弦大虛，此方治療任何時期的偏癱，為治療偏癱的常用方劑。

【病案舉例】

宋飛，男，60 歲，某省水利廳廳長，於 1981 年 6 月 30 日入西苑醫院，患者因感冒，又乘小轎車遊覽雍和宮，次日上午突然右腿不能上抬，肢體不能主動運動，小便失禁，患者患高血壓病已有 15 年，精神不振，右鼻唇溝變淺，右上下肢癱瘓，肌力 0 級，舌有瘀點，苔薄白，脈虛弦。中醫辨證為氣虛血瘀，脈絡瘀阻，宜益氣活血，化瘀通絡，用補陽還五湯 20 劑，右側肢體已開始活動，並出院。

（3）舒肝理氣湯法

柴胡龍骨牡蠣湯

【組成】柴胡 10 克　龍骨 15 克　牡蠣 15 克　黨參 10

92

偏方治大病合編

克　桂枝 10 克　大黃 3 克　雲苓 10 克　甘草 6 克

【適應證】頭暈頭痛，胸悶，心悸，心煩，偏癱，語言障礙。

【病案舉例】

林××，男，52 歲，某出版社編輯，於 1989 年 11 月因胸悶、心悸三四天後突然出現右半身逐漸活動不便，幾天後因右下肢不能站立而入院，症狀為胸憋氣悶、頭暈、頭痛、上身覺熱、下身覺冷、舌紅、苔稍白、脈弦澀。中醫辨證為中風偏癱，屬上熱下寒，陰陽不交，用柴胡龍牡湯 10 劑，頭暈、頭痛、胸憋好轉，下肢活動稍好轉，續用 10 劑，諸症減輕。

（4）理氣活血法

逍遙散加減

【組成】當歸 10 克　赤芍 10 克　柴胡 10 克　茯苓 12 克　白朮 12 克　薄荷 3 克　桃仁 12 克　絲瓜絡 6 克　通草 3 克

【用法】水煎，每日 1 劑，分兩次服用。

【適用證】偏癱，屈伸困難。

【病案舉例】

李××，女，42 歲，某市中學教師。患者因評工資情緒急躁、鬱悶、憂愁，心情壓抑，於某日受到領導批評，回家後突然感覺身體不適，晚上小便時，自覺右半身活動遲鈍，晨起不能穿衣服，曾立即到某市中醫院服補陽還五湯，輸丹參注射液十幾天不見好轉，又專程來中醫研究院西苑醫院門診求方教授治療。經診斷後，方老讓余抄方，

為逍遙散加減方，其方藥為當歸 10 克，赤芍 10 克，柴胡 10 克，茯苓 10 克，薄荷 3 克，後來問及方老，多見偏癱皆用補陽還五湯治之，但該患者兩脈弦澀，又是情志不舒而中風，宜舒肝理氣為大法，經服 8 劑後，果然其效如神，又繼續服 5 劑鞏固療效。

（5）平肝潛陽法

鎮肝熄風湯

【組成】懷牛膝 30 克　代赭石 30 克　生龍骨 15 克 生龜板 30 克　生白芍 15 克　天冬 15 克　生牡蠣 15 克　川楝子 4 克　生麥芽 6 克　茵陳 6 克　甘草 6 克

【適應證】張錫純先生所著《醫學衷中參西錄》一書講到鎮肝熄風湯的作用，治內中風，下虛上實，頭目眩暈，腦中發熱，目脹耳鳴，心中煩熱，時常噯氣，肢體活動不靈，口眼歪斜，偏枯或肢體痿廢。

（6）滋陰潛陽法

大 定 風 珠

【組成】麻仁 6 克　阿膠 10 克　甘草 6 克　桂枝 6 克 五味子 10 克　龜板 12 克　鱉甲 12 克　牡蠣 12 克　白芍 20 克　麥冬　20 克

【適應證】中風偏枯，瘛瘲，體虛神疲。

（7）溫陽散風法

侯 氏 黑 散

【組成】菊花 40 克　白朮 10 克　細辛 3 克　明礬 3 克

桔梗 10 克　防風 10 克　人參 3 克　川芎 3 克　牡蠣 3 克
黃芩 6 克　當歸 10 克　桂枝 3 克

【適應證】中風偏枯，身重，脈沉細。

（8）平肝瀉火法

龍膽瀉肝湯

【組成】龍膽草 10 克　梔子 10 克　黃芩 10 克　柴胡
10 克　木通 3 克　車前子 10 克　當歸 10 克　生地 10 克
澤瀉 12 克

【用法】水煎，每日 1 劑，煎兩次分早晚服。

【適應證】頭暈，頭痛，煩躁易怒，尿黃，脈弦之中
風偏癱。

（9）化痰通絡法

十味溫膽湯

【組成】黃芪 15 克　當歸 10 克　丹參 20 克　五味子
10 克　陳皮 10 克　半夏 10 克　茯苓 10 克　甘草 10 克
竹茹 10 克　枳殼 10 克

【用法】水煎，每日 1 劑，煎兩次，分早晚服。

【適應證】痰多，脈弦滑，中風癱瘓，肢體能伸不能
收，心悸、失眠。

（10）填精補髓法

地黃飲子加減

【組成】巴戟天 10 克　山萸肉 12 克　石斛 10 克　大
雲 20 克　附子 10 克　肉桂 10 克　五味子 12 克　茯苓 15

克　菖蒲 10 克　熟地 12 克

【適應證】中風偏癱，失語，足冷，舌謇，肢廢，反應遲鈍。本方有「充腦髓，強筋骨，長肌肉，續血脈」等作用，對久臥不起的癱瘓病人尤其適用。

偏方治大病合編

偏方貼敷法治大病

貼敷法是，應用藥物配製的偏方劑型貼敷在人體皮膚的特定部位或感受器官的相應部位的一種外治方法。

貼敷法在民間非常流行，而且源遠流長，因為其方法簡單、安全穩妥、療效確切、價格低廉，是治療常見病、多發病、難治性疾病的一種重要方法。

這種方法具有清熱解毒，消腫止痛，化瘤散結，平喘止咳，收斂止癢，減少滲出，促進癒合等功效。它能由穴位、皮毛、經脈而起作用，從而達到通經活絡、扶正祛邪、行氣活血、平衡陰陽的治病目的。

貼敷用的藥方有單方、複方、偏方等。貼敷用的劑型有粉劑、膏劑、洗劑等。貼敷治療的疾病有外科、內科、婦科等多種疾病。

在原始社會，在人與疾病作搏鬥的過程中，就用樹皮、樹葉包紮身體治病。1973 年在長沙馬王堆三號漢墓中出土的帛書中，就有記載偏方貼敷方劑，說明漢朝時期，人們就已經熟練地用貼敷方式治病。李時珍在《本草綱目》中寫到生附子研末和蔥汁為泥，貼敷湧泉穴治療鼻淵病，這些都說明貼敷療法早已在人民群眾中廣泛應用。

貼敷療法可以上病下貼，下病上敷，內病外貼，病處敷藥。

在治療部位上，百會穴毛囊數目很多，通透性高，極有利於藥物的吸收，手足角質層薄是藥物極容易吸收的部位，臍部貼敷更為廣泛。貼敷在穴位，稱穴療；貼敷在臍部者，為臍療。

1.為什麼貼敷在皮膚上會治病呢？

皮膚由三層組織組成，即表皮、真皮、皮下組織，藥物貼敷在皮膚上，一般都能透過皮膚的毛孔，從真皮吸收到人體內，因真皮99%是血管豐富的結締組織活躍在血液中，能起到轉運藥物的作用。

貼敷藥的優點是避免了藥物從口而入對胃腸和肝臟的損害，同時又可避免胃腸和肝臟對藥物的影響。

2.為什麼貼敷藥必須選在穴位上呢？

穴位分佈在經絡上，經絡是人體組織結構重要的組成部分，是溝通表裏上下的每個獨特系統，能與皮膚肌腠相接，內與五臟六腑相連，用藥貼敷在穴位上，刺激穴位，發揮傳導經絡的作用，使藥物能夠充分發揮藥理作用。

如貼敷在大椎穴，可治療咳喘病，貼敷在膻中穴可治療心絞痛，貼敷在百會穴可治療胃下垂，貼敷在湧泉穴可治療肝癌，貼敷在臍部治療的病更多。

3.貼臍療法有什麼作用，為什麼治病廣泛？

中醫稱臍為「神闕」，是貼敷療法的重要穴位，也稱之為臍部療法。

臍居正中，如門之大，乃神為心靈之生命力，是君主

居之城門，為生命力居住的地方，故名「神闕」。

據考證，臍為古代丹家練功中發現，「開竅」即氣穴，人在出生後剪去臍帶，則一點真元之氣聚於臍下，為生命之根本。

古代氣功家認為，人體有一個以臍為中心的太極圖，直徑為 3 寸大小，中間有兩個對持抱的陰陽魚，產生陰陽感應，氣血升降出入，生機周流不息。

今天我們找到了以臍為中心的九宮分佈，找到生命的中樞，即生命之根。神闕穴位於任脈，而任脈為陰脈之海，與督脈相表裏，共同司管人體諸經之百脈，所以臍和諸經百脈相通。臍又為沖脈循行之所，且為任脈、督脈、沖脈之源，為「一源三歧」，故三脈經氣相通。由於奇經八脈縱橫貫穿於十二經脈之間，聯繫全身經脈。因此，藥物直接貼敷臍部能影響五臟六腑、四肢百骸、五官九竅、皮膚筋骨，從而起到祛除病邪、康復機體的作用。

現代醫學研究認為：臍在胚胎發育過程中為腹壁最後閉合處，表皮角質層最薄，屏障功能較差，且臍無脂肪組織，皮膚筋膜和腹膜相連，故滲透性增強，藥物分子較容易透過臍部皮膚的角質層進入細胞間質，迅速彌散入血通過全身。臍下腹膜還分佈有豐富的靜脈網，連接門靜脈，從而使藥物得以經此捷徑直達肝臟。

最近研究表明，臍敷療法可以治療肝硬化、肝癌，縮小肝脾腫大，治療氣管炎、肺脹等症，還可以改善機體的免疫狀態，提高患者的防禦機能。貼臍可調整植物神經功能失調，治療更年期證，如失眠、嘔吐等症。《針灸大成》中記載，「神闕」有治百病的功效，說明臍部在治病

上的廣泛性和重要性。

一、偏方貼敷治面癱

面癱也稱周圍性面癱，又叫面神經麻痺，是一種常見病。多由外受風寒之邪，留滯顏面經絡所致。

現代醫學認為，感受病毒引起一側顏面神經麻痺，輕型患者經治療均可獲得滿意療效。一旦發生神經變性，則服藥、針灸或用維生素 B 群及抗病毒治療均難於痊癒，治療起來非常棘手，致使不少患者留下後遺症。

筆者經收集、整理、驗證過的幾個偏方治療面癱均有較好的效果。

1. 南星外敷治面癱

南星生薑膏

【製法和用法】取生南星 20 克研為細末，用生薑汁 5 毫升調成泥狀，敷於面癱側或用布包住，不包也可。3～5 次為 1 個療程。

【病案舉例】

王××，男，28 歲，某縣西孔村人。

1998 年 2 月 5 日因打開窗子睡覺，醒來後發現右側顏面麻痺，右眼不能閉合，口角流涎，耳後疼痛，經注射維生素 B_1、B_2 和維生素 B_{12}，吃中藥、針灸，還進行過頰部黏膜割治等療法，歷時 40 餘天未見好轉，遂找筆者求診。

接診時見患者身壯力強，右側顏面向左歪斜，右眼流

淚,不能閉合,嘴向左歪,口腔鼓氣,吹哨不對稱,診斷為末梢性面神經麻痺、頑固性口眼歪斜。運用生南星貼敷法,隔日 1 次,連續 6 次,右眼開合自如,顏面口唇也恢復常態。

2. 面麻散治面癱

面　麻　散

【組成】白花蛇舌草 40 克　白胡椒 40 克　麝香 0.3 克

【製法】先將白花蛇舌草和白胡椒研成細末,加入麝香調勻,裝瓶密封備用。

【用法】選好翳風和頰車穴,皮膚用酒精棉球消毒,用梅花針在穴位上點刺出血而不流血,只見血跡即可。然後將面麻散藥粉抹在穴位上,再用消炎止痛膏固定,隔日 1 次,10 次為一個療程。若不好轉,更換另一個偏方治療。

【病案舉例】

李××,女,23 歲,某市五交化公司職工。

兩個月前因受涼風而導致嘴向右歪,眼不能閉合,地區醫院診斷為周圍性面癱,曾用強的松、病毒靈、維生素 B_1、B_2、B_{12} 進行穴位注射,不見好轉,來診治療。

檢查時見患者左額紋消失,眼不能閉合,鼻唇溝變淺,嘴向右歪,不能鼓頰吹口哨,有食物滯留現象,耳後壓痛。進行穴位劃痕見跡,抹上面麻散,前後共治療 6 次,諸症消失,面部恢復正常。

3. 蓖麻松香膏貼敷治面神經麻痺

蓖麻松香膏

【組成】麻仁 20 克　松香 30 克

【製法】將麻仁和松香分別搗碎放入香油 50 克，用柳樹枝嫩條攪勻成膏待用。

【用法】備一塊 10 公分×10 公分的白布，將藥膏攤於白布上，貼於患側面部，在睡覺前貼敷，晨起取掉，連續 10 次為一個療程，效果差者更換面麻散。

4. 馬錢子膏治療面癱

馬 錢 子 膏

【組成】馬錢子 2 粒　麻仁 5 粒

【製法】將上藥搗碎為末膏，攪拌均勻備用。

【用法】將上藥膏放在布上貼敷翳風、頰車穴，保留 3 天，輪換貼穴。4 天為一個療程。

5. 楊樹皮湯熱薰治療周圍性面癱

楊 樹 皮 湯

【組成】楊樹皮 100 克

【製法】取楊樹皮 100 克加水 1000 毫升煎。

【用法】上液在煎沸後趁熱薰患側面頰部。用法是器皿下置小爐，文火緩緩加溫，使熱氣持續而均勻，每次薰

30 分鐘左右。熱薰 1 次未恢復者，隔兩天再治療 1 次。若無效者，改用它法治療。

【病案舉例】

張××，男，50 歲，某市鋼廠工人。

於 1990 年 10 月 2 日下午，突然發生面癱，口角右歪，左眼不能閉合，在某醫院服藥、打針，用南星生薑膏及馬錢子膏貼敷，經治療半個月仍不見效。後改用楊樹皮煎湯薰面癱部，熱薰 40 分鐘後左眼已能閉合，用力吹再也不漏氣，連施本法 3 次，口角不歪，左側面額已出現皺紋，面部及各項功能完全恢復正常。

【按】楊樹皮湯治療面癱是從靈石縣范成玉病人手中所獲，1989 年夏天，筆者在給一位面神經麻痹的病人治療中，范成玉來就診。他患肝硬化黃疸，每隔 3 日來更換處方治療，湊巧遇上給一位面癱病人針灸治療，大約治療 15 天左右，面癱照舊，口眼歪斜依然如故，病人治得已沒有信心，什麼辦法也用過了，總是不見好轉。老范見我很著急，說治面癱有個偏方，試用後還真的有效。這就是楊樹皮湯熱薰面癱部位，老范當場給那位病人作示範治療，不到一個小時，眼能閉合、嘴不歪。經過給老范治療肝硬化黃疸後，拜他為偏方老師，他獻出了不少有效偏方。

二、偏方貼敷治療氣管炎

氣管炎是一種常見的呼吸系統疾病，包括支氣管炎、支氣管哮喘，嚴重者為阻塞性肺氣腫，多見於夏季和秋季發病，若身體虛弱，免疫功能低下，受驚後或感冒都容易

發作。

用中藥偏方貼敷穴位和臍部治療氣管炎有較好的療效。

1. 辛遂洋膏貼敷治療氣管炎

辛 遂 洋 膏

【組成】細辛 10 克　甘遂 12 克　洋金花 10 克　白芥子 10 克

【製法】將膠布剪成 3.3 公分見方大小，將辛遂洋膏 2 克放在膠布中心，貼在臍部，以夏病冬治、冬病夏治為原則，每年入暑頭一天開始貼敷，隔 3 天貼 1 次，10 次為一個療程。

【病案舉例】

王××，男，28 歲，某縣萬安村人。患氣管炎五六年，每年冬天咳嗽氣喘，胸悶，咳痰清稀。檢查見兩肺佈滿細小水泡音，中醫辨證為風寒外襲、寒飲伏肺，為肺金虛寒型，去年冬至開始在臍部貼敷 6 次，今年暑期開始第 1 天貼敷 10 次，冬天隨訪再未復發。

2. 白芥子餅貼敷肺俞治療頑固性哮喘

白 芥 子 餅

【組成】白芥子 6 克　白芷 10 克　輕粉 10 克

【製法】上藥研細末，用適量蜂蜜調勻為餅。

【用法】將藥餅烘熱，敷於背部身柱穴和肺俞穴，用布包裹。

身柱穴在背部第三四胸椎棘突之間，肺俞穴在背部第三胸椎棘突下旁開 1.5 寸處。

隔日換藥 1 次，連續 5 次為一個療程。

若效果較差，可服用麻龍杏子湯：麻黃 6 克，地龍 12 克，杏仁 12 克，蘇子 12 克，乾薑 10 克，細辛 3 克，五味子 12 克，蟬衣 6 克。在貼的過程中每日服 1 劑中藥。

根據對大量的病人觀察，筆者認為，麻龍杏子湯治療支氣管炎、支氣管哮喘、肺氣腫均有效。

【病案舉例】

方××，男，34 歲，某地煤礦工人。

患者在 10 歲時，有一次受寒發生感冒後患咳喘症，並時常發作，服中藥後好轉，自去年到大興安嶺出差，因氣候寒冷，喘咳發作加劇，急返回原單位。自此三五天發作 1 次，發作期間有痰鳴、哮喘急促、呼吸困難等症狀，急用麻黃素和副腎上腺素可暫緩一時三刻。該病為肺俞伏寒暑喘病，用白芥子餅，烘熱敷背部身柱穴、肺俞穴，用白布裹住，隔日換 1 次，同時服用麻龍杏子湯，早晚 1 劑，10 天哮喘痊癒，觀察 6 個月未見發作。

3. 消咳平膏貼背治療老年慢性支氣管炎

消 咳 平 膏

【組成】元胡 30 克　細辛 30 克　白芥子 30 克　甘遂 1.5 克　丁香 1.5 克　肉桂 1.5 克

【製法】上藥共研細末，加薑汁和大蒜搗碎調成膏狀。

【用法】將藥膏貼於大椎穴、定喘穴、膈俞穴，用膠

布固定，24小時取下，隔3天貼1次。從夏天入暑第1天開始貼敷。

【病案舉例】

范××，男，64歲，某市劉村人。

患者患氣管炎18年，每年冬季發作，夏季如常，每年冬至開始咳嗽，氣喘加重，經用青黴素及地塞米松後方可緩解，受涼及感冒後又發作。每到冬天需反覆住院，近兩年來一到冬天就住院治療，一直住到春天才能出院。去年夏天入暑第1天經病友介紹來用貼敷療法，配製消咳平1劑，貼敷18次，冬天未再發作，經隨訪，咳、痰、喘諸症消失，還能上街買菜、幹些零活。

4.消喘膏貼足心治療慢性氣管炎

消 喘 膏

【組成】麻黃40克 桂枝10克 冬花30克 元胡30克 甘遂20克 細辛30克 白芥子40克

【製法】上藥共研細末，與冠心蘇合膠囊20粒混合在一起，用生薑汁調成膏狀，備用。

【用法】將上藥膏貼敷於雙足心，用膠布固定，晚上貼敷，白天取掉，連貼12次為一個療程。

【按】足心角質層最薄，是藥物易於吸收的好部位。有學者發現，腳心與心肺病有密切關係，足心著涼會反射性引起呼吸道黏膜的毛細血管收縮、纖維擺動減慢，抵抗能力削弱，易患感冒，使氣管病變復發。腳與全身健康有密切關係，早在1400多年前，我國醫藥學家孫思邈就提出

「足下暖」的科學見解，他認為腳部受涼，勢必影響心、肝、脾、肺等內臟。因為皮毛與肺相表裏，肺部的疾患與腳的關係更為密切，所以，熱藥貼於足心反射性地使呼吸道氣管、毛細支氣管的毛細血管擴張，提高機體的抗病能力，對於治療慢性支氣管炎、老年性阻塞性肺氣腫的病理機制提供了理論依據。

三、偏方貼敷治療心絞痛

心絞痛是由於冠狀動脈硬化，供應心肌的血液一時性不夠，心肌出現了缺血、缺氧而引起的病症。由於心肌積累了過多的代謝產物，如乳酸等，刺激心臟神經末梢，傳至大腦產生痛覺而出現的心絞痛。痛時約持續 1～5 分鐘或 10 分鐘左右。

心絞痛在中醫稱為胸痺、脇痛，在中醫經典著作中的《內經》中就有「心痛者，胸心痛、脇下痛，兩臂內痛」的記載。這一段描寫相當於心絞痛。

心絞痛時用心電圖描述，可有心肌供血不足的表現。

心絞痛在西醫用消心痛、心痛定、硝酸甘油等藥治療。

中醫治療心絞痛用冠心蘇合丸、速效救心丸、心寶、蘇冰滴丸、寬胸氣霧劑等。

1. 寧心膏貼敷治療心絞痛

寧　心　膏

【組成】蘇合香 30 克　乳香 20 克　冰片 0.5 克

【製法】將蘇合香、乳香、冰片研細加少量蜂蜜調勻備用。

【用法】用白膠布剪成 3.3 公分見方大小，將寧心膏 2 克放在膠布中心，貼於心尖跳動的部位，使用後 3～5 分鐘就可立即止痛。

【病案舉例】

賈××，男，60 歲，幹部，某縣人民政府退休幹部，因心前區疼痛，胸悶半年，呈陣發性發作，在本縣醫院做心電圖，揭示冠狀動脈供血不足。此次發病因患者到柏山廟遊覽而導致勞累過度，又發生胸悶痛，入夜尤甚，一天發作七八次，持續四五分鐘。

西醫診斷為冠心病心絞痛。中醫辨證為胸疼氣悶，痛有定處，夜間為重，舌淡，苔白，脈沉細滑。用寧心膏貼於心前區部位，1 日換 4 次，疼痛完全消失，心電圖提示患者心肌供血好轉。

2. 救心散貼敷緩解心絞痛

救 心 散

【組成】乳香 15 克　沒藥 15 克　麝香 0.3 克　冰片 0.5 克　紅花 12 克　血竭 15 克　硝酸甘油 5 片

【製法】上藥研細為末，然後加麝香、冰片迅速裝瓶封閉備用。

【用法】剪一塊 3.3 公分見方的膠布或傷濕止痛膏，將救心散 2 克放在剪好的膠布中心，貼於心前區，即心尖跳動處。每日 1 次可預防疼痛，痛時每日 2～3 次，可緩解

疼痛，夜間發作者，可在睡前貼 1 次。

【按】中醫認為心絞痛的發生是由胸陽不振引起的，寒則凝，溫則通，通則不痛，痛則不通，在救心散中用麝香、冰片、血竭、乳香等藥具有芳香溫通的作用。因為芳香、辛溫善走竄、能入心以通竅，避邪以開閉。加少量硝酸甘油和中藥一起具有擴張外周血管、改善冠狀動脈循環、增加血流量，從而起到緩解疼痛的作用。

四、縮脾膏貼敷治療肝脾腫大

肝脾腫大是由肝炎、肝硬化、肝癌、脾腫瘤、斑替氏脾所引起的，屬中醫的「痞塊」、「症塊」、「積塊」、「肥氣」、「息賁」的範疇。在治療時按症、痞來處理。縮脾膏對肝硬化引起的脾腫大療效好，同時對慢性遷延性肝脾腫大、膽汁淤滯性肝腫大、脂肪肝腫大、營養不良肝脾腫大均有良好效果，而對肝癌引起的肝腫大療效較差。

縮　脾　膏

【組成】山奈 30 克　阿魏 30 克　麝香 0.3 克　甘松 30克　紅花 30 克　桃仁 30 克

【製法】將上藥用煉丹作膏法製膏，或上藥研細末用適量的蜂蜜製成膏狀備用。

【用法】將縮脾膏攤於左右肋沿下肝脾所在的皮膚上，或貼在腫大的肝脾位置上，每晚貼敷，24 小時更換 1次，連續 15 次為一個療程。

偏方貼敷法治大病

【病案舉例】

石××，男，42歲，山西省某煤礦工人。

1988年6月5日初診，1980年因患急性肝炎在某縣醫院治療，肝功能恢復正常而出院。1986年因勞累復發，至今未癒，症見形體消瘦、食慾不佳、精神不振、常欲安臥、腰背勞困、五心煩熱、頭暈。體檢面部及胸背有蜘蛛痣，肝掌較明顯，齒齦常出血，舌紫，脈細數，皮膚有散在的出血點，肝在肋下2.5公分，質硬，脾在左肋下觸及6公分，肝功化驗，谷丙轉氨酶170單位，麝濁22單位，麝絮（+++），白血球總數 $3.1\times10^9/L$，血小板計數 $60\times10^9/L$，血總蛋白45g/L，白蛋白20g/L，球蛋白25g/L，食道造影有輕度靜脈屈張。

中醫辨證為氣滯血瘀，腎肝陰虛，症瘕積聚。西醫診斷為肝硬化併發脾功能亢進，肝脾腫大。口服軟堅湯：龜板10克、鱉甲30克、澤蘭30克、黃芪30克、枸杞20克、杜仲20克、鹿角膠10克、牡蠣30克，水煎服30劑。外貼敷縮脾膏，山柰30克、阿魏30克、麝香0.3克、甘松30克、紅花30克、桃仁30克，製成膏貼於左右肋沿下，連續20次。

在1個月後全身症狀好轉，肝掌消退，出血點已消散，肝在肋下1.5公分，脾在肋下只能觸及1公分，肝功正常，血小板上升至 $120\times10^9/L$，白蛋白35g/L，球蛋白30g/L。又繼續用縮脾膏10次，以鞏固療效。

五、消水膏敷臍治療癌性腹水

癌性腹水來源於胃癌、肝癌、胰頭癌、結腸癌、子宮癌等，為晚期腫瘤病人常見症狀之一，有腹水提示腫瘤轉移，病人已發展到嚴重程度，以腹脹、腹憋為主要症狀，病人感到非常痛苦。

癌性腹水大多為血性腹水，具有頑固性、反覆出現、逐漸加重的特點。

對癌性腹水傳統的治法係抽液以及利尿，如用速尿和氫氟噻嗪等，這些方法常常引起耐藥性，引起患者電解質紊亂。

在收集整理偏方的過程中，發現消水膏貼敷治療癌性腹水有明顯的效果。

消 水 膏

【組成】牽牛子 30 克　薏苡仁 30 克　黃芪 40 克　莪朮 40 克　紅花 50 克　桃仁 50 克　桂枝 100 克

【製法】將上藥放入 1500 毫升冷水中浸泡 4 小時，文火水煎，濃縮呈稀糊狀，約 150 毫升左右。

【用法】先洗淨腹部，將濃縮液敷於上至肋弓下緣，下至臍下 6.67 公分，蓋上紗布並用膠布固定，待乾燥後再穿衣服，以晚上外敷為宜，隔兩日更換 1 次，外敷 5～7 次為一個療程。外敷後定時記錄腹圍、尿量，以觀察療效。若外敷藥膏，以腹水減少、腹脹減輕、食慾增加、下肢浮腫消失為有效。

消水膏消除癌性腹水的預後判斷標準：

①外敷一個療程，腹水不再增加，尿量增加，腹圍縮小者預後良好。

②全身狀況好轉，納食增，面色、語言、聲音、呼吸正常，肌肉無明顯消瘦的為有效。

③精神欠佳，面色晦暗，語言低微，明顯消瘦，合併疼痛，效果較差。

④脈沉細弦軟，舌淡，苔薄，預後差，而舌紅絳，無苔，脈弦者，預後極差，消水膏外敷無效。

⑤腹大為蛙腹，形狀如圓頂大，下邊小，外敷消水膏效果好；腹大為寶塔形，形狀圓而尖，外敷消水膏難於取效。

【病案舉例】

張××，男，51歲，某市北王村人。

1989年12月2日入院，住院號981130，患者B肝已發病12年，近3個月來病情加重，經B超和肝掃描檢查，診斷為肝硬化，肝癌合併腹水，在某醫院治療效果欠佳。來診時肚腹脹大高於胸部，腹皮繃緊光亮，按之如石，腹壁脈絡怒張，形體消瘦，因腹憋腹脹，幾夜不能入睡，急診轉本科治療。

中醫辨證：面色晦暗而無澤，精神欠佳，口乾燥，舌苔黃厚，脈滑不弦。脾不大，肝大肋下1.5公分。肝功化驗：麝濁12單位，麝絮+++，谷丙轉氨酶120單位，B超提示肝癌，抽腹水為血性腹水，用消水膏外敷5次後尿量增加，腹圍縮小，腹脹減輕，飲食稍增。

後因家庭困難出院治療，繼用消水膏治療，隨訪患者

出院 2 個月因肝昏迷而死亡。

【按】消水膏治療癌性腹水，係永和縣桑壁鄉村醫生賀萬桂老醫生所傳，他用消水膏治療水臌、血臌、腫瘤很有名氣。大寧縣、隰縣以及陝西的一些病人從遠道而來找老先生治病，耳聞目睹，有些病人經過治療確實療效顯著，對消水膏親自驗證其效果，確實名不虛傳，經過對該方的分析研究，其藥理基礎如下：

黃芪：益氣升陽、利水消腫，對水濕內停、痰濕凝聚的晚期癌腫胸水、腹水有效，並有抑制腫癌生長的作用。實驗證明黃芪有利水不排鉀的獨特作用。

薏苡仁：健脾利濕，對癌細胞有抑制作用。

牽牛子：入肺、腎二經，宣肺溫陽，使膀胱氣化，因而逐水力量較強，是治療腹水的要藥。

莪朮、紅花、桃仁為較強的活血化瘀中藥。目前研究認為，血瘀是癌症發生、發展的重要原因。經過活血化瘀，可以使非正常細胞更新為正常細胞，恢復細胞的正常功能，不僅使癌腫縮小，還能延長患者的生命。

消水膏逐水利水作用較強，多可補中利水，在化瘀中祛邪，在活血中扶正，在宣肺溫陽中起到益氣、活血散結、消腫扶正的作用。

消水膏在使用方法上特殊，藥敷全腹，面積較大，使皮膚具有較多的吸收藥理功能，發揮藥效較快，外敷與口服藥相比，可避免對消化道、肝臟及其它消化酶的破壞，從而提高藥物的利用率。本方藥源豐富，藥價便宜，方法簡單，安全可靠，無毒副作用，適應於家庭病人應用。

六、坤炎膏外敷治療慢性盆腔炎

盆腔炎是婦科常見疾病，急性期使用中西藥均可控制病情，而對慢性盆腔炎的療效尚不滿意。

慢性盆腔炎的臨床表現為下腹部一側或雙側疼痛，伴有腰痛或腰骶墜痛，且常在勞累或性交後及月經前後加重，伴有繼發不孕。在檢查中可發現一側或雙側附件增厚，呈索條狀，有壓痛，單側或雙側有壓痛或包塊，子宮粘連固定、活動受限等。

在慢性盆腔炎治療中，注射胎盤組織液或口服桂枝茯苓丸均有效。但療效不鞏固，且易復發。

坤炎膏外敷治療慢性盆腔炎，補充了在治療上的不足之處。

坤　炎　膏

【組成】炮薑 30 克　紅花 30 克　附子 20 克　肉桂 20克　白芥子 15 克　麻黃 20 克　商陸 10 克　大戟 3 克　南星 20 克　半夏 20 克

【製法】將以上藥物用 2.5 千克香油炸枯去渣，然後按每 500 克油放入樟丹 240 克，即成膏油。

再按每 0.5 千克油放入麝香 2 克、藤黃面 30 克，攤成藥膏，每一大張攤藥膏 6 克，每一小張攤藥膏 3 克。

【用法】貼在腹部肚臍以下，背部貼敷在命門（與臍相對），夏天一天換 1 次，冬天 2 天換 1 次，15 天為一個療程，月經期停用。

【病案舉例】

翟××，女，36歲，某市枕頭村人。

患者主述因下腹部疼痛一年餘來就診，一年前生產後，自覺下腹部及腰背部和骶骨墜痛，而且月經來潮前三四天疼痛更劇烈，經婦產科檢查發現雙側附件增厚並有壓痛，診斷為慢性盆腔炎。曾服用中藥70餘劑，用氨苄青黴素100餘支，疼痛仍不減輕。後用自製的坤炎膏，外敷15次，疼痛基本消失，婦科檢查，雙側附件壓痛減輕。

七、偏方貼敷治遺尿

遺尿為常見的兒童疾病，小的一兩歲，大的十幾歲的孩子都有遺尿。遺尿症在中醫認為是腎氣不足，下元虛寒，使膀胱不能制約水道而產生遺尿。在治療上應以溫化腎氣，提運中氣，補益中元，才能尿縮遺止。其中偏方遺尿粉、硫磺膏、縮泉湯均有較好的治療作用。

1. 遺尿粉敷臍治遺尿

遺 尿 粉

【組成】覆盆子60克　金櫻子60克　菟絲子50克五味子30克　補骨脂60克　仙茅60克　桑螵蛸50克　肉桂30克

【製法】上藥按劑量配備齊，混合共研細末，裝瓶，防止揮發漏氣而失效。

【用法】取遺尿粉1克左右，倒滿病人的肚臍眼，滴

一二滴白酒後，再貼上暖臍膏，藥烘時不能太熱，防止燙傷皮膚。若買不到暖臍膏者，經試驗證實，用薄薄的一層棉花或三層紗布覆蓋，外加塑膠薄膜貼膠布固定即可。

在外敷時沖服遺尿粉，每次 3 克，可用白糖與遺尿粉調勻，味甜可口，外敷加口服療效顯著，一般一個療程可痊癒 92%以上。

2. 硫磺泥膏治遺尿

硫　磺　泥　膏

【組成】硫磺 90 克　大蔥根 7 棵

【製法】硫磺和大蔥根切開搗碎為泥。

【用法】每晚睡前用酒精棉球將肚臍及肚臍四周腹部消毒，然後將硫磺藥泥攤在肚臍周圍，用紗布蓋住，再用繃帶繞腰纏緊固定，次日晨起取下繃帶，並保持乾淨，以備再用。第二天晚上仍依照前法使用 1 次，以上 1 劑藥量可用兩次。

【病案舉例】

尚××，女，20 歲，某小學教師。

患者從 8 歲受驚後發生遺尿，至今久治未癒，前後服中藥 800 餘劑，針灸過多次，後來在氣海穴用阿托品封閉，封閉 1 次只能保持兩三天不遺尿。患者來診後給予偏方硫磺泥治療，收到滿意的效果，連續 10 餘天再沒有遺尿，以後隔 2 日用 1 次，過了 1 個月，改為 7 天用 1 次，連續用了 16 次，停藥後再未發生遺尿。

【按】遺尿症給病人帶來心理和精神上的痛苦很深，

特別是女孩子更為此痛心，雖然病情不重，但在心理和人格上受到極大創傷。為此，筆者在收集整理偏方時，很重視此病此方的研究，偏方不下數十種，但實地試用，效果就不像告訴的那樣，後來才得到遺尿粉和硫磺泥貼敷，但有的效果也有不足之處，只能是因人而異。筆者在多年的臨床實踐中發現，抗遺尿湯有較高的療效。

處方：益智仁 30 克，枳殼 20 克，茯苓 40 克，白朮 20 克，升麻 6 克，龍骨 30 克，牡蠣 20 克，水煎服，1 日 1 劑。在使用硫磺泥和遺尿粉時，配合服用抗遺尿湯，療效可達 98%。

八、神闕散敷臍治泄瀉

中醫認為泄瀉二字稍有區別，所謂「泄」者指大便稀薄，時好時歹，時作時止；所謂「瀉」者指大便很急，勢如瀑布，像水一樣傾瀉下來，臨床上一般合稱「泄瀉」。

泄瀉在臨床上的表現為排便次數比正常時增多，大便稀薄而不成形或夾有不消化的食物，有時甚至瀉出如水樣，除以上症狀外，患者同時還伴有腹痛、食慾低下、身倦乏力、發燒怕冷等症狀。

中藥治療以健脾利濕為主，目前廣州生產的補脾益腸丸較有效，但停藥後又易復發。筆者經收集驗證而經過多次試用的神闕散效果甚佳。

神　闕　散

【組成】木香 50 克　丁香 50 克　肉桂 50 克　白胡椒

50克　冰片30克

【製法】將木香、丁香、肉桂、白胡椒混合研極細末，再加入冰片調勻，貯瓶備用，勿洩氣。

【用法】取以上藥粉30克裝入3層紗布袋內，用酒精棉球將臍部消毒，藥袋敷於臍上，用膠布固定，再把藥袋用布帶子繞臍束一週。兩天更換1次。

【病案舉例】

齊××，男，48歲，某市林業局職工。

1989年6月2日就診，主因大便稀薄一年加重，1日大便4～5次，有時大便中有不消化的食物，腹痛，腹脹，晨起必便，腸鳴轆轆，著涼更甚，納差少食，疲乏無力，舌質淡紅，舌苔薄白，脈細弦。結腸鏡檢查，腸黏膜血管不清，西醫診斷為慢性結腸炎。中醫辨證為脾陽虛弱，命火不足。配製1劑神闕散，裝袋敷臍，經用5次，大便成形，1日1次，諸症消失。

九、生烏頭膏治類風濕性關節炎

類風濕性關節炎和「金匱」歷節痛相似，中醫稱之為頑痹。其症頑纏，久治難癒，關節腫痛，遊走不定，病勢劇烈，為風、寒、濕邪侵襲，留滯於經脈關節所致。

這類病多屬陽氣先虛，病邪乘虛侵入經髓，氣血為邪所阻，壅滯經脈，留滯於內，深入骨髓，膠著不去，痰淤交阻，凝滯不通，邪正混淆，如油入面，腫痛以作，治療頗棘手，不易速成。

諸家以益腎壯骨治其本，以祛痹通絡治其標，偏方烏

頭膏治療類風濕性關節炎效果佳。

烏　頭　膏

【組成】生烏頭 30 克

【製法】將生烏頭 30 克研為細末，備用。

【用法】用食醋 50 毫升和烏頭細末調熬成膏，敷於患處，外用紗布包裹，1 日更換 1 次。外敷時，同時服用烏頭湯。烏頭湯處方：麻黃 6 克、白芍 10 克、黃芪10 克、甘草 6 克、川烏 6 克，用蜂蜜 60 克煎煮，1 日 1 劑。

【病案舉例】

徐××，男，31 歲，山西省某縣郭堡村人。

患者周身關節腫痛 5 年，膝關節稍僵直，手關節變形，肩關節也不靈活。曾服用中藥和用強的松，雖然有效，但副作用較大，經兩個月治療，有懼激素的副作用，來本院用中藥單純治療。

患者來診時周身關節疼痛，難以忍受，且膝關節僵硬，行走困難，局部發麻，先用烏頭湯：製川烏 6 克、麻黃 6 克、白芍 10 克、黃芪10 克、甘草 10 克，用蜂蜜煎服，在肘、膝關節外敷烏頭膏，半個月疼痛減輕，指、踝、趾關節疼痛稍減，關節劇痛變為酸痛，繼用烏頭膏外敷 10 次，大關節痛減輕，手腕關節仍疼痛，又服中藥 40 劑，3 個月疼痛消失。

十、皂礬粉握手心治療風濕性關節炎

風濕病是人體受了甲組溶血性鏈球菌感染後引起的一

種慢性具有反覆性發作的全身性疾病。心臟和關節是本病受累多和表現最嚴重的部位，如果風濕侵犯到心臟，就稱風濕性心臟病；若浸潤到關節就稱風濕性關節炎。

風濕性關節炎的典型表現以多發性大關節炎為主，而且是對稱的關節病變，即雙側膝關節、雙踝關節、雙肩關節疼痛及活動障礙等。關節疼痛可以由一個關節轉移到另一個關節，稱之為遊走性關節痛，這是風濕性關節炎特有的症狀。一般地講，風濕性關節炎治癒後，關節功能可以完全恢復，不留後遺症。

中醫稱風濕性關節炎為風寒濕痹，當人體受風、寒、濕之邪，致使經脈閉塞、氣血循行不暢，從而引起的周身關節痛，或關節痛，或某處作痛，其風善行而數變，流行上下，沒有定處，或赤或腫，日夜無已，疼痛尤甚，關節浮腫。對風濕性關節炎用皂礬粉握在手心，使患者全身汗出，可使關節疼痛消失，筆者曾給 20 餘名患者施用此法均有效。

皂 礬 粉

【組成】皂粉 150 克　鉛丹 15 克　白胡椒 150 克　五倍子 50 克

【製法】上藥研細末備用。

【用法】取皂礬粉 50 克，用食醋將藥末調成泥狀，令患者手掌展開，把皂礬粉分放在兩掌心後握住或用塑膠布包紮，待全身出汗後取出藥物（若無汗可連續 24 小時後再取藥），用 1～2 次見效，若無效者隔日再用幾次。

【病案舉例】

曹××，女，23 歲，山西省某縣後腰村人。

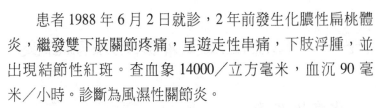

患者 1988 年 6 月 2 日就診，2 年前發生化膿性扁桃體炎，繼發雙下肢關節疼痛，呈遊走性串痛，下肢浮腫，並出現結節性紅斑。查血象 14000／立方毫米，血沉 90 毫米／小時。診斷為風濕性關節炎。

曾服腸溶阿司匹林、抗炎松、強的松等，效果較差，求中醫治療，經服中藥 3 個月，疼痛有所緩解而出院。回家後不到 1 個月，發生感冒、咽痛、噁心，一服中藥即吐，經檢查仍是化膿性扁桃體炎。雙膝關節疼痛，下肢浮腫，結節性紅斑再度出現。

檢查見行動遲緩，步態跛行，扁桃體充血，兩小腿及踝部有結節性紅斑，下肢浮腫，兩踝關節屈伸困難，血沉 40 毫米／小時，抗「O」1：4000，診斷為風濕性關節炎。即刻用皂礬粉用食醋少許調成泥狀，握在兩手心用布包紮，用藥後全身汗出，關節疼痛，紅斑處也有疼痛出現，當第二天來就診時，下肢浮腫消失，第四天結節性紅斑消失，關節疼痛大減，關節屈伸自如，全身症狀好轉，隨訪一年餘未見病情復發。

【按】皂礬粉調食醋握在手心，快速治療風濕性關節炎，方法簡單，效果好，對服抗風濕藥物有胃腸反應者，增加了治療的辦法。特別是小兒風濕性關節炎，吃藥困難，打針怕痛，延誤治療，延長病期。用手握皂礬粉，一出汗，疼痛即刻消失，深受病人歡迎。

皂礬粉握於手心治療風濕性關節炎出汗是常見的反應。或身上某一部分發燒，或關節出現嚴重的疼痛，或有發涼的感覺，或取下藥後周身疲乏，有的持續一週後才能逐漸恢復，這些都是正常反應，標誌預後良好，不必驚慌。

十一、化瘀追風膏外敷治療關節炎

化瘀追風膏

【組成】川烏 15 克　乳藥 12 克　乳香 12 克　巴豆 12 克　威靈仙 15 克　黃芪 15 克　秦艽 15 克　肉桂 12 克　防風 12 克

【製法】同抑骨質增生膏相同。

【用法】先用熱薑湯將患部擦洗至充血發紅後，擦乾水分，將膏化開，貼於患處，每張貼 5 天更換 1 次。

【病案舉例】

喬××，女，48 歲，雙膝關節疼痛十餘年。

患者於 1987 年因受涼發燒，開始較輕，逐漸加重。近一年來關節疼痛，嚴重時夜間可以痛醒不能入寐，偶見肩關節疼痛，某醫院診斷為「風濕性關節炎」。口服抗風濕藥疼痛可暫時緩解，停藥後症狀如故，1990 年 2 月 23 日來診。查體：雙膝關節活動受限，有輕度腫脹，關節周圍壓痛明顯，診斷同前。給予化瘀追風膏貼敷患處，5 天後痛減大半，已能漸次活動，關節內有熱感，連貼 10 天，症狀消失。隨訪 1 年，病情穩定，未見復發。

十二、露蜂房湯外搽治腰痛

腰痛為臨床常見的一種症狀，是指腰一側或雙側疼痛而言。《內經》指出：「腰者腎之府，轉腰不能，腎將憊

矣。」說明腰與腎有著密切關係。

引起腰痛的原因是多方面的，風、寒、濕等外邪侵入經絡、痺阻腰間，氣血通行不暢，從而發生腰痛。若跌仆損傷，氣滯血凝，瘀血凝阻，脈絡不通，也可發生腰痛，或由於老年體弱，久病體虛、骨質增生、腰肌勞損、腰椎肥大，均可引起腰痛。

腰痛在治法上西醫是對症治療，抗風濕或用激素醛固酮類。

中醫是辨證論治，風濕腰痛則以驅風濕止痛，如烏頭湯，腎虛腰痛則以補腎壯腰，如壯骨關節丸。

丸、散、膏、丹治療腰痛方法較多，均有一定的效果，而腰部外擦方法不多見用，在此介紹偏方露蜂房湯外擦治腰痛，可收到較好的療效。

露 蜂 房 湯

【組成】露蜂房 7 個　海鹽 50 克　花椒 25 克　艾葉 50 克　白蛇皮 1 條

【製法】取水 2500 毫升，將上藥投入水中煎成 1000 毫升，然後趁熱用白紗布蘸藥水搽敷腰部疼痛處，此方最好在晚上進行，每晚搽 1 次，1 週即可見效。

【病案舉例】

王××，女，42 歲，1989 年 10 月 2 日就診。

主訴：腰痛，不能彎腰 50 天，腰呈直板狀，活動受限，伴髖關節痛，檢查見腰僅能前屈 10 度，第四、五腰椎旁有壓痛。追問病史，兩月前腰部有扭傷史，本次加重是因勞累過度，疼痛不能緩解，曾服用中藥和消炎痛，但腰

仍不能屈伸，給予以露蜂房湯：露蜂房 7 個，海鹽 50 克，花椒 25 克，艾葉 50 克，白蛇皮 1 條，水煎，趁熱用紗布蘸藥水搽腰痛部位，搽 2 次後自感腰部舒服，疼痛減輕。第 4 天腰痛大減，已能彎腰，手可及膝。搽敷第 6 天，腰已不痛，彎腰自如，繼用壯骨關節丸鞏固療效。

十三、抑增生膏治療骨質增生

骨質增生俗稱「骨刺痛」，是常見病之一，多發生在頸椎、腰椎、膝關節、跟骨等，發病原因不十分明確。

中醫認為是腎陽虧虛，血阻經絡，感受風寒，受傷或負重過久所致，多以補腎助陽、活血化瘀、祛風止痛、通經活絡為治療原則。根據這些原則研製出的偏方抑增生膏取得了一定的療效。

抑 增 生 膏

【組成】牛脛骨 100 克　牛脾臟 1 個　紅花 50 克　阿膠 50 克　血竭 50 克　骨碎補 60 克　乳香 100 克　當歸 100 克　土鱉 100 克　冰片 15 克　黃丹 1200 克　棉油 1000 克

【製法】先將牛脛骨砸碎成小塊，放入油內熬煉，視其牛脛骨熬煉成褐焦黃色為度，將脛骨全部撈出。除黃丹、冰片二味藥外，其餘藥放入油內熬煉，以藥黑為度。將油離開火爐，待冷卻後，將油用鐵篩過濾，以滴油入涼水內成塊為度。這時徐徐加入黃丹，不時攪拌，滴水成珠為度，將油離火冷卻後，再徐徐下入冰片，攪拌均勻即成。

【用法】取膏藥 4 克，放在溫水中泡軟後取出攤開貼敷在患處，用膠布固定，7 天換 1 次藥，3 個月為一個療程。如有發癢、過敏者，可改用繃帶固定。

【病案舉例】

馬××，男，52 歲，某市百貨公司幹部。

於 1989 年 9 月 3 日就診。患者在 5 年前渡河回家受涼，雙下肢逐漸加重性疼痛，在治腿的過程中，出現雙足跟疼痛，時好時犯，一年後，一天久坐後不能站立，走路時自感有石子墊在腳底，針刺樣痛，每晚用開水洗腳後有時好轉。近幾天疼痛加重，兩足不能行走，檢查見兩足跟底部無紅腫，但有壓痛，X 線拍片，確診為雙側腳底跟骨後增生，外用抑增生膏，7 天換 1 次。

1 個月後復診，疼痛減輕，內服抑增生丸，2 個月後拍片跟骨骨質增生縮小，密度減低，繼續服抑增生丸半年，隨訪跟骨疼痛再未發作。

十四、白芥子膏貼敷治鶴膝風

鶴膝風又名膝游風，多見於膝關節腫大、疼痛，難於步行甚至跌跛，久治不癒，或關節積液，膝關節周圍肌肉萎縮，甚至破潰流膿，難以癒合。用岳美中鶴膝風良方：黃芪60 克、牛膝 90 克、遠志 90 克、石斛 12 克、二花 30 克等有效，而偏方白芥子膏治療鶴膝風，一次可治癒。

白芥子膏

【組成】白芥子 120 克

【製法】將白芥子 120 克研為細末加入小麥粉 180 克和勻，用白酒適量調成膏狀。

【用法】將調和的白芥子膏貼敷於兩膝蓋腫處，外襯油紙，用布包裹一晝夜，以局部發泡為度，輕者貼敷 1 次可癒，重症間隔 15 天可如法貼敷 1 次。貼敷時內服陽和湯（熟地 30 克，白芥子 6 克，鹿角膠 10 克，乾薑 1.5 克，麻黃 1.5 克，肉桂 3 克，甘草 3 克），效果更為滿意。

【病案舉例】

薑×，男，29 歲，某部隊戰士。

兩年前感受寒濕侵襲，兩膝蓋腫大，走路時須用拐杖夾持腋下才能舉步行走，脛骨肌肉漸漸消瘦萎縮，外院診斷為風濕性關節炎，治療無效。經某軍張軍長介紹，讓余診治。檢查雙膝關節腫脹疼痛、不紅、不熱，呈固定性痛腫，化驗：抗「O」1：200，血沉 5 毫米／小時，白細胞總數 $4.8×10^9$／L，血色素 12 克，X 線拍片，骨質正常，診斷為鶴膝風。

給予白芥子膏外敷 24 小時，敷處發生水泡，皮膚青紫，將水泡用針刺破，流出黃水，5 天後膝關節腫脹消失一半，又配合服用陽和湯 15 劑，1 日 1 劑。15 天後又敷白芥子膏 1 次，20 天後關節腫脹全部消失，步履正常。

十五、苦參湯泡洗治療鵝掌風

鵝掌風在山區農村及廣大廠礦工人當中多見，其原因係血虛風燥所引起，常見有手掌皮膚枯槁燥裂，發癢，起皺，嚴重者可自掌心延及遍手，寒冬加劇，夏天減輕，為頑

固性疾病。治療上十分困難，偏方苦參湯泡手有較好療效。

苦　參　湯

【組成】苦參 15 克　白蘚皮 15 克　地骨皮 15 克　艾葉 15 克

【製法】上藥水煎。

【用法】用煎湯浸泡雙手患處，1 日 3～4 次。

【病案舉例】

陳××，男，42 歲，某市曹家莊煤礦工人。

患者 1987 年 9 月 3 日來院就診，形體消瘦，胸悶氣短，消化不良，飲食欠佳，兩手掌皮膚大片脫落，雙手不能持物，也不能握東西，舌淡苔黃，脈數，用苦參湯：苦參 15 克、白蘚皮 15 克、地骨皮 15 克、艾葉 15 克，煎煮水液，待溫雙手泡在藥液中，泡 20 分鐘。1 日 3 次，第 12 天，雙手皮膚脫屑後，顯出潤澤的皮膚，表皮未見有大片脫落，握物自如，持物正常。

【按】本方是從大寧名醫王瑛的手抄筆記本上得來，王瑛先生早在民國二十三年係國大代表，用中醫中藥、針灸治病很有獨到之處，他用單偏方治病很有名氣，方圓幾個縣的群眾稱他為活神仙，用藥不多，花錢很少，有的處方只用很少的錢就能祛除痼疾。

苦參湯泡洗治療鵝掌風就是他的一絕。他還講到鵝掌風是頑疾，若泡洗兩三天不脫屑者必服荊防敗毒散：荊芥 10 克、防風 10 克、柴胡 6 克、羌活 6 克、獨活 6 克、前胡 6 克、枳殼 6 克、川芎 3 克、桂枝 6 克，每日 1 劑，日服 2 次。連服帶泡洗，內外夾攻，四五天總能見效。經過

多次驗證，確實如此，開始只用苦參湯泡洗患處，顯效遲緩，而加服荊防敗毒散後，果然神效，立竿見影。

十六、硝冰散貼敷治療丹毒

硝　冰　散

【組成】芒硝 40 克　冰片 3 克

【製法】將芒硝和冰片混勻，研細末裝瓶，封口備用。

【用法】按照病變的大小，取適當的紗布一塊，將所備用的芒硝冰片散撒在紗布中央，約 0.5 公分厚，將紗布四邊折疊包好，用膠布固定，每 2～3 天更換 1 次。

【按】芒硝冰片散治療丹毒、急性乳腺炎、淋巴管炎、靜脈炎、蜂窩組織炎、癤腫等均有一定的療效，如果高燒必須配合使用抗菌素治療，加上貼敷芒硝冰片散效果會更好，對未成膿者的外科感染有效率可達到 95% 以上。

十七、蜈蚣油蘸敷治陰囊濕疹

蜈　蚣　散

【組成】蜈蚣 10 條　土元 5 克　地龍 6 克

【製法】上藥烤乾，研成極細粉末，加適量香油攪勻，調成糊狀油膏。

【用法】在用蜈蚣油之前先用苦參湯液洗陰囊患處，苦參湯：苦參 30 克，地膚子、蛇床子、白蘚皮各 10 克，

黃芩 15 克。洗後再用鵝毛蘸油膏敷於患處。

【病案舉例】

　　鄒××，男，38 歲，患陰囊濕疹 8 個月，最近陰囊腹股溝滲液糜爛，不能行走，多方治療效果不佳。經介紹求治於偏方治療，症見皮膚潮紅，有小丘疹和水泡，從陰囊到腹股溝瘡面融成一片。先用苦參湯洗患處，而後外搽蜈蚣油膏，每日 1 次，4 天後丘疹消退，滲液已無。連續使用 10 天後，基本痊癒。

十八、遠志膏貼敷治療早期乳腺炎

　　早期乳腺炎表現乳腺管不通，乳房發脹、發紅、疼痛、腫脹，未破者宜用偏方遠志膏貼敷，1 次即可見效。

遠　志　膏

【組成】生遠志 500 克

【製法】取生遠志 500 克用水洗乾淨，置於臉盆內加水約 1500 毫升，小火煎熬 5 小時成糊狀用雙層紗布過濾，取液，再放文火爐上濃縮約 30 分鐘，至藥液發粘而成。

【用法】先洗淨患處，取遠志膏按患處大小攤在多層紗布上貼敷乳房（露出乳頭），大約 1～2 次見效。若病情較重，可配合使用神效瓜蔞散。處方：瓜蔞 30 克、蒲公英 30 克、當歸 20 克、乳香 10 克、沒藥 10 克、二花 10 克、連翹 20 克，水煎服，1 日 1 劑，日服 2 次。

【病案舉例】

　　楊××，女，26 歲，某市土產公司工人。

患者產後第 2 天乳汁已下，第 5 天因睡眠時側臥壓迫右乳房，自覺疼痛，發紅，午後腫脹，不發燒，乳汁外溢，即刻使用配製好的遠志膏外敷，又配合瓜蔞神效散煎服，第 2 天腫消痛止。為鞏固療效又服神效散 3 劑，右乳房炎症再未發作。

十九、芒硝粉外敷治回乳

婦女產後乳汁外溢，或因小孩傷亡或乳腺炎，乳腺切開排膿，或因工作需要不能用母乳餵嬰兒，急求回乳，這方面方法尚少，偏方芒硝粉一撮，1～2 天乳汁即回。

芒 硝 粉

【組成】芒硝 20 克

【製法】芒硝粉用涼水攪拌均勻待用。

【用法】將攪拌均勻的芒硝粉敷滿兩個乳房上，外用白布裹上，藥乾時可灑上涼水，務必保持濕潤，每日更換 1 次，1～2 天即可回乳。

【按】芒硝粉濕敷法，不單純回乳，還可用來因外傷引起的皮下瘀血、水腫、靜脈炎，對治療早期乳腺炎也有效。

二十、白冰膏貼敷治乳皸裂

乳皸為婦女乳頭疾病，比較常見，有時疼痛劇烈，影響哺乳，特別在嬰兒吸吮乳汁時更痛，偏方白冰膏治皸裂

有效。

白 冰 膏

【組成】生白石膏 30 克　冰片 5 克　芝麻油 15 毫升

【製法】將石膏和冰片研為細末，芝麻油熬沸離火，攪拌放入生石膏末，冷至 50℃ 左右，緩緩篩入冰片末，攪拌冷卻成膏，收貯備用。

【用法】用白冰膏少許塗患處，每日塗 4～5 次，晚上塗上，晨起再去掉。2～3 天即痊癒。

二十一、偏方貼敷治癌症

癌症是嚴重危害人健康和生命的疾病，在人類死亡中占居首位，幾年來由於政府十分重視癌症的研究工作，對腫瘤防治提供了有利條件，狠抓三早（早發現、早診斷、早治療），挽救治癒了一批病人。同時還有許許多多的晚期病人，做手術的機會已錯過，化療出現很多的反應，放療可引起局部潰瘍、發燒、貧血等後遺症，若繼續服藥，消化道又承受不了，給病人帶來極大的痛苦，給治療上帶來極大困難。對這類病人採取貼敷藥治療可減輕病人的痛苦，延長病人壽命。

1. 吹喉消結散治喉癌

喉癌分乳頭型、結節型、潰瘍型三類，中醫稱「爛喉風」、「纏喉風」，到了晚期出現失音、嘶啞者又稱「喉痹」，有的在頸部及頷下出現硬結腫物。對破潰者可用消

結散治療。

消 結 散

【組成】明礬 1.5 克　火硝 1 克　硼砂 2 克　黃柏 1 克　白芷 1 克　冰片 1.5 克　甘草 1 克　薄荷 1 克　牛黃 0.1 克

【製法】先將明礬、火硝、硼砂、白芷研細末，再加黃柏、甘草、薄荷共研。最後加冰片研至無聲，備用。

【用法】用少許吹喉消結散，放在一片硬紙約能放入口中，用塑膠小細管直接緩緩地吹入喉部即可。每日 2～3 次。

2. 消岩膏貼敷治乳腺癌

乳腺癌為婦女癌症多發病，早期無自覺症狀，在無意之中或體檢中可捫及乳房有硬塊，漸漸增大，凹凸不平，質地硬堅，不紅、不腫也不痛，而漸進性地發展，腫塊增大。乳頭抬高，並逐漸內陷，腫塊表皮呈橘皮樣變化，捫腫塊凹凸不平，不易推動，或固定不移，質硬如堅，使用消岩膏可化瘀消癌。

消 岩 膏

【組成】蒲公英 100 克　半枝蓮 60 克　貝母 30 克　山慈菇 40 克　香附 30 克　南星 20 克

【製法】上藥共研細末，用醋調和如糊狀。

【用法】將醋膏攤貼於腫塊上，用膠布固定而不致移動脫落，1 日 1 次，至腫塊消除為止。

3. 骨瘤散貼敷治療骨肉瘤

骨 瘤 散

【組成】明礬 15 克　生石膏 5 克　南星 1.5 克　蟾酥 1.5 克　東丹 60 克　紅砒 2 克　乳香 5 克　沒藥 5 克　白芷 10 克

【製法】上藥共研細末。

【用法】將藥末 3 克撒在虎骨膏中心，貼敷於患處，每隔 3 天換 1 次。

4. 密陀粉治陰莖癌

密 陀 粉

【組成】密陀僧 6 克　輕粉 3 克　枯礬 15 克　鴉膽子 10 克　附子 6 克　硇砂 15 克　雄黃 15 克　青黛 10 克

【製法】上藥共研細末。

【用法】將密陀粉撒於腫瘤局部，周圍用凡士林紗布條保護正常組織，每日換藥 1 次，連用 6 次，若腫瘤尚未全消，仍可再用。

5. 肝癌膏貼敷治療肝癌

　　肝癌為三大癌症之一，近年來發病人數有上升趨勢，其發病原因與肝炎、肝硬化有密切關係，肝癌病程短，發展快，死亡率高，所以人們稱肝癌為「癌中之王」。

　　肝癌在臨床上表現為脅肋刺痛，腹悶脹滿，右上腹包

塊，兩目黃染，皮膚甲錯，倦怠乏力，噁心厭油，納呆食少，食而即吐，尿赤便溏。肝癌發展到這一階段，化療和服藥都比較困難，若貼敷肝癌膏能奏效。

肝 癌 膏

【組成】蟾酥30克　丹參30克　大黃60克　石膏80克　明礬40克　青黛40克　黃丹30克　冰片60克　馬錢子30克　黑礬20克　全蠍30克　蜈蚣30克　二丑100克　甘遂100克　水蛭20克　乳香50克　沒藥20克

【製法】同製藥膏法。或將上藥研細末，用醋調和為厚糊狀。醋膏的製法，用食醋1000毫升文火熬至四分之一為度。

【用法】將藥膏攤於肝區或疼痛部位，用膠布固定，或將藥末放入虎骨膏中心貼於肝區即可。

【按】肝癌膏對治療肝炎、肝癌疼痛效果很好，對腹脹、腹憋、疲乏無力、納呆少食、肝功異常者皆可有縮小瘤體、增強免疫功能，有恢復肝功、延長生存時間的功效。

偏方治療肝硬化、肝癌

一、肝硬化

　　肝硬化是一種影響全身的慢性疾病，其病理特點為肝細胞變性、壞死、纖維組織增生，肝正常組織結構紊亂，使肝臟變性變硬，故名肝硬化。

　　肝硬化發生的原因有：酒精中毒、營養不良和 B 型肝炎等，但 B 型肝炎不會引起肝硬化，只是慢性活動性肝炎、慢性重症肝炎、亞急性重症肝炎造成肝損傷嚴重。加之反覆發作，持續時間較長。肝臟在修復過程中，疤痕組織不斷增多，破壞了肝臟的正常結構，改變了肝臟形態，使肝臟質地變硬，形成了肝硬化。

　　B 型肝炎形成肝硬化的發生率為 0.3%～3%，即使發生了肝硬化，其中多數能夠治癒。肝硬化不是「不治之症」，肝硬化的病人約有 50%～60%肝細胞仍能正常工作。只有 70%的肝細胞受到破壞時，才能出現肝功能衰竭和臨床症狀。

　　肝硬化在臨床上的表現分為兩期：噁心、嘔吐、消化不良、右上腹痛、大便不規則，也無明顯的體徵，稱肝功能代償期。有腹水、浮腫、黃疸、食道靜脈曲張、發熱、

出血、營養不良，稱失代償期。若脾大，脾功能亢進，腹水，黃疸，肝功能減退，血漿白蛋白降低等標誌著肝硬化已到晚期。

關於肝硬化的治療，按症狀採取不同的偏方施治，效果較為明顯。

1. 復肝利水湯治療門靜脈性肝硬化

門靜脈性肝硬化的表現，有慢性肝炎病史、肝硬化病史、腹水史，或上消化道出血史，以體質消瘦、疲乏無力、面色灰暗而無光，皮膚黃染，甚者色素沉著，舌紅絳少苔，皮膚有蜘蛛痣及肝掌。實驗室檢查：黃疸指數高於肝炎的 3 倍以上，谷草轉氨酶大於谷丙轉氨酶的 3～5 倍，膽鹼脂比肝炎高達 4 倍，麝濁、麝絮比肝炎高達 2～4 倍，球蛋白比值倒置，球蛋白大於 25%以上。特殊檢查見食道靜脈曲張、脾大，有腹水症狀。

門靜脈性肝硬化在中醫辨證為瘀積、水臌。其表現為肚腹脹滿，脘腹攣急，大而堅實，進食而脹，大便秘結，小便量少，赤澀不利，舌苔黃白，脈沉弦，可用復肝利水湯治療。

復肝利水湯

【組成】人參 10 克　黃芪 20 克　通草 6 克　木香 20 克　砂仁 12 克　沒藥 10 克　陳皮 12 克　白芍 20 克　枳實 15 克　草果仁 15 克　茯苓 60 克　大腹皮 20 克　厚朴 15 克　烏藥 6 克　玉片 10 克　蒲公英 20 克　沉香 1.5 克

【用法】以上藥物用水煎 1 小時，煎至 600 毫升，分

早、中、晚分服。

【作用】疏肝理氣，開瘀散結，利水降逆，清熱利濕，扶正固本。

【病案舉例】

喬××，男，43 歲，1988 年 3 月 19 日就診。

病者已患肝炎 10 餘年，曾在某地區醫院診斷為門靜脈性肝硬化。在私人診所中的醫生曾保證能治好他的病，經過 6 個月的治療，服中藥 200 餘劑，花費 4000 餘元，病情越來越重。因而來求余治療。

診見患者口乾口苦，納食而吐，腹脹而滿，形體消瘦，右脇下痛，大便乾結，飲水腹脹，小便短少，精神不振，面部及手背有散在的蜘蛛痣，朱砂肝掌，肚腹脹大，高出胸部，按之堅硬，腹壁靜脈怒張，午後下肢浮腫，舌絳、苔黃燥而厚，六脈虛而細數，肝脈頑堅。

肝功化驗：谷丙轉氨酶180 單位，谷草轉氨酶360 單位，麝濁 20、麝絮+++、蛋白電泳，R 球蛋白 258mmol／L，血漿蛋白總量 50g／L，白蛋白 20g／L，球蛋白 30g／L，黃疸指數 6 單位。抽出腹水為漏出液，造影可見食道靜脈曲張，B 超提示肝硬化、脾大、腹水徵陽性。用復肝利水湯治療，連服 8 劑，下肢浮腫消退，尿量增加。因在院外就醫時，用攻破藥較多，神疲乏力，脈虛，則有氣虛下陷之症，重用人參 30 克煎服，又連續服用 10 劑復肝利水湯，腹水減少，腹脹消失。

繼用上述藥方加軟堅補腎之藥女貞子 20 克、丹參 30 克、鱉甲、牡蠣各 20 克，連服 30 劑，腹水消失，肝功好轉，血漿蛋白總量 60g／L，白蛋白 40g／L，球蛋白 28g／

L，病邪已去，正氣恢復，繼用此方鞏固療效。

【按】復肝利水湯係廣西省桂林市著名老中醫魏道先生所傳，曾傳偏方豬肉煎治療轉氨酶升高，效果卓著，有不少患者使用後來信讚揚。又有不少肝硬化病人來信要求偏方治療，現將魏老的家傳秘方披露於世，為肝硬化病人排憂解難。

魏先生出生於中醫世家，對中醫的理論非常精通，他對肝硬化的發生及發展有其獨到見解，曾講到肝病不外水裹、氣結、血瘀，皆與肝、脾、腎三臟功能失調有關，為氣、血、水病。肝為藏血之臟，性喜疏泄，若氣機不利，則血液流行不暢，致肝之瘀血而鬱結。肝臟受累的另一方面是肝氣鬱結不舒，則橫逆而乘脾胃，脾胃受剋，以致運化失常，水濕停留，與血瘀蘊結，日久不化，痞塞中焦。肝脾同病，而影響腎，則肝、脾、腎俱病而成臌脹。

若肝鬱氣滯，氣滯血瘀，使肝之疏泄功能失常，影響水濕輸化，形成腹水。

若氣滯血瘀，結於脅下，則形成痞塊，脾主運化，脾旺則運化，可分濕濁，若運化失常則不能分別濕濁，使體內水液停留，又加速了腹水的增多。

腎主水，司開合，主氣化，腎的功能失常，水液停留於體內，亦可促進形成臌脹。

若肝脾俱病，稍久致虛，進一步累及腎臟，腎陽不適，無以滋養脾土，腎則虛，肝木亦少滋榮，肝脾益憊，虛者越虛，腎與膀胱相表裏，腎虛膀胱氣化不利，水濁壅結更甚，實者更實。

門靜脈性肝硬化到了晚期，久病必虛，正虛是本，脾

大、水臟是標，所以應治其本，兼治其標。必須切記，肝硬化最忌峻攻、破血、破氣，應平穩緩治。治其失敗者，多因猛攻、猛下、猛利水所造成，應引以為戒。

復肝利水湯是多年治肝病之家傳秘方。方中的木香、砂仁、陳皮、草果仁行氣和中；烏藥、沉香理氣降逆；厚朴、枳實散滿消腫；陳皮、玉片、茯苓分利二便；通草健脾、通絡、利水量大而不傷正；白芍養肝止痛，養血滋陰；人參、黃芪大補元氣。此方對血瘀、氣滯水停引起的肝硬化最為對症，效果絕佳。

2. 活血退黃湯治療肝硬化黃疸

肝硬化出現食道靜脈曲張、腹水、肝萎縮、脾臟進行性腫大，如果得到及時治療，可延緩上述症狀的蔓延和進程，大部分肝硬化病人還是可以治癒的。

肝硬化早期往往無黃疸或只有輕微的黃疸，肝硬化的急性惡化期或晚期，常呈重度黃疸。黃疸產生的原因是肝細胞被破壞或再生結節，引起膽汁流出受阻所致。故肝硬化病人出現黃疸或黃疸逐漸加深時，應該認為肝硬化趨向加重。因此，對肝硬化的病人，除定時作 B 超和肝功能檢查以外，還應經常查一下黃疸指數和膽紅素定量，此項指標對肝硬化的發展和治療效果反應比較靈敏。

中醫認為，黃疸是由於濕邪和疫毒而引起的膽汁外溢。

黃疸分陽黃和陰黃，陽黃鮮如橘皮，陰黃如煙薰。陽黃屬抵抗力強，邪氣不退，正邪皆實，濕熱相爭，損傷肝膽，影響脾胃，運化失調，疏泄不暢，濕熱蘊鬱血分而成黃疸。陰黃屬於正氣衰微，邪氣亢盛，呈現正虛邪實，寒

濕不化，氣血滯澀，肝腎兩虛，虛中挾實之證。

　　肝硬化出現黃疸，病因病機較為複雜，在發生過程中瘀毒蘊結難化而形成黃疸。

　　對肝硬化黃疸，特別是肝硬化高黃疸，我們在赤芍利膽的偏方基礎上，研究出有明顯活血退黃效果的活血退黃湯。

活血退黃湯

　　【組成】赤芍 80～120 克　木香 15 克　砂仁 15 克　川牛膝 30 克　懷牛膝 30 克　茯苓 30 克　黨參 15 克　黃芪20克　丹參　30 克　鱉甲 30 克

　　【用法】水煎 1 小時，去渣取汁 600 毫升，分早、晚2 次服。

偏方治大病合編

　　【病案舉例】

　　王××，男，56 歲，某地區金屬回收公司幹部。

　　患 B 肝 8 年，又患肝硬化 3 年，曾住院 3 次，1989 年10 月 2 日，因肚腹脹大，脘腹攣急，納食量少，下肢浮腫，食後腹脹，小便短少，脅肋疼痛曾住院，用中西藥治療後，諸症緩解。出院後因上班工作緊張，因大吐血又住院，經三腔管壓迫止血，後輸血和輸白蛋白，又出院休息治療。又在 1989 年 11 月第三次住院，其症狀腹大如鼓，下肢浮腫，面目發黃，全身黃染，右肋下痛，肋下腫塊大而堅實，胸腹壁靜脈怒張，肝大 1.5 公分，脾大 6 公分，質地硬。造影為食道靜脈曲張。

　　B 超、肝掃描均提示：肝硬化、肝脾腫大、腹水征陽性。黃疸 160 單位，谷丙轉氨酶84 單位，谷草轉氨酶184單位，麝濁 20，麝絮＋＋，血清蛋白總量 41g／L，白蛋白

21g／L，球蛋白 28g／L，西醫診斷為肝硬化、脾大、腹水。中醫辨證為肝脾血瘀、瘀毒黃疸、水濕內停。

用化瘀退黃湯治療：人參 12 克，赤芍 120 克，木香 20 克，砂仁 15 克，黃芪30 克，川牛膝 30 克，懷牛膝 30 克，山慈菇 20 克，丹參 20 克，龍葵 20 克，連服 7 劑，小便量增加，水減少，又服上劑。查黃疸指數 90 單位，上方加五味子及葛根 30 克，山楂 30 克，繼服 10 劑，精神好轉，腹脹消失，飲食增加，面黃有澤，肝臟縮小。繼用以赤芍大劑量的活血退黃湯加減服用，經 3 個月的治療，諸症基本好轉。

附：活血退黃湯對肝硬化黃疸 60 例的臨床研究

活血退黃湯是在偏方赤芍湯的基礎上研究而成，從 1985 年 3 月至 1990 年 7 月收治住院的肝硬化患者中，以黃疸為主者 60 例，我們選用活血退黃湯進行治療，取得了滿意效果。

臨床資料

（1）治療組

① 性別：男 42 例，女 18 例。

② 年齡：20～50 歲者 38 例，51 歲以上者 12 例。

③ 分類：肝硬化黃疸的患者有腹水者 30 例，伴有消化道出血者 6 例，自發性腹膜炎 4 例，肝昏迷 3 例，伴糖尿病 1 例，伴膽結石 3 例，伴急性腸炎者 2 例，伴慢性氣管炎、阻塞性肺氣腫者 2 例，繼發肝癌者 8 例。

（2）對照組

① 性別：男 13 例，女 2 例，共計 15 例。

② 年齡：20～50 歲者 7 例，51 歲以上者 8 例。

③ 分類：其中併發腹水者 5 例，伴膽結石 1 例，伴慢性氣管炎、阻塞性肺氣腫者 3 例，伴胸腔積液者 3 例，繼發肝癌兩例，療程為 3 個月至半年，用藥 1 個月至 2 個月復查肝功能及其他化驗及檢查指標。

治療方法

（1）治療組：服用活血退黃湯：赤芍 20 克、當歸 15 克、川牛膝 30 克、茯苓 15 克、木香 15 克、砂仁 20 克、黨參 20 克、黃芪15 克、鱉甲 15 克、丹參 30 克，水煎後500 毫升，分早晚空腹服。

（2）對照組：採用綜合保肝、利尿的健胃利膽肝太樂0.2 克，每日 1 次，維生素 C0.3 克，1 日 3 次。

治療結果

（1）療效標準

參考 1985 年武漢肝病會議制定的標準，將療效分為 3 種：

顯效：臨床症狀消失，黃疸消退，肝功能正常，其他化驗檢查正常或基本正常。療程在 3 個月內且隨訪半年以上無復發者。

好轉：臨床症狀消失，黃疸基本消退，腹水消退或有少量腹水，且感染基本控制，肝功能基本正常。療程在 3 個月至 1 年者。

無效：臨床症狀改善不明顯，腹水消退慢或消退反覆發作者，黃疸不明顯，肝功能恢復慢，治療時間超過一年

或死亡者。

（2）治療結果

按上述標準統計，臨床治療3個月後，治療組顯效32例，占53.3％；好轉22例，占26.6％；無效6例，占10.1％。總有效率為89.9％。對照組，顯效4例，占26％；好轉5例，占33％；無效6例，占40％。總有效率59％。兩組比較有顯著性差異（P＜0.01）。

（3）治療前後肝功能變化

治療組：黃疸指數治療前22.83±1.35，治療後8±1.2，總膽紅素治療前40.3±19.7，治療後26.4±13.1。

對照組：治療前黃疸指數17.07±2.31，治療後13.07±1.98，總膽紅素治療前38.3±25.7，治療後28.52±15.4。

治療組和對照組的前後對比P＜0.05。

（4）B超效果變化

治療組與對照組，在治療前後均做B超檢查，其中30例伴腹水暗區在3.2～7.5公分之間。

脾靜脈在1.0～1.5公分之間，門靜脈寬度在1.6～2.0公分，脾厚在5～10公分之間，治療後腹水消退者36例，腹水消退率為60％，脾靜脈和門靜脈的寬度分別下降0.3～0.6公分，脾臟有少部分縮小。對照組腹水消退緩慢，門靜脈的寬度由治療前的1.7～2.4公分下降為1.5～2.3公分。

兩組對比，活血退黃湯對改善門靜脈高壓有一定的療效。

討　論

（1）在《傷寒論》「瘀血發黃」、「瘀熱發黃」理論的指導下，以赤芍為主，自擬的活血退黃湯來治療肝硬化

中出現黃疸為主證的病症。黃疸的出現是因為肝細胞壞死和不能代謝膽紅素所致。因此它的出現，提示肝細胞衰竭的嚴重程度。同時也表明肝硬化預後不良，而活血退黃湯以赤芍的涼血活血為主，並加以恢復肝功能的中藥來改善肝細胞的功能，使肝細胞再生，促進黃疸消退，進一步恢復肝功能。所以說，黃疸的消退成為肝硬化治癒的一個重要指標。

（2）在肝硬化病人當中，觀察到黃疸並非是濕熱或寒濕發黃，也不屬火盛，而是淤熱交結髮黃。正如李挺所述：「傷寒發黃雖然不一，皆內熱而濕或失汗或下滲，以致陰陽經中，血熱而見，真色於皮膚，謂之淤熱發黃。」陸淵雷曾講到：「黃疸因病原體感染，淤象又暗，含邪湍之義，膽汁鬱滯，入於血循環以後發生黃疸之瘀。」以上論述淤熱和血熱為重要原因，因而活血涼血是治黃疸的大法之一。《讀書隨筆》也提出用化瘀退黃的觀點。

關於赤芍退黃，在《本草綱目》中記載：「赤芍散邪，能行血中之滯。」《藥晶化瘀論》論述「赤芍味苦能除滯，酸入肝，專治肝火，益肝造血，清熱涼血」理論，而在醫籍中，用赤芍退黃湯未見記載。特別用於治療肝硬化黃疸，前人更未提出，也沒有用於臨床。

我們在一個偏方中發現赤芍退黃疸。在處方的配製上、藥物的劑量上，經過研究實踐，大劑量的赤芍確有良好的效果，在治療肝硬化黃疸中，用赤芍和不用赤芍，效果大不一樣。方中以赤芍活血、涼血、化瘀、退黃；輔以當歸、牛膝、雲苓活血利水、通利小便，使膽汁從小便而出；木香、砂仁、丹參理氣活血；黨參、黃芪、鱉甲益氣

散結、健脾扶正，促進了赤芍的退黃作用。

（3）肝硬化主要是肝細胞變性、壞死及纖維組織增生，使肝小葉結構紊亂、支架塌陷等，嚴重影響肝內血液循環。赤芍經藥理研究內含芍藥甙、茶粒，可以改善肝細胞功能，減輕肝細胞的變性、壞死，抑制纖維組織增生，促進肝細胞再生，從而改善膽紅素代謝，促進黃疸消退。

（4）在肝硬化發展過程中，白蛋白的下降，球蛋白升高，已成為肝硬化恢復和進展的一項指標。經活血退黃湯治療後，能夠使白蛋白提高，又能降低球蛋白。所以該方有調控免疫、改善內環境功能。

以上論述，以大劑量赤芍為主組成的活血退黃湯治療肝硬化黃疸，既能改善症狀，又能改變客觀指標，為治療肝硬化開闢了一條新路。

以赤芍為主，對肝硬化進行辨證論治，曾在西安、石家莊、鄭州等地為幾位高級幹部會診治療中收到良好效果。

3. 軟堅消症湯治療肝硬化脾大

肝硬化引起內外側支循環形成，使門靜脈的壓力亢進，形成脾瘀血而發生脾腫大，持續性的脾腫大，又促使了繼發性脾機能亢進，造成血小板和白細胞減少，透過 B超、同位素掃描、電子斷層掃描（CT），均能檢查到脾的大小，又能發現網狀內皮系統亢進。

中醫認為屬「痞塊」、「積塊」等範圍，臨床上可按照「積、痞塊」來治療，脾腫大的原因主要是肝脾瘀血、氣滯血瘀、血瘀內停而形成。治療脾腫大以活血、軟堅、

消瘀為主，用軟堅消症湯治療。

軟堅消症湯

【組成】土鱉 10 克　鱉甲 30 克　丹參 30 克　山慈菇 20 克　夏枯草 15 克　甲珠 10 克　連翹 20 克　牡蠣 30 克　鬱金 10 克

【用法】水煎 1 小時，去渣取汁 600 毫升，分 2 次分服。

【病案舉例】

蕭××，男，63 歲，1987 年 2 月 18 日初診，4 年前患 B 型肝炎，病情逐漸加重，一直未癒，疲乏無力，脘腹脹滿，食慾欠佳，舌質微紫，脈象弦數，肝大肋下 1 公分，脾大肋下 6 公分。肝功化驗：谷丙轉氨酶 40 以下，麝濁 22 單位，麝絮＋，食道造影有輕度靜脈曲張。B 超提示：早期肝硬化。中醫辨證為氣滯血瘀，症瘕積聚。

用軟堅消症湯治療：土鱉 10 克、鱉甲 10 克、當歸 10 克、牡蠣 30 克、甲珠 30 克、丹參 30 克、連翹 20 克、夏枯草 15 克、鬱金 10 克、山慈菇 12 克，服 10 餘劑後，腹部脹滿減輕，上方加黃芪 20 克、白糖 60 克，又繼服 10 劑，諸症減輕，而肝脾腫大無變化。

而後將軟堅消症湯製成丸藥，其劑量為：黃芪 100 克、白糖 200 克、當歸 60 克、土鱉 60 克、夏枯草 60 克、鱉甲 120 克、牡蠣 120 克、丹參 120 克、鬱金 60 克、連翹 60 克、山慈菇 60 克、板藍根 60 克，以上藥味烤乾研成細末，煉蜜為丸，每丸 9 克，1 次 2 丸，1 日 3 次。服藥 5 個月後，復查肝功已正常，脾大縮小，左肋下只能觸及邊

緣，患者自感有效，又配製軟堅消症丸1劑，繼續治療。

4.復肝降酶湯治療肝硬化轉氨酶升高

在肝硬化病變時，有兩種轉氨酶升高。一種是谷丙轉氨酶（GPT），提示肝臟有炎症時，肝細胞變形、壞死，或肝細胞通透性增強，大量的細胞內轉氨酶釋放到血液中。另一種是谷草轉氨酶（GOT），是纖維組織中線粒細胞產生的或細胞壞死時釋放的，血清轉氨酶持續在150單位以上，或呈中等度持續上升，提示肝病在進行性病變，病情不穩定。

隨著病程進展的轉移，而 GOT 值逐漸高於 GPT，多數肝硬化 GOT>GPT 的 3 倍以上，GOT／GPT 值大於 10 倍以上。在一定程度上，表示病變持續或正在演進，若谷草＞谷丙，在失代償期的肝硬化為非活動性肝炎的 5 倍。因而得出一個結論，谷草轉氨酶的升高，肝炎向肝硬化演變。谷草轉氨酶越升高，肝硬化程度正在進展。若能迅速降低谷草轉氨酶，就能阻止和延緩肝硬化的發生和發展。

復肝降酶湯有軟肝舒肝、益氣護肝、降酶利濕的作用。

復肝降酶湯

【組成】黃芪30克　山楂30克　葛根30克　丹參30克　五靈脂30克　蒲黃30克　五味子30克　半枝蓮20克　蒲公英15克　三七1.5克,沖服　水牛角粉2克,沖服

【用法】水煎50分鐘，去渣取汁分服。

【病案舉例】

張××，男，50歲，1989年3月2日初診時病者患肝

炎已 12 年，曾在某醫院診斷為早期肝硬化，最近一段由於種菜勞累，納呆少食，精神不振，脇肋疼痛，大便乾結，口乾口苦，面色暗而不澤，胸前有蜘蛛痣，舌尖紅，舌苔黃燥而厚，脈弦。肝功能化驗：谷丙轉氨酶182 單位，谷草轉氨酶310 單位，麝濁 12 單位，麝絮＋，蛋白總量 53g/L，白蛋白 30g/L、球蛋白 25g/L，食道造影有輕度靜脈曲張，B 超提示：肝硬化脾大。

中醫辨證為濕熱未盡，氣虛血瘀。用復肝降酶湯：黃芪30 克、葛根 30 克、山楂 30 克、丹參 30 克、五靈脂 10 克、蒲黃 10 克、五味子 15 克、半枝蓮 15 克、蒲公英 20 克、三七粉 1.5 克（沖服）、水牛角粉 2 克（沖服），服 15 劑治療後，轉氨酶降至正常。其他症狀也隨之好轉，而後繼用此方加減鞏固療效。

5. 益氣活血湯治療肝硬化蛋白異常

正常人體蛋白總量為 60～80g/L，白蛋白 40～55g/L，球蛋白 20～30g/L，若蛋白總量低於 50g/L 或白蛋白低於 30g/L，而球蛋白在 3 克%以上，或白蛋白和球蛋白比值倒置時，皆稱為低蛋白症，蛋白的異常是肝硬化發展的重要標誌之一。

血清白蛋白來源於肝臟，在肝硬化蛋白質的分解增強及消化吸收障礙，都會引起白蛋白的含量下降。其臨床表現為疲乏無力，飲食納呆，大便溏瀉，舌淡苔白，屬於脾胃虛弱。而球蛋白的升高，是硬化後纖維細胞產生的。竇狀隙細胞也產生球蛋白，臨床上常出現肝脾腫大，肝掌，面色暗晦，舌質暗紫，屬血熱蘊結。

從中醫辨證出發，益氣扶正可提高白蛋白，而活血化瘀可降低球蛋白，益氣活血湯可改善肝硬化蛋白異常。

益氣活血湯

【組成】人參12克　黃芪20克　靈芝30克　山藥20克　黃精15克　葛根30克　丹參30克　紫河車15克　三七1克，沖服　水牛角粉1.5克，沖服。

【用法】水煎1小時，去渣取汁分服。

【病案舉例】

王××，男，40歲，某市運輸公司工人。1987年3月15日就診，患肝炎已4年，肝功能反覆異常，四肢疲乏，下肢疲困。上肢脹滿，食後加重，面色蒼白，肝掌，舌淡，舌下靜脈瘀血。肝大可觸及邊緣，脾大4公分，B超顯示肝硬化、腹水、肝脾腫大，肝功能正常，蛋白電泳A34％，R49％，蛋白總量39g／L，白蛋白21g／L，球蛋白28g／L。中醫辨證為氣虛血瘀，用益氣活血湯，其中三七粉10克，1日分3次服，水牛角粉1次2克，1日3次。經過連續服用40劑後，食慾增加，腹水消失。肝臟縮小，白蛋白53g／L，球蛋白28g／L，蛋白電泳A52克％，R19克％，繼續服藥鞏固療效。

二、肝　癌

肝硬化最嚴重的併發症之一是肝癌，經觀察表明，在肝癌患者中80％～90％伴有肝硬化，而在肝硬化中有20％～30％惡變為肝癌。

肝癌素有「癌中之王」之稱。它發病隱匿，發展迅速，預後較差。對肝癌在 20 世紀 50 年代、60 年代確實是無可奈何的，僅能在死亡或晚期做出診斷，20 世紀 80 年代對肝癌的診斷找出一條早期診斷、早期治療的新途徑。發生肝癌的高危險人群為：① 5 年以上的 B 型肝炎患者或 B 肝病毒攜帶者。② 40 歲以上的有慢性肝炎病史和飲酒史者。③ 臨床確診為肝硬化者。上述高危人群應每半年到醫院檢查 1 次，讓病人掌握自己的病情。

目前臨床診斷的手段主要依靠甲胎球蛋白（AFP）的檢查、B 超超聲波、電子電腦斷層攝影（CT）和選擇性肝動脈造影。而 AFP 和 B 超既簡單，又行之有效，全國比較大的醫院都有這樣的設備和條件。

肝癌的治療關鍵在於早期診斷，一旦發現，把肝癌控制在早期，就有根治的希望。不論早、中、晚期肝癌患者用中醫中藥和西藥治療還是有效果的，我們研究的一些偏方，不同階段和不同病型的肝癌患者採用不同的方劑，對肝癌的治療是有效的。

1. 復肝抗癌湯治療肝癌

中醫認為肝癌和其他全身癌症一樣，屬於本虛標實，是全身疾病在局部的表現。《醫宗必讀》對肝癌的形成中認為：「積之成者，正氣不足而後邪之踞之。」後世醫家提出了對肝癌「養正積自消」的治療，氣滯血瘀、血凝毒聚時引起全身臟腑失調，正氣虛弱，又促進了積塊聚集，因而肝癌氣虛血瘀為重要病機。在治療時以益氣扶正為主、活血化瘀為輔的復肝抗癌湯，具有扶正氣、化積聚的

作用。

復肝抗癌湯

【組成】黃芪30克　人參12克　山萸肉15克　女貞子15克　夜交藤20克　急性子30克　麥芽30克　麥冬30克　山慈菇20克

【用法】水煎1小時，去渣取汁500毫升分服，用蟾蜍酒1盅為引。

【按】岳美中老師曾論述到肝的生理複雜，病理頭緒紛繁，症狀變化多端。肝病十居七八表現在虛。收集前人有關治療肝癌的藥與方，綜合分析不外攻補兩法。應以補為主，在補的基礎上，再補攻兼施，且不可攻伐傷肝。關於補肝應以黃芪為主，因為肝屬木而應春令，其氣溫而喜條達，黃芪之性溫而上升，以之補肝有同氣相求之妙用。

2. 復肝活血湯治療肝癌性疼痛

肝癌患者到了中晚期，以上腹部脹滿痛、隱痛、刺痛或肝區不適為主要症狀之一。特別是晚期肝癌患者疼痛為影響生存品質的重要因素，分析其原因，與腫瘤壓迫和侵犯鄰近器官、神經末梢和神經幹有關。中醫認為，通則不痛，痛則不通，痛有定處，刺痛不休，為血瘀氣滯，可用補肝理氣、活血化瘀的復肝活血湯治療。

復肝活血湯

【組成】黨參15克　黃芪30克　急性子30克　元胡12克　米殼12克　香附12克　木香12克　降香10克

丹參 30 克

【用法】水煎 1 小時，取汁 600 毫升分服，以蟾蜍酒一盅為引，或在肝區皮膚處用蟾蜍酒洗滌，1 日擦 4～5 次，痛減為止。

3. 清熱復肝湯治療肝癌發燒

肝癌在某一階段或到了晚期，患者會有持續性或間斷性發燒。肝癌的發燒原因還不十分清楚，一般認為是腫瘤壞死的組織自身中毒和繼發感染引起。

癌症的發燒直接影響著生存率，現在尚缺乏針對性很強的藥物來控制。

中醫認為正虛邪實，津液大傷，瘀毒化熱發燒，局部表現紅腫熱痛，肝區疼痛，大便乾結，口乾，舌燥，小便黃赤，舌苔黃厚，脈弦數等，可用清熱解毒的清熱復肝湯治療。

清熱復肝湯

【組成】苦參 30 克　蚤休 20 克　白頭翁 30 克　野菊花 20 克　山豆根 20 克　雙花 15 克　山慈菇 30 克　乾蟾皮 10 克　水牛角粉 50 克

【用法】水煎 1 小時，取藥液 600 毫升，分 2 次服，以蟾蜍酒 10 毫升為引。

【病案舉例】

革××，女，38 歲，1987 年 3 月 2 日患 B 型肝炎，經某地區醫院傳染科治療好轉，又於 1987 年 4 月發生腹脹納差，疲乏無力。因食薰肉，引起大出血，吐出液中帶咖啡

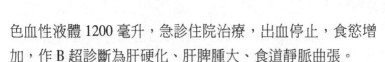

色血性液體 1200 毫升，急診住院治療，出血停止，食慾增加，作 B 超診斷為肝硬化、肝脾腫大、食道靜脈曲張。

經中藥治療，諸症減輕，回家後還能種菜勞動。半年後漸進消瘦，活動一陣便全身疲乏無力，腹脹欲飲水，但怕脹又不欲飲，上腹部鼓起腫塊，檢查：肝大表面不光滑，有結節，觸及悶痛。肝功化驗：谷草轉氨酶380 單位，麝濁、麝絮正常。黃疸指數 15 單位，白蛋白 30g／L，球蛋白 26g／L，B 超提示為肝癌。肝掃描，右肝葉有 1.2 公分×1.1 公分的低密度區。診斷為肝癌。

中藥辨證為濕熱蘊結，氣滯血瘀。用清熱復肝湯治療，服 10 劑藥後體溫正常，黃疸消退。又用復肝抗癌湯配蟾蜍酒為引進行治療。維持治療兩個月，精神好轉。

4.鱉甲復肝湯治肝癌消瘦

消瘦是癌症表現的突出症狀之一，作為「癌中之王」的肝癌，消瘦表現更為突出。其原因是腫瘤持續性進展，分解代謝功能增強，消化吸收功能受到障礙，再加上肝癌的感染，使身體消耗的營養增多，攝入量減少，逐漸體重下降，使人消瘦。經我們實驗觀察，鱉甲湯可增加體重，減少消耗，使癌症症狀緩解，提高患者的生存品質。

鱉甲復肝湯

【組成】鱉甲 50 克　龜板 30 克　牡蠣 30 克　黃芪60 克

【按】鱉甲、龜板有軟堅散結的作用，中醫書籍有類似治療癌症的記載。

龜板含有膠原蛋白質，有滋陰潛陽、補腎健脾的作用。鱉甲可軟堅散結、滋陰涼血，還含有較多的膠原蛋白質。

現代臨床研究表明，癌症病人的癌細胞結合水明顯減少，結合水與癌症有密切關係，癌症病人的體內組織細胞貯存水的機能出現障礙，體重因此而明顯下降。

龜板、鱉甲所含的膠原物質，都是生物大分子的膠原蛋白質，在結構上有較大的空間，而維持生命的結合水就是穩定大分子結構的必要成分。現已證明，膠原蛋白質的三股螺旋等蛋白質晶體結構的形成，跟結合水的貯水量有關。含有膠原蛋白質的藥物，能影響某些特定組織的生理功能，從而促進生長發育，增強抗病能力，收到防禦癌症發生和發展的效果。

1989 年 9 月筆者曾遇到一位早期肝癌的病人，在未發現患肝癌之前無任何症狀，只是在偶然的 1 次 B 超檢查中發現肝內有 1.1 公分×0.8 公分的實質區，提示肝癌。因無症狀，按照「養正積自消」的治療原則用偏方甲魚黃芪煎治療，甲魚 180 克加黃芪100 克，煎煮一天一夜，連續吃了 30 個甲魚和黃芪32 千克，體重不斷增加，3 個月復查身體又作 B 超，原有肝癌病變已全部吸收。

5. 化瘤丸治肝癌

【組成】人參 18 克　桂枝 6 克　麝香 6 克　薑黃 6 克　丁香 18 克　虻蟲 6 克　蘇木 18 克　桃仁 18 克　蘇子 6 克　靈脂 6 克　降香 6 克　當歸 12 克　沒藥 6 克　香附 6 克　吳茱萸 2 克　元胡 6 克　水蛭 6 克　阿魏 6 克　艾葉 6 克

川芎 6 克　大黃 24 克　益母草 24 克　鱉甲 60 克　米醋 250 克

【製法】上述諸藥共為細末，加米醋濃熬，曬乾，再加醋熬，如此三次，曬乾，然後再把益母草、鱉甲、大黃三味粉劑與之調勻。無菌環境下裝膠囊，每粒 0.3 克。

【用法】每日服 4 次，每次服 5 粒，黃酒一杯為引，開水送服。

【按】本方具有化瘤消痞、化症散結之功，是治療症瘕積聚的有效偏方。

本方是 1971 年跟隨介休縣祖傳三代名醫孔二交老中醫學習時傳授所得，在此期間，親眼看到孔老治療的效果名不虛傳，他製作化瘤丸時，訣竅在於加醋時的火候和濃度，必須遵守操作程式，否則效果不大。

孔老體會到本方具有行氣活血、消症散結、補益扶正的作用，治療症結久不消散、血痹、右脇痛、痛經、外傷跌仆，經臨床觀察對肝硬化、肝脾腫大、肝癌均有一定的療效，特別對子宮肌瘤、卵巢囊腫有確切療效。

藥理機制探討：試用本方以來，對每味藥和方藥組成進行了研究探討。方中的益母草、大黃、桃仁、紅花、元胡、蒲黃、靈脂、蘇木、三棱、阿魏、水蛭、虻蟲均能活血袪瘀。而水蛭和虻蟲為食血之蟲，是袪瘀化瘤的要藥，雖然量大，但醋熬三次取其純性而入肝，軟堅散結，攻不傷正。

據中國科學院藥理研究所報導，大黃經多種實驗，對動物癌症有抑制作用。三棱對腫瘤有抑制作用。丁香、香附、降香可行氣止痛。肉桂、吳茱萸、艾葉、小茴香溫經

行血，配蘇子宣降氣機，麝香芳香通絡，散結止痛，鱉甲軟堅散結，白芍柔補陰液，人參補氣健脾，所以本方治氣血瘀滯所致的症結積聚氣血雙虧所致的腫瘤等病。

【病案舉例】

李××，女，52 歲，家住臨汾市，1984 年 12 月就診。主因腹脹右脅疼痛，食少納差，午後發熱而入院治療。平素右脅下可觸及腫塊，如雞蛋大小，痛時更大，肝功能異常，谷草轉氨酶150 單位，肝掃描提示有占位元性病變。中西醫會診，認為肝大，表面不光滑，胎甲球試驗「＋」，膽囊腫大約有 2.2 公分×1.8 公分左右，一致同意肝癌的診斷。定為不治之症。病人回家休息，到處求醫。總覺得有一線希望也得治療。延余診治，囑其配製一料化瘤丸，堅持服藥兩個月，右脅痛大減，食慾增加，腫大的肝臟縮小，隨訪二年仍健在。

安××，女，43 歲，家住山西省榆次市糧店街。患者 1971 年 5 月來診，自述月經推後，經多有塊，每次來潮前後腹痛，白帶量多，下腹在排尿後可觸到腫塊，為小孩拳頭大小。腰困如折，頭暈有下墜感，經婦科檢查，診斷為子宮肌瘤。先後中西藥治療效果不明顯，婦科動員其手術切除，病人拒絕而願意接受中藥治療，先用生化湯加減二月餘，不見好轉。後配製化瘤丸 1 付，服後腹痛減輕，白帶減少。分析其瘀症成瘤，非一朝一夕就能消除，繼用化瘤丸 2 付。以後患者一年多未來診治，隨訪得知 2 付化瘤丸服完以後，月經正常，腹無腫塊，婦科檢查子宮肌瘤消失。病人高興地說：「再也不需要作手術了！」

6. 單方治療肝癌

（1）小蟾蜍酒治癌症

蟾　蜍　酒

【製法】蟾蜍 5 隻　黃酒 500 毫升，煮 1 小時，去蟾蜍取酒，冷卻備用。

【用法】每日 3 次，每日 10 毫升。

【作用】治療肝癌、食道癌。

【按】在治療肝癌的各方中，皆以蟾蜍酒為引。在虛證時可加強補的作用，在瘀血時用以活血化瘀，在清熱解毒時有加強解毒的功效。

（2）偏方桃樹枝煮雞蛋

桃樹枝煮雞蛋

【製法】桃樹枝 100 克　煮雞蛋 2 顆

【用法】將煮雞蛋 1 次吃完，喝 100 毫升桃樹枝湯，連服 1 個月為一個療程。

【作用】治療肝癌。

（3）斑蝥燒雞蛋

斑蝥燒雞蛋

【製法】斑蝥 2 隻，去頭足，放在雞蛋內，棉紙包住，文火燒熟。

【用法】去斑蝥，吃雞蛋，每日 2 顆，連服 3 天，休息 3 天，連服 3 次為一個療程。

偏方治肝炎

　　病毒性肝炎是我國的多發病之一。據估計，帶病毒者有一億人左右，患者約有三千萬。肝炎分 A 型、B 型及非 A 非 B 型三類。非 A 非 B 型還不十分清楚，發病率也非常低。A 型肝炎從國內外大量的資料證實，在短期內可以治癒。一般不延變為慢性，所以預後好。而 B 型肝炎卻不然，在感受肝炎病毒後，大部分也能自癒，有一部分 B 型肝炎患者結局如下圖所示：

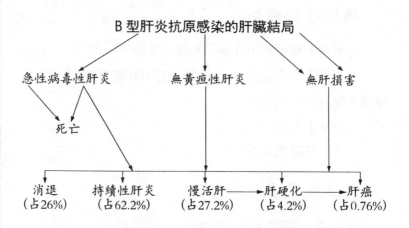

B 型肝炎抗原感染的肝臟結局

急性病毒性肝炎　　　　無黃疸性肝炎　　　　無肝損害

死亡

消退（占26%）　持續性肝炎（占62.2%）　慢活肝（占27.2%）→肝硬化（占4.2%）→肝癌（占0.76%）

　　由上圖可以看出，肝炎是危害人民健康的嚴重疾病，到目前為止，國內外尚沒有根治的辦法。對肝炎的治療和癌症一樣處於研究階段。國外用干擾素治療，後試用單克

隆治療。因為藥品昂貴，療效也不十分確切，暫時也難以推廣使用。目前國際肝炎會議上提出的治法：① 抗病毒治療；② 免疫療法；③ 恢復肝功能；④ 抗纖維化治療；⑤ 一般療法。

上述治療均取得了一定的療效。但由於肝炎發病機理複雜，有的患者雖經多方治療，總是遷延不癒，肝功能持續不見好轉，有的延變為肝炎性肝硬化或肝癌。

為了探索研究治療肝炎的新方法，幾年來，我深入民間採鳳訪賢，發掘治療肝炎的偏方，試驗研製肝炎新藥，臨證論治，尋找規律，改善肝功能和各項異常指標。

肝炎的治療用一方一藥試圖改善肝炎的全過程，是相當困難的，必須採取階段性和針對性的治療，方能取得一定的效果。比如，降低轉氨酶，因有酶持續性高酶不降，有低酶波動性反覆，也有的酶以馬鞍型出現，其症狀表現有其規律性。

又如，絮濁的異常，在實證時表現為熱、濕、鬱、瘀；在虛證時表現為氣血陰陽失調，所以對絮狀、濁度這個化驗指標恢復正常，就得針對濕熱互結而用清法，肝鬱氣滯而當疏理，瘀血內結而應化瘀，方能取得療效。

最近採用的偏方，按其肝炎的內在規律和聯繫取得了效果。茲披露如下，以拋磚引玉。

一、豬肉煎治高酶不降

血清谷丙轉氨酶的增高，指示肝臟有炎症，肝細胞變性壞死。或者肝細胞通透性增強。大量的細胞內轉氨酶被

釋放到血液中，轉氨酶明顯高達 400～500 單位以上。

其症狀為：口乾，咽乾，發熱，口渴喜冷飲，大便乾燥或秘結，周身疲乏，時而身癢易搔抓出血或成斑片，遇熱而甚，舌紅少苔，脈弦，此為熱毒亢盛，可用偏方豬肉煎治療。

【組成】丹參 10 克　白芍 12 克　龍膽草 6 克　滑石 12 克　茵陳 10 克　梔子 6 克　木通 6 克

【製法與用法】上述 7 味中藥，同瘦豬肉一起蒸，每劑用瘦豬肉 150～200 克，切成大塊，先將豬肉放入大碗內，在肉上鋪一層紗布，把藥放在紗布上，泡上水，水面要淹沒全部藥渣，然後放入籠內蒸 3 小時，揭籠後，將紗布提起稍擰，藥渣倒掉，吃肉喝湯，日服 1 劑，連服 15 劑。

【按】偏方豬肉煎，係廣西桂林名老中醫魏道生在民間採集的偏方，經用兩代數十年對治療肝炎尤其是降低轉氨酶有卓效，對恢復肝功能有較好的效果。

【治驗舉例】

羅××，男，34 歲，工人。1980 年在一次體檢中發現肝功能輕度異常，無明顯症狀，並未治療。3 個月後出現口乾、舌燥、心煩、納少、肝區痛。谷丙轉氨酶大於 400 單位，B 型肝炎表面抗原陽性，住傳染病醫院兩次，肝功能可暫時正常，而出院後則持續高酶不降，遷延兩年之久。曾服益肝靈、五味子和進口利肝隆均未奏效，觀其熱證明顯，身癢，搔抓出血，遂投以偏方豬肉煎 30 劑，納食好轉，身癢消失，體增酶降，病情穩定，堅持工作，反覆檢查肝功正常。

二、補肝降酶偏方治低酶波動

肝炎病人的轉氨酶長期波動在 200～300 單位之間，時好時壞，遷延不癒，對這類患者，有人觀察到其肝細胞周圍偏鹼性，酶的釋放多而快，而肝細胞周圍偏酸酶的釋放少而慢，所以酸味有降酶的作用。古人認為，「夫肝之病，補用酸」，可見民間治肝病用酸味藥是有道理的。轉氨酶持續波動，按中醫的理論分析，熱毒殘留未清，其表現為：脘腹脹滿，食少納呆，口淡無味，倦怠乏力，脇痛固定，大便溏軟，五心煩熱，面部痤瘡，肝脾腫大，舌淡，苔膩，脈弦無力等，此證選用補肝降酶偏方：

【組成】瓜蔞 20 克　五味子 15 克　山楂 20 克　白芍 20 克　烏梅 10 克　山萸肉 15 克　黃芪 10 克　白朮 15 克　丹參 15 克　甘草 6 克

【用法】每日 1 劑，連服 20 劑，酶降至正常後，用原方隔兩天服 1 劑鞏固療效，連服 3 週。

【按】補肝降酶湯偏方係山西省介休縣馳名三代中醫孔二交老先生所傳。我在 1970 年隨孔老學習期間，介休縣肝炎病人較多，每日數十人，孔老的方子流傳很廣，經反覆驗證，降酶率達到 85%以上。尤其是對降低酶很靈驗，連服 6 付肝功能可恢復正常。孔老解釋說，此方雖是偏方，但經幾代祖傳，就有了實用價值，對每味藥的作用也摸索出了道理。

丹參、山楂、五味子能疏肝理氣，烏梅、山萸肉健脾固腎。白芍能柔肝止痛而補肝，黃芪健肝使其不受邪。其

中瓜蔞是降酶的妙藥。瓜蔞可清熱潤燥，舒肝緩急。正如
王秉衡在《重慶堂隨筆》所云：「瓜蔞蕩熱滌痰，夫人知
之，而不知其舒肝鬱、潤肝燥、平肝逆、緩肝急之功，有
獨擅也。」

【治驗舉例】

劉××，男，48 歲，山西省洪洞縣郭堡人，1980 年 8
月因患急性黃疸型肝炎住傳染病院治療兩月餘，出院後不
久，轉氨酶又波動於 200 單位左右，HBsAg（＋）。1982
年 9 月來就診，自述兩膝酸軟，兩脇刺痛，痛而不移，固
定右脇下，大便乾燥，渴不欲飲，夜寐不實而多夢，臉色
黧黑，五心煩熱，舌體胖，有斑點，投以補肝降酶湯 30
付，四個月未見反覆。

三、「絮濁」試驗異常的偏方治療

「絮濁」試驗是肝功檢查的一個重要項目。但「絮
濁」的異常恢復並非易事。因此，人們常說：「降酶容
易，降絮濁難」。絮濁試驗就是指三 T，麝香草酚濁度試
驗（TTT），絮狀試驗（TFT）這兩項指標反映肝功能的常
用指標。目前研究這兩項指標的異常與高球蛋白血症、低
蛋白血症和高血脂症都有直接關係。所以，絮濁的異常，
按其蛋白變化和脂肪的代謝，選用偏方施治是有一定效果
的。

中醫認為，氣虛血瘀、肝腎陰虛、氣陰兩虛均會導致
蛋白和脂肪的代謝異常。按中西醫結合的思路方法選用有
效的偏方來降三 T，還是有效的途徑。

1. 五根三參湯治絮濁異常

王××，男，28歲，襄汾縣襄陵鎮中學教員。1981年8月初診，就診時示出三張化驗單，GPT260n, TTT20ʹ, TFT++++，HBsAg1：64，白蛋白／球蛋白（A／G）為39g／L／41g／L，蛋白電泳，白蛋白420g／L，球蛋白r352g／L，患者自述患肝炎三年餘，服過很多藥，然屢治無效。證見疲乏無力，腰膝酸困，眼乾目澀，臉面灰暗，舌質紅有瘀斑，苔薄黃不膩，脈弦滑。此患者為慢性活動性肝炎，檢測指標突出。此為高球蛋白症，白蛋白減少不明顯，此屬血熱血瘀，投以偏方五根三參湯：

葛根30克　白茅根20克　板藍根20克　瓜蔞根15克 山豆根15克　黨參12克　元參12克　苦參12克

上方每日1劑，連服30劑，經4個月的觀察治療，顏面黑斑消失，TTT、TFT均恢復正常，A／G38g／27g／L，蛋白電泳A60%r16.5%HBsAg（-）。

【按】五根三參湯是從河北保定農村收集得來。1973年，一位親屬在保定服兵役期間患肝炎，孫保勝老人獻給軍隊此偏方。以後稱之為擁軍方。此方帶到洪洞南垣一帶傳播很廣，對治療肝炎的絮濁異常有效果。據觀察對血熱血瘀型更為適應。

2. 利肝化濁湯治高血脂性絮濁異常

薛××，男，41歲，洪洞縣康莊村人。1982年3月4日就診。患者化驗結果：GPT110ʺ TTT20ʹ TFTʹ，膽固醇460單位，甘油三酯410單位，β脂蛋白980毫克%，血糖

123 單位。

自述患肝炎 9 年，肝區不適，疲乏無力，頭暈，肢體發軟，舌淡胖，苔薄白，脈弦濡滑。患者為了降低三 T，跑遍五省二市，到過北京、南京，曾服過強肝丸、益肝靈、利肝隆、雲芝肝泰、當歸丸、肌苷聚肌胞、烏雞白鳳丸等 30 多種治療肝病藥物，絮濁異常 8 年之久，自認為肝硬化，無法治癒，後聞有偏方可恢復肝功能，抱著試一試的態度求診，投以偏方利膽化濁湯：

茵陳 15 克　山楂 20 克　澤瀉 30 克　茜草 30 克　草河車 20 克　葛根 30 克　金錢草 30 克　草決明 30 克

上方每日 1 劑，連服兩個半月，體重減輕（從 76 千克減至 65.5 千克），精神轉佳，TFT、TTT 正常，膽固醇 4.87 mmol／L，甘油三酯 1.42mmol／L，β 脂蛋白 520%，患者感到明顯好轉。

四、赤芍散治高黃疸

患者孫××，男，32 歲，永濟縣人。低熱、疲乏、納差、身目黃、尿黃、腹脹兩月餘，最近十餘日，黃疸加深，膽紅素升至 697.68 μ mol／L，黃疸指數高達 210 個單位，症狀逐漸加重，於 1984 年 3 月 10 日急診住院治療。

檢查：體溫 37.8℃，脈搏 108 次／分，血壓 13.3／10.67kPa（100／80mmHg），神志清楚，面色鐵青，呈灰暗色，上唇紫暗，鞏膜深黃，中有淡紅血絡，全身皮膚黃染，腹胸及下肢皮膚有抓痕及出血，瘀斑，下肢浮腫，按之沒指，心臟可聞二級收縮期雜音，肺部呼吸音清晰，肝

在劍突下 4 公分，中等硬度，脾大 2.5 公分，腹水徵
（＋＋）。經檢查，麝香草酚濁 20 單位，GPT640 單位，蛋
白電泳 A／r50／32.8%（形成 β－r 橋），HBsAg1：64，抗－
HBc1：10000，超聲波檢查，肝厚度 9 公分，右肋下 2 公
分，劍突下 5 公分，呈質密度波，黃疸指數 42.8mg%。

西醫診斷：慢性病毒性活動性重症肝炎，膽汁瘀積型。

中醫辨證：噁心不吐，納食不香，腹脹如鼓，口渴怕
腹脹不敢飲，倦怠乏力，大便秘結，皮膚色黃灼燒而瘙
癢，抓之有出血小點，小便自利，量少色黃，舌淡兼紫暗
瘀血斑，舌苔黃，脈弦緊。此屬黃疸鼓脹、症瘕，瘀熱發
黃，水濕內盛。

治療經過：

一診：採用解表利濕，通腑調胃，方用麻黃連翹赤小
豆湯和茵陳承氣湯：

麻黃 9 克　連殼 15 克　赤小豆 30 克　厚朴 15 克　芒
硝 6 克　茵陳 20 克　青蒿 15 克　大黃 6 克

服後效果不明顯。

二診：全身瘙癢難忍，納呆少食，眼球黃染增厚，小
便自利量多，黃疸加深，稍飲水腹脹便加重，身疲懶動，
此屬肝膽濕熱，脾虛失運。運用舒肝健脾、清熱解毒之
法，投以分消湯加小柴胡湯：

柴胡 6 克　黃芩 12 克　人參 10 克　半夏 12 克　雲苓
12 克　白朮 12 克　陳皮 6 克　厚朴 12 克　枳實 12 克　大
腹皮 12 克　乾薑 12 克

此方在明代《萬病回春》一書中有記載，主治中滿鼓
脹兼治脾虛，腹滿飽悶，故服此方可排氣，去食積，通小

便，利黃疸，服十餘劑後尿量增加，查肝功能：GPT600 單位，黃疸指數仍高達 200 單位。

三診：患者口渴，便秘，皮膚灼燒，瘙癢難忍，有明顯舌質紫暗及瘀斑，辨證為血熱血瘀，投以偏方赤芍散：

【組成】赤芍 60 克　生地 15 克　葛根 30 克　丹皮 15 克　萊菔子 30 克　丹參 30 克　生軍 6 克　元明粉 4 克　茵陳 12 克　黃芩 15 克

【用法】一劑水煎 300 毫升，分兩次口服。

服用偏方赤芍散 5 劑後，瘙癢減輕，服 10 劑後，面色由淡青色轉黃，黃疸指數為 120 個單位，在 10 天內黃疸下降 80 個單位，使患者轉危為安。

四診：患者納食增加，四肢遠端黃疸大大減輕，鞏膜呈黃色，腹水增多，疲乏無力，腹圍 92 公分，又投赤芍散加雲苓 60 克、木香 15 克、砂仁 12 克，連服 5 劑。

五診：腹脹而痛，大便稀，日行 4 次，納呆，腹水陽性，黃疸指數 18 單位，腹脹如鼓，選用偏方治鼓湯。

白朮 20 克　人參 6 克　黃芩 6 克　厚朴 15 克　澤瀉 20 克　麥冬 15 克　琥珀 1.5 克（沖）

上藥 6 味煎服，琥珀沖服，每日兩次，服用 20 餘劑，腹水腹脹減輕，小便量多，大便次數減少，心下部疼痛消失，一般症狀好轉。

【按】黃疸在內科為常見症，係由肝膽濕熱所致，需清熱利濕。高黃疸為病情惡化之疑難症。一般藥物很難奏效。

對上述病人用偏方赤芍散卻有意想不到的療效，經過綜合分析臨床特點及病因，此患者的高黃疸不同於常見之

濕熱和寒濕發黃，也不屬火盛，屬於瘀熱交結髮黃，正如李梃所說：「傷寒發黃雖然不一，皆內熱而誤濕藥或失汗或下滲，以致陽明經中血熱而見真色於肌膚，謂之瘀熱發黃。」陸淵雷說：「黃疸之成因必因膽汁混入血循環所致，若因病源體感染，瘀象又暗含邪滯，膽汁鬱滯，入於血循環，以發生黃疸之瘀以行。」從上述論述說明，瘀熱和血瘀是黃疸加深的主要原因。

用涼血方法活血化瘀，治瘀熱發黃，在《千金要方》提出用犀角治療黃疸。《讀醫隨筆》提出用化瘀之品退黃。關於用赤芍退黃，李時珍在《本草綱目》記載：「赤芍藥散邪，能行血中之滯。」《藥品化瘀》論述赤芍味苦能瀉，帶酸入肝，專瀉肝火，益肝造血，用此清熱、涼血、活血，可選為退黃的上品。

【按】赤芍散這一偏方，經過研究認為，對黃疸有一定療效，尤其對瘀膽型肝炎有卓效。

附：復肝能的臨床研究

治療 B 型肝炎的新型藥物「復肝能膠囊」是在王承柏偏方的基礎上，經過臨床試用研製成功的。從 1984 年 3 月至 1985 年 5 月共治療 B 型肝炎 62 例，其中治療慢性 B 型肝炎 49 例，慢性遷延型肝炎 13 例，均獲得較好療效，現將有關資料總結如下：

1.復肝能的組成、功用、主治

【組成】生黃芪　生山楂　葛根　白茅根　靈脂　蒲黃　三七參　水牛角濃縮粉

【功能】益氣健脾，涼血活血，調控免疫，降酶退黃，改善蛋白，清除 HBV 標記，對 IgM- 抗 HBc 轉陰有顯著功能。

【主治】對 B 型病毒性肝炎、慢活肝、慢遷肝引起的納差腹脹、脅痛疲乏、肝功異常和白蛋白比值的改變均可使用復肝能治療。

2. 臨床資料

（1）一般資料：男 48 例，女 14 例，年齡 14～55 歲。

（2）病程：少於 1 年的 11 例，1 年以上 17 例，2 年以上 14 例，5～10 年 4 例。

（3）臨床診斷：完全符合 1983 年鄭州會議制定的臨床診斷標準，慢活肝 49 例，慢延肝 13 例。

（4）生化指標：SGPT 全部病例異常，其中 200 單位（用改良賴氏法 40 單位以下正常）以上 16 例，100 單位以上 17 例，80 單位以上 15 例。GOT28 例異常。TTT60 例陽性，占 97%，膽紅素 29 例高於正常，占 48%，A/G 改變，A＜4g%，占 54%，G＞3g，占 28%。

5. HBV 標記：HBsAg（＋）60 例，抗－HBc（＋）38 例，HBcAg（＋）13 例。

3. 觀察方法

（1）服藥方法：復肝能膠囊 1 次 4 粒，一日 3 次，口服，在服用期間停用其他藥物。

（2）療效：三個月為一個療程，有效病例可適當延長，生化指標恢復正常或基本恢復正常，繼續服藥半年，以鞏固療效。

（3）觀察方法：服藥前完成全面檢查，治療後，每3週或6週分別復查生化及 HBV 標記。

4. 觀察結果

（1）判斷療效標準

顯效：一個療程單項生化指標正常或 HBV 標記轉陰。

有效：一個療程有顯著進步，延長療程達到顯效。

無效：一個療程無變化。

惡化：服藥後各項指標明顯上升，症狀加重，持續6周不降。

（2）療效分析

①降低轉氨酶和膽紅素：一個療程 GPT 復常率 79.1%（49/62），總有效率 88.7%；GOT 復常率 64%（18/28），總有效率 85%；膽紅素復常率 75%。

②改善 A／G，治療前 29 例白蛋白低於 40g／L，治療後有 21 例提高到 40g／L 以上（72.4%）；治療前球蛋白高於 30g／L18 例，治療後有 12 例降至 30g／L 以下（66%），說明復肝能對提高白蛋白、降低球蛋白有明顯的作用。

5. 體 會

復肝能膠囊經過臨床觀察，對慢性 B 型肝炎確有一定療效。本方是根據慢性肝炎有血熱血瘀、脾虛濕熱、虛實挾雜的病因病機和臨床表現而立方。藥性甘、寒、酸，其特點是補而不滯，清而不燥，益脾不傷胃，具有益氣活血，調控免疫，改善肝功，緩解症狀等作用。

復肝能膠囊由黃芪、山楂、葛根、白茅根、五靈脂、蒲黃、三七、水牛角粉等藥組成。其中：

（1）黃芪：味甘酸微溫，為補藥之長，具有補氣升

陽，益氣固表，托毒生肌等作用，有調節全身臟腑之機能，提高免疫功能，增強網狀內皮系統的能力，能防止肝糖元減少，降低肝細胞殘粒體的耗氧量。促進血清和肝臟蛋白質的更新，提高腎上腺皮質功能，保護肝細胞，促進體內生成干擾素的能力。

（2）白茅根：性寒味甘，「寒涼血，甘益血，熱去則血和」。其有補血、益氣、除瘀血、益脾、補中、利小便之功。因而白茅根具有益氣涼血、退黃、降酶、降絮的功能。

（3）葛根：味甘性寒，有鼓舞胃氣和醒脾的功用。因其味薄，能升發脾胃之氣，其性甘寒生津，清熱不傷陽，利濕不傷脾，屬清熱利濕之良藥。據現代藥理研究實驗，其對內毒素引起的肝微循環障礙有改善作用。不僅具有退黃、降酶的佳效，且少有復發之弊病。

（4）生山楂：張錫純在《醫學衷中參西錄》一書中講道，其味至酸微甘，性平，皮赤肉紅黃，故入血分，為化瘀血之要藥。若以甘為味，化瘀血不傷新血，開鬱氣而不傷正氣，其性尤和平也。張仲景說：「肝之病補用酸。」山楂酸而不斂，臨床應用無礙邪之虞。山楂還有消食和胃的作用，對於因肝炎而引起的肝胃不和而食滯者，無不得心應手。在現代臨床中應用，降酶作用較好。

（5）蒲黃：味淡微甘辛，性涼，善治氣血不和，心腹疼痛，瘀血腹痛，因其有味淡，善利小便。故《本經》謂其「主治心腹膀胱寒熱，利小便又消瘀血」，用於慢性肝炎脅下疼痛，其效甚快。

（6）五靈脂：味甘，性平，又入心肝經，行血止痛，

《本草綱目》認為五靈脂是厥陰肝經藥，氣味俱厚，陰中之陰，故入血分。肝之血，故此藥治血病，散血、活血而止痛，與蒲黃相伍名失笑散。失笑散不僅能治婦人心痛、血痛，凡男女老幼一切心腹脇痛，俱能奏效，臨床用於治療肝炎報導不少有降酶、降絮的作用。

（7）三七參：味苦微甘，性平，善化瘀血，又善止血妄行，為治衄之要藥，臨床應用證明，本品有降酶、降絮，提高蛋白、降低球蛋白和利膽等作用。

（8）水牛角粉：苦鹹寒，清熱、涼血、解毒，《本草綱目》言其治淋破血，動物實驗證明其可直接作用於淋巴組織，使淋巴小結增生活躍。含有9種人體必需氨基酸，臨床應用證明可治療各種出血，提高白蛋白，且有降酶、降絮、降血氨的功效。

上述8味藥配伍，黃芪益氣調控免疫，配白茅根健脾涼血，葛根清熱利濕，退殘黃。五靈脂、蒲黃改善肝瘀血，消除肝區痛，改善微循環。山楂味酸入肝，酸收降酶，三七、水牛角粉作用於淋巴系統，使淋巴小結增生活躍，對清除 HBV 有一定的作用。

6. 療效評議

從觀察資料看，復肝能對 GPT 的近期復常率高於目前常用的五味子製劑（79%），覆盆草（70.4%）、水飛薊（50%），其降酶速度較快，復常率較低。對 GOT 治療的復常率為 85.3%。由此看出其降酶有較好的遠期療效。

復肝能具有改善蛋白代謝的作用，本文資料統計說明，該藥可提高白蛋白、降低球蛋白，由此可看出該藥具有延緩和阻止慢性活動性肝炎向肝硬化演變的作用。

【按】復肝能膠囊經過中國人民解放軍 302 醫院、哈爾濱傳染病醫院、瀋陽傳染病醫院和山西臨汾地區醫院、115 醫院等 8 個較大醫院的臨床觀察，療效可靠。於 1985 年 5 月由山西省科委和山西省衛生廳主持邀請北京、哈爾濱及省地醫療、科研、藥檢等單位的專家、教授 30 餘人對新藥「復肝能膠囊」進行了鑒定。一致認為，該藥具有國內先進水準，經省衛生廳批准批量生產、暢銷國內市場，在 1986 年 3 月被山西省經委評為優秀新藥品。1986 年獲山西科技進步三等獎。

五、益肝湯對恢復肝功能的作用

　　偏方「益肝湯」能夠改善肝炎病人的臨床症狀，調整及改善免疫功能，恢復和改善肝功能。從臨床觀察其是一個較為理想的新方。

　　【組成】黃芪 30 克　枸杞 12 克　瓜蔞 20 克　白芍 15 克　丹參 20 克　葛根 30 克　山楂 15 克　桔梗 12 克　蒲黃 10 克　靈脂 10 克　三七 1.5 克　水牛角粉 2 克

　　【功效】益肝湯經臨床實踐驗證，具有緩解病人的自覺症狀，如腹脹納差、肝區痛、疲乏等症狀。

　　動物實驗與肝穿活檢證實，對肝炎病毒有抑制作用，還能減少病毒在肝內的複製，調整和提高機體免疫狀況，恢復肝細胞功能，促進肝細胞再生，改善肝內微循環障礙，回縮腫大的肝脾，對降低 SGPT 有明顯的效果。且停藥後，很少有反彈現象。還可提高白蛋白、降低 r 球蛋白，防止肝炎向肝硬化和肝癌演化。

臨床作用：

1. 益肝湯對降低轉氨酶的作用

患者張××，女，42 歲，山西省臨汾市某醫院醫師，於 1982 年 12 月患 B 型肝炎，此間服中藥 400 餘劑，西醫幾乎所有的治療肝炎的藥，如益肝靈、利肝降、護肝片、降酶靈、靈芝肝泰等都用遍了。3 年來，GPT 一直波動在 300 單位左右（賴氏法）。今年 5 月就診，自述噁心，納差，口淡無味，喜酸，口渴欲飲，乏力疲倦，兩小腿酸困，肝區痛，腹脹，周身畏寒，臉色灰暗。舌絳苔少，脈細數，肝功化驗：TTT20 單位，TFT++++，GPT432 單位，GOT160 單位，$HB_sAg1:64$，抗—HBc（＋），證屬：肝陰不足，脾虛血瘀，用偏方益肝湯：葛根、山楂、枸杞、丹參、靈脂、蒲黃、三七、水牛角粉、沙參、麥冬，連服 40 劑，查肝功 GPT、GOT 均正常，絮濁反應陽性。

上方加紅花 10 克，茜草 15 克，再服用 20 餘劑，肝功能恢復正常，隨訪 4 個月肝功能未反覆。

2. 益肝湯對免疫功能的調節作用

郜××，男，54 歲，臨汾鐵路分局工程處工人。1981 年 11 月因經常失眠，雙小腿酸困，胸悶，腹脹右肋下針刺樣痛，納食不香，食後脹滿，在臨汾鐵路醫院查肝功：TTT20 單位、TFT++++、GPT500 單位，三年來，曾住院三次，經中西藥治療，肝功能只有一兩次正常，其 GPT 大部分在 500 單位左右。1984 年 4 月求治。自述失眠，健忘，右肋下隱痛，易出虛汗，五心煩熱，大便不暢，腹部

有下墜感，有蜘蛛痣，肝掌，舌質紫，苔少，脈弦澀無力，GPT210 單位，HPSAg1：64，植物凝集試驗＋＋，E—玫瑰花 64%，淋轉 59%，A／G5／4.7，證屬：氣虛血瘀，氣陰兩傷。以益氣活血，調節陰陽，調控免疫，提高低下的細胞免疫，抑制亢進的體液免疫，用偏方益肝湯：黃芪30克，葛根 30 克，丹參 20 克，白芍 15 克，枸杞 12 克，靈脂 10 克，蒲黃 10 克，三七 1.5 克（沖），水牛角粉 2克，一日分 3 次沖服。

服兩個月後，GPT 正常，E—玫瑰花 68%，淋巴轉78%，IgA、IgM、IgG 正常。A／G5.2／2.9，HBsAg 轉陰，抗—HBs1：16，已上班五個月，隨訪無不良反應。

3. 益肝湯對微循環障礙的作用

師××，男，40 歲，臨汾鋼鐵公司汽車司機。1984 年5 月就診，該患者 1982 年 3 月發病，在住院期間服用降酶靈和中西藥，肝功能有所改善，停藥後又復發，經服中藥700 餘劑而病情惡化。2 月份查肝功能：GPT480 單位，TTT20 單位，TFT ＋＋＋＋，HBsAg1：32，抗—HBs1：10000，近幾個月來，面色漸漸黧黑，晦暗無光，如從煤窯出來，全臉烏黑，其家屬講道：前幾天有自絕於世的行動，後聽說有偏方可治，前來就診。

自述周身疲乏無力，全身無一點勁，噁心欲吐，大便稀，小便如濃茶色，舌質暗有淤斑，脈虛而無力。肝大肋下 3 公分，脾大 5 公分，在山醫一院做肝血流圖提示慢性肝炎，纖維組織增生，肝微細結構變形，甲皺微循環管袢模糊，輪廓不清，排列散亂，異性管袢超過 40 以上，色暗

紫，血流減慢。

證屬：血瘀脾虛，濕熱挾瘀。用偏方益肝湯：重用葛根 40 克、赤芍 60 克、白茅根 30 克、升麻 6 克，經過 7 周的治療，臉色暗晦轉黃，諸症改善，肝脾回縮，甲皺循環明顯改善，GPT 正常，絮濁反應陽性，繼續服藥鞏固。

4. 益肝湯對提高白蛋白和降低球蛋白的作用

王××，男，33 歲，臨汾針織廠工人。1984 年 3 月就診，自述患肝炎二年餘，住某醫院治療半年餘，肝功能異常，四肢疲乏，下肢酸困，腹脹，納差，齒齦出血，口苦，心煩，寐差，面色㿠白，肝大 1.5 公分，中等硬度，脾大 7 公分，超聲波提示腹部有少量積水，肝脾腫大，肝功檢查：GPT420 單位，GOT140 單位，TTT20'，TFT+++，A／G3.7／4.4，蛋白電泳 A36%，r49%，HBsAg1：16，西醫診斷：慢性活動性肝炎，早期肝硬化及少量腹水。中醫診斷：氣虛血瘀。

投以益肝湯，其中三七參 12 克，一日 3 次沖服，水牛角粉 2 克，一日 3 次沖服。經過 3 個月治療，食增，乏解，腹水消失，肝脾縮小，肝功正常，A／G5.5／2.55，蛋白電泳 A50%r19%，HBsAg（－），隨訪 3 個月無異常。

偏方治療惡性腫瘤（癌）

　　惡性腫瘤在醫學上稱為癌症，癌症的死亡率占死亡人數的第一位。

　　癌症引起了全世界的關注，世界衛生組織曾向全世界宣佈，誰能有效地控制癌症的發生、發展和提出治療癌症的辦法，將要獎給他同體一樣的黃金，為何提出這麼高昂的獎品呢？說明攻克癌症不是一件容易的事。到目前還沒有一位高明的醫學科學家能夠領到這份獎金。不過我們相信在不遠的將來，總會有人拿到這份獎金，並矗立於世界醫學之林。

　　長期以來，癌症被認為是「不治之症」，甚至是死亡的象徵，不少醫務人員對治療癌症也消極悲觀，無能為力。病人一旦確診患了癌症，首先在心理上受到嚴重地刺激，在精神上也受到極大地打擊，喪失了對癌症治療的信心，摧殘了日漸衰弱的機體，患者由於精神上的壓力，從而引起整個機體全面衰竭。

　　在治療癌症時如果採取正確措施，用中西醫的治療方法，有三分之一的癌症是可以預防的，有三分之一的癌症是可以治癒的，不能治癒的癌症大多數可以改善症狀，減輕痛苦，延長病人的存活時間，取得較好的效果。對癌症不能一律認為「不治之症」。有些癌症是可以治療的。

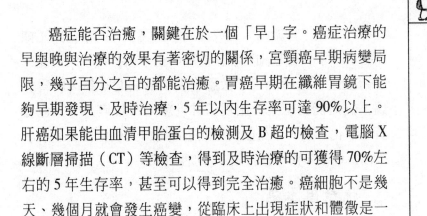

癌症能否治癒，關鍵在於一個「早」字。癌症治療的早與晚與治療的效果有著密切的關係，宮頸癌早期病變局限，幾乎百分之百的都能治癒。胃癌早期在纖維胃鏡下能夠早期發現、及時治療，5年以內生存率可達90%以上。肝癌如果能由血清甲胎蛋白的檢測及B超的檢查，電腦X線斷層掃描（CT）等檢查，得到及時治療的可獲得70%左右的5年生存率，甚至可以得到完全治癒。癌細胞不是幾天、幾個月就會發生癌變，從臨床上出現症狀和體徵是一個比較緩慢的過程，這個過程胃癌需要37個月的時間，肝癌需要18個月的時間，而宮頸癌則需要長達15年左右的時間。這就告訴我們，早期發現癌症是既有機會，又有可能。早期發現、早期診斷、早期治療可以抑制癌變的發生，會大大提高治癒率。

發現癌症已到了晚期，是否還有治療意義？對晚期癌症病人的治療，應採取積極的治療態度，從而減輕患者痛苦，延長患者生命，提高患者的生存品質，並治療各種併發症。在這一點上筆者積累了不少經驗，發掘整理了不少治癌的偏方，補充了治療癌症的不足，提供了有效的方法。

癌症患者在經過手術、放療、化療的治療過程中，病情仍得不到控制，因為放療、化療在殺死癌細胞的同時，也給正常細胞帶來難以承受的打擊。因此，尋找一種能夠殺傷癌細胞，又能保留正常細胞，成為醫學領域治療癌症追求的目標。

1. 抗癌固本湯治療癌症手術後虛弱諸症

在肺癌切除、胃癌切除、腸癌切除、腸吻合以及其他

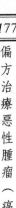

癌症的術後，皆給病人造成極大的創傷，有的手術雖然把癌瘤切除了，但癌細胞在血液和淋巴中還有轉移的可能。在術後這一段時間，多數患者表現為氣血雙虧，脾胃失調，抗病能力低下，出現精神倦怠、四肢無力、面色萎黃、消化不良、不欲飲食、氣短懶言、大便溏泄等症狀。投以抗癌固本湯可扶正固本，加強療效。

抗癌固本湯

【組成】人參 10 克　黃芪 20 克　當歸 16 克　杏樹根 30 克　山豆根 10 克　香菇 15 克

【製法】上藥煎煮，先煎人參 15 分鐘，而後放其他藥再煎 1 小時，煎液 400 毫升，每次服 200 毫升。

【用法】1 日 1 劑，1 劑分 2 次，1 次服 200 毫升，以人參蜂王漿 1 支為引，20 劑為一個療程。

【病案舉例】

李××，男，48 歲，某鋼鐵公司工人。1984 年 3 月，因胃竇部癌作了胃大部切除術，術後月餘納食量少，食後噁心，腰腿酸困，疲乏無力，精神欠佳，大便溏稀，形體消瘦，面色晦暗。西醫診斷為胃癌術後，建議化療。

因體虛納差，食而即吐，不能化療，先用中藥對症處理，用恢復脾胃功能、扶正固本之法。藥用黃芪 20 克、人參 10 克、當歸 15 克、杏樹根 30 克、山豆根 10 克、香菇 15 克、竹茹 3 克，並以人參蜂王漿為引，服 20 劑後諸症好轉。又繼續服用 30 劑，體重增加，納食量增加，精神良好。大約服抗癌固本湯 100 餘劑，人參蜂王漿 300 餘支。在 1988 年經 B 超檢查和肝功能化驗正常。

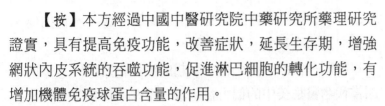

【按】本方經過中國中醫研究院中藥研究所藥理研究證實,具有提高免疫功能,改善症狀,延長生存期,增強網狀內皮系統的吞噬功能,促進淋巴細胞的轉化功能,有增加機體免疫球蛋白含量的作用。

人參蜂王漿經上海中醫學院沈自尹教授研究及經由動物試驗證明,具有使抗癌細胞分化和使癌細胞更新的作用。

抗癌固本方適應於術後癌症體質虛弱,消瘦乏力,以及晚期癌症患者的納差少食,淋巴轉移者。

2. 益化湯治療化療反應

肺癌、食道癌、肝癌、胃癌、結腸癌等到了晚期時,失去了手術機會或手術中發現淋巴轉移。為挽救生命,延長患者生存時間,或減輕症狀,縮小瘤體,在醫生的指導下必須使用抗癌的化療藥物治療,稱為「化療」。

抗癌藥物有長春新鹼、氟尿嘧啶、氨甲喋呤、喜樹鹼等化學藥品。這些藥物進入人體後,缺乏對正常細胞和癌細胞的選擇性。所以在殺死癌細胞的同時,往往也誤傷了正常細胞,引起局部和全身反應。

如對骨髓、心臟、肝臟、腎臟、胃腸都有一定的影響,出現一些反應,輕者可自行恢復,重者影響到治療效果,甚至不得不中斷治療,致使腫瘤迅速擴散。有時因為副作用的產生,破壞了機體的免疫功能,即使腫瘤一時緩解,也會很快捲土重來,廣泛轉移。

化療引起的反應,表現為頭暈目眩,疲乏無力,精神不振,二便失調,腹痛腹脹,血色素低下。一般血色素在

7 克以下者屬於中醫的氣血失調、脾胃不運、肝腎損傷，從而引致諸病叢生，百病齊發。

我們在治療癌症過程中引起的癌症化療性反應，用中國當代名醫岳美中的偏方益化湯，重在調理脾胃、興陽補腎，補先天之腎、益後天之脾胃。該方對化療造成的不良反應有保護機體、提高免疫功能、升高血紅蛋白、補氣益血、加強抗癌的作用，並可提高化療效果。

益 化 湯

【組成】杏樹根 30 克　核桃樹枝 30 克　黨參 20 克黃芪 30 克　山萸肉 15 克　女貞子 15 克　菟絲子 20 克　生地 20 克　枸杞 15 克

【製法】將找到的棗樹根破碎成 1.5 公分見方的小塊並去皮，核桃樹枝切成 2 公分長的長條，與其他藥混合在一起，用涼水 1000 毫升浸泡 1 小時，煎至 400 毫升。

【用法】將煎煮的 400 毫升藥液分 2 次服用，在使用化療前先服 5 劑，接著化療，在化療間歇期間，繼續服用益化湯，在化療一個療程期間服用 20 劑。

【病案舉例】

齊××，女，56 歲，某市辛寺街人。主因消瘦疲乏，腰痛半年，面色漸黃，胃痛不適，自認為是家務勞累所致。服中藥數劑後精神好轉，大便三四日一行，乾燥，有時右腹部鼓出一包塊，按摩或大便後即刻消失。

老中醫診斷為肝氣鬱滯，脾胃不和，曾服舒肝理氣的中藥治療，半年後體重增加，納食尚可。在 1989 年 9 月 3 日晚患者突然噁心嘔吐，上腹部疼痛，經 B 超檢查，提

示：膽囊炎，膽結石，經抗炎、利膽，疼痛減輕而出院，但仍感疲乏無力，體重減輕，漸出現貧血症狀。

作全消化道造影，發現橫結腸右側有 2.5 公分×3 公分大小的腫瘤，即刻行結腸切除術，打開腹腔探查，發現腫瘤與胰腺粘連，大網膜淋巴結腫大成串，已不能根治切除。給予支持療法，輸血、輸白蛋白後，一般精神尚可，在使用化療前服益化湯 10 劑，接著用 VFP 化療法：即長春新鹼、5—氟尿嘧啶、環磷酰胺 1 週靜脈點滴 2 次，6 週為一個療程，中藥益化湯 1 日 1 劑。連續使用化療 2 個療程後大便通暢，腹痛減輕，未出現化療反應，維持了一年零兩個月，後因患者急性心肌梗塞發作而死亡。

【按】益化湯是跟隨岳老會診時所獲，該方對化療引起的全身反應，特別是胃腸道的反應較好，幾年來，經過驗證，對 6—硫基嘌呤、環磷酰胺、阿糖胞苷、甲基苄胺等對肝有毒性作用而引起的中毒性肝炎、谷丙轉氨酶升高有較好的效果。

益化湯對化療造成的骨骼抑制，表現白細胞減少、血小板下降、嚴重的血紅蛋白下降均有效。

3. 益放湯治療放療反應

放射性療法治療癌症又叫「烤電」，是用鈷 60 放射線直接作用於癌瘤部位，來殺死和抑制癌瘤的生長浸潤。

用放射線治療癌症叫「放療」，用它治療食道癌、宮頸癌、肺癌、乳腺癌、縱隔腫瘤有明顯的效果。但也會引起一些放射性疾病。如放射性肺炎、放射性膀胱炎、放射性脫髮症等，經觀察放療後容易出現的症狀有咽痛、疲乏

無力、納穀欠佳、精神不振、手足心燒、心煩鬱悶、失眠多夢等，而且大多數患者出現紫舌、舌有瘀斑、舌下靜脈瘀血，屬於中醫的瘀毒內結。用養陰生津、清熱解毒的益放湯治療放療後不良反應有較好效果。

益 放 湯

【組成】棗樹根 40 克　瓜蔞根 30 克　茯苓 30 克　豬苓 20 克　麥冬 30 克　天冬 20 克　赤芍 50 克　丹參 20 克

【製法】上藥水煎至 500 毫升。

【用法】1 日 1 劑，水煎 500 毫升，分 2 次服用，一個療程 20 劑，在放療前 5 天服用，1 日 1 劑，或出現咽痛、飲食欠佳時即服。

【作用】對癌症病人在放療時可減少痛苦，增加放療的敏感性，增加抗癌的活性，促進機體免疫功能，增加早期癌細胞結合水的性能，使體重增加。

【按】本方來自於襄汾縣汾城賈村王來有之手，王來有患食道癌在北京腫瘤醫院用鈷 60 烤電治療，治療不到 7 次時，便出現口乾咽痛，手足心熱，乾嘔欲吐，吐白色泡沫痰，頭暈心煩，不能再堅持放療。這時托人找了位醫生，開的方子中有棗樹根、瓜蔞根、豬苓、丹參、赤芍、益智仁、烏藥，服了幾劑後，飯量增加，口吐白沫也很少了。精神好轉，又繼續放療，同時還服中藥，月餘後，吐出一兩口血塊，食道造影，飲劑通過順利，食道壁變軟。以後又服了 60 劑，病情全面好轉而出院。

有一次王來有領著一應親戚來看病，將此方獻出，經給別人一用確實有效。試用本方在食道癌的放療前後，確

有一定的效果。

4. 美髯散治療放療、化療後脫髮

癌症經過直接放療和大劑量的應用環磷酰胺、甲氨喋呤、長椿新鹼、復生黴素、甲基苄肼等抗癌化學藥品，均可引起不同程度的脫髮，輕者頭髮稀疏，重者頭髮脫光。用美髯散既可以繼續抗癌治療，又可以促進脫髮完全生出。

美　髯　散

【組成】核桃樹根 30 克　山豆根 20 克　龜板膠 20 克紫河車 30 克　當歸 20 克　阿膠 20 克　鹿角膠 30 克　首烏 20 克

【用法】水煎服，1 日 1 劑。

【作用】本方適應於癌症放療及化療後引起的脫髮、放射性皮炎、放射性神經炎。

【病案舉例】

賀××，女，38 歲，山西省某縣下灣村人。主因停經妊娠 3 個月，陰道流血，狀如葡萄，檢查確診為葡萄胎。經住院刮宮處理，病理報告為絨毛膜上皮癌，轉山西腫瘤醫院，進行放療 1 個月後咳嗽咳血，拍胸片發現右肺有三處圓形陰影，診斷為肺癌（轉移性病灶）。

化療用長椿新鹼、6—硫基嘌呤、環磷酰胺等，經放療和化療後肺部病灶消除，但患者出現體質衰弱，持續性低熱，頭髮及腋毛、陰毛脫光，服用美髯散，其組成為龍葵、女真子、當歸、龜板、紫河車、鹿角膠、核桃樹根、

山豆根、首烏等，服用 60 劑後，諸症消失，長出烏黑頭髮，隨訪 15 年，身體健康。

【按】從多年的臨床經驗看，癌症的確是頑症、難症、痼疾，但不一定都是絕症，手術治療、放射線治療、化學藥品抗癌、中醫中藥均有效。而散在民間的抗癌藥方，特別是癌症病人向癌症鬥爭中試用過而有效的藥方，更為可貴難得。許多方法結合起來治療，可取長補短，使癌症患者減少痛苦，恢復體力，延長生存時間，有一部分瘤體明顯縮小。在手術後，放療、化療前後用中藥偏方，為癌症患者提供了治療的機會和希望，中藥偏方作為一個輔助療法，為治療和預後提供了理想措施。

5. 抗瘤散治療腦瘤

腦瘤以膠質瘤為最多見，常出現頭痛或癲癇性抽搐症狀，也有的患者因出現視物模糊、視力障礙，或共濟失調、頭暈健忘來就診。經過腦脊液檢查發現顱壓增高，蛋白含量高，或找到癌細胞，顱骨 X 線平片，也能作定位診斷，腦電圖對幕上的腫瘤定位在 80% 以上，而診斷要依靠 CT 掃描最為準確。關於腦瘤的治療若不能手術，在放療和化療時，使用抗瘤散常可有效。

抗　瘤　散

【組成】珍珠 0.5 克　牛黃 0.5 克　半邊蓮 20 克　白花蛇舌草 20 克　川芎 20 克　黃芪 20 克　當歸 10 克

【製法】除牛黃、珍珠粉以外，把半邊蓮、白花蛇舌草、川芎、黃芪、當歸切碎濃縮煎煮，過濾、烘乾成粉，

與牛黃粉、珍珠粉混合裝膠囊，1粒0.33克。

【用法】1次3粒，1日3次。

【病案舉例】

李××，女，18歲，患者於1989年2月出現左下肢抽搐，呈間斷性發作，有時頭痛，在腫瘤醫院作CT掃描，發現右頂突中部及周圍有廣泛彌漫性邊緣模糊的低密度區。CT印象右頂葉中部占位性病變，結合症狀，診斷為腦瘤。1989年4月給配製抗瘤散膠囊1000粒，1次3粒，1日3次，服兩週疼痛減輕，6週後疼痛消失，再未見抽搐發作，能堅持高中復習，暑期高考成績優秀，考上大學。

6. 消瘤散治腦瘤

【組成】老生薑20克　雄黃20克

【製法】取老生薑除掉叉枝，挖一洞，掏空，薑心內留約半公分，然後裝進雄黃粉末，再用挖出的生薑末把洞口封緊，放在陳瓦上，用炭火慢慢焙乾，約7至8小時，薑呈金黃色，脆而不焦，一捏就碎時，即可研粉，過80目篩成極細末，瓶裝密封備用。

【用法】一日服3次，每次服3克。

【病案舉例】

王××，男，40歲。自述左臂不自主的抽搐，抖動後手抽則停止，伴有頭痛，漸進性加重，並有嘔吐，曾服真武湯加味：黨參12克、白朮20克、茯苓60克、乾薑12克、龍牡30克、琥珀2克。服20劑後抽搐好轉。後因感冒噁心欲吐而入院。

檢查：頸部有抵抗，視力正常，聽力減弱，腦底有明

顯的乳頭水腫，左側肢體肌力減弱。作電子掃描，右額葉有占位性病變。用甘露醇和高張糖輸液脫水，卡馬西平止頭痛，仍不能控制頭痛。

繼用真武湯和消瘤散半月後，頭痛基本消失，一個半月後腦底乳頭水腫消失，肢體也基本恢復正常功能。

7. 舌橙汁含漱治舌癌

舌癌又名舌菌，《醫宗金鑒》描述其症最惡，初如豆，次如菌頭蒂大小，又名「舌菌」，疼痛紅腫爛脫皮，朝輕暮重。若治失調，以致腫突如泛蓮，或狀如雞冠，舌體短縮，不能伸舒，妨礙飲食言語，時流臭涎，再因怒氣上沖，忽然崩裂，血出不止。至久延及項頷，腫如結核，堅硬觸痛，皮膚如常，項軟色暗紅，破潰時流臭水，腐如爛棉，雖然破潰，堅硬腫痛，仍不退減，此為綿潰，甚至透舌穿腮，湯水漏出。以上說明舌癌性惡，早期局部浸潤，晚期鄰近淋巴轉移。

此症手術和放療較為困難，用偏方舌橙汁治療有效。

舌 橙 汁

【組成】苦參30克　山豆根30克　龍葵30克　白花蛇舌草10克

【製法】將上藥煎汁，配冰片0.1克。

【用法】用上藥含漱，1日數次。

8. 鼻咽靈湯治鼻咽癌

鼻咽癌又名「腦崩」、「腦漏」，在鼻咽部可檢查到

黏膜充血、潰瘍或腫物，細胞塗片可檢查到癌細胞，Ｘ線檢查可發現鼻咽後壁腫物。

　　鼻咽癌手術治療可達到根治目的。鼻咽癌對放療敏感，放療時配合口服益放湯效果甚好，化療時配合服用益化湯，而單純服用鼻咽靈湯也較有效。

鼻　咽　靈　湯

　　【組成】龍葵 30 克　急性子 30 克　山豆根　20 克　山慈菇 20 克　白花蛇舌草 20 克　貝母 20 克　半枝蓮 20 克　七葉一枝花 10 克

　　【製法】水煎煮。

　　【用法】1 日 1 劑，一煎分 2 次服。

　　【作用】消腫散結，清熱解毒，化瘀利咽，抗癌理氣，活血舒肝。

　　【按】此方是北京中醫學院著名中醫耿鑒挺教授所傳，是他多年治療癌症的經驗方，他用此方治療鼻咽癌數十例，有效率達到 80% 以上，消腫散結，攻毒敗毒，預防浸潤和淋巴轉移尚有奇效。

　　若有淋巴轉移者可用山豆根 20 克研粉加冰片少許配合醋敷於腫大的淋巴結上，同時服用鼻咽靈湯。若放療和化療加服此湯藥更有效果。

9. 蚤休清音湯、喉症散治喉癌

　　喉癌又叫「喉風」、「喉痹」、「爛喉風」、「僵喉風」等，在《醫宗金鑒》中記載：「喉瘤鬱熱屬肺經，多語損氣相兼成。形如龍眼紅絲裹，或單或雙喉旁生。」一

般到了喉癌晚期，患者均有失音、嘶啞，用喉鏡都能檢查到喉癌的大小形狀，活檢組織可檢查到癌細胞。

喉癌可用蚤休清音湯治療。

蚤休清音湯

【組成】蚤休 30 克　急性子 30 克　蟬衣 10 克　桔梗 10 克　大力子 20 克　錦燈籠 10 克

【製法】水煎煮，煎湯至 400 毫升。

【用法】1 日 1 劑，1 劑分 2 次涼服。

【作用】清音消腫，活血散結，清咽利喉，利濕解毒。

喉　症　散

【組成】斑蝥 2 克　乳香 2 克　沒藥 2 克　全蠍 2 克　血竭 2 克　麝香 1 克　冰片 1 克

【製法】研成細末。

【用法】取藥末撒在消炎止痛膏的中心，貼於頸部腫物部。

【病案舉例】

張××，男，50 歲，山西省某地區蒲劇團工人。1986年 6 月突然聲音嘶啞，音低喉痛，吞咽不利，痰涎壅盛，口臭噁心，欲食難下。在耳鼻喉科確診為喉癌，用手術切除困難，頸部有轉移，對抗癌藥過敏，全身發癢，噁心嘔吐，形體消瘦。要求用中藥治療，投以蚤休清音湯，外貼喉症散，經 50 劑中藥治療，喉癌腫物縮小，右頸部腫大的淋巴結消失。共服 300 餘劑，語言清利，體重增加，腫物

縮小，結節變小，隨訪 3 年，身體健康。

10. 開噎散治療食道癌

食道癌中醫稱「噎膈」，俗稱「噎飯病」、「膈症」，主要指以飲食吞咽受阻，食物難下，或食入即吐。噎是指吞嚥食物時不順，膈是指膈塞不通，食物難下。

食道癌最顯著的症狀是咽下困難，並為進行性的，開始較輕，只是在進食時感咽部發脹不適，以後阻塞症狀逐漸明顯，固體食物不能順利下嚥，只能通過液體，最後唾涎也不能往下嚥。因此，病人常常吐出唾液，且形體消瘦，有嚴重脫水徵象。

X 線鋇餐檢查，可見病變部位黏膜紊亂，食管壁堅硬，蠕動減弱，管腔狹窄，不規則充盈缺損。鋇劑通過受阻等，病變上方食道不同程度地擴張，活體組織檢查，在食道及頸部淋巴結均有癌細胞。這些說明食道癌已有轉移，不能作根治手術。

不管食道癌的早期、中期、晚期，中藥都有效，當然手術機會不能錯過，若到了食道癌晚期，失去手術機會，可用放療，或者配合中藥治療，如用偏方開噎散可取效。

開 噎 散

【組成】硼砂 60 克 火硝 30 克 硇砂 6 克 沉香 10 克 礞石 15 克 冰片 10 克

【製法】上藥研細末，待用。

【用法】每日數次，噙化緩下，1 日 1 克，至粘沫吐盡，甚至吐出血塊，連續 2 天停藥，隔 5 日後可再噙化。

化瘀散噎膠囊

【組成】雄黃1克　朱砂6克　山豆根12克　五靈脂12克　硼砂6克　芒硝30克　射幹20克　青黛6克

【製法】上藥研粉末，過籮研極細粉，裝膠囊1粒0.3克。

【用法】1次2粒。若吞服膠囊困難，可去膠囊服散劑。

軟堅散結湯

【組成】沙參15克　玉竹15克　麥冬30克　山藥20克　白花蛇舌草30克　山豆根70克　長不老12克

【製法】水煎服。

【用法】1日1劑。

【病案舉例】

付××，男，55歲，某地區水利局幹部，在某海軍醫院診斷為食道上三分之一食道癌，不宜手術治療，鎖骨上已有淋巴轉移，轉回本地區醫院治療。患者來診時形體消瘦，吞咽困難，進點滴牛奶即吐，已10餘天無大便，每日吐涎沫700毫升。

給予開噎散，每次1克，1日數次，口含第4天後能進牛奶300毫升未吐，大便如羊糞較硬，後來已能進流食，治療期間因感冒引起心肺衰竭而死亡。

鄭××，男，69歲，某礦工人。1990年1月就診，1991年3月2日入院。主因咳嗽、氣短、痰多，半個月服中藥20餘劑，不見好轉。住院後拍胸片，肺部感染，給予

抗菌素治療，咳嗽減輕，而自覺吃飯後胸前不適，脹滿憋氣，經食道造影，發現上三分之一黏膜紊亂，管壁較硬，有不規則充盈缺損，但管腔狹窄不明顯。請外科會診，因食道癌位置靠上與後壁有粘連，說明有轉移，拒絕手術，要求配製中藥治療。

用祛噎丹1日5次，1次1粒，口含化吞下，治療7天不見黏沫吐出。吃固體食物自感困難，而後改為開噎散1次1克，1天6次，口含緩下，第3天吐出黏沫和血性黏液，自感胸部輕鬆，吃飯順暢。因大便乾，又配製化瘀散噎膠囊，經過1個多月的治療，食道壁柔軟，蠕動正常，又給服偏方軟堅散結湯，連服30劑，1日1劑，最近1年來病情穩定，還能騎自行車上街買菜。

【按】開噎散和祛噎丹的中藥成分劑量是一樣的，只是一丹一散之區別，在服法上各異，在研究治療食道癌的過程中發現丹劑量少，服數日後才能吐出食道粘膜及癌性組織，而後用散劑含化緩下，1日數次，一兩天可把粘沫吐盡，即便是飲稀食不下，而後用散還可進流食或普通食。

化瘀散噎膠囊：據一位病人講，他患了食道癌請農村醫生給配了1劑中藥，服了後吐得很厲害，他就想了個簡單辦法，把胃得寧膠囊的藥粉倒出來，把化瘀散噎的藥粉裝在空心膠囊內，服了幾天，再也未見嘔吐。後來他告訴醫生，散劑可引起消化道反應，而膠囊可克服此弊病。這就製成了化瘀散噎膠囊，經過驗證，該藥粉治療食道癌早期、中期比較理想。

藥理分析：雄黃、硼砂、朱砂可清化痰熱，解毒攻

毒，山豆根、射干、青黛清熱解毒而解痰癆，五靈脂行瘀通絡，芒硝軟堅通便而開噎。所以本方有化痰破瘀、清熱解毒、軟堅散結的功效。

11. 五草養肺湯治肺癌

肺癌為支氣管黏膜和細支氣管肺泡的原發性癌症，中醫稱「肺積」，名曰「息賁」。《濟生方》論述曰：「息賁之狀，在右脇下腹大如鼓，喘息賁溢之為肺積。」對肺癌採取積極的多學科綜合治療，手術徹底清除肺癌的效果較好。但也有50%的肺癌在確診時已有轉移和擴散，能手術治療者只有20%左右，5年生存率僅20%～30%，化學療法、放射療法效果也不太滿意。因而積極的博採眾方，挖掘研究中醫的有效偏方，使之在肺癌的治療上發揮更大的作用。著名老中醫趙今多教授的五草養肺湯具有解毒除痰、涼血養陰、消痰散結的功效。

五草養肺湯

【組成】仙鶴草15克　人參10克　夏枯草12克　魚腥草15克　白花蛇舌草20克　敗醬草15克　麥冬30克　貝母20克　龍葵15克

【製法】上藥按劑量配齊，用涼水600毫升浸泡，文火輕煎半小時，煎藥時間不宜過長，因輕煎草類藥味入肺。

【用法】1日1劑，1劑分服2次。以蟾蜍酒1杯為引。

【病案舉例】

李××，男，38歲，1982年4月發病，咳嗽，痰中帶

血絲，左胸痛，胸部 X 光線拍片可見左肺中下葉內帶有片狀模糊陰影，按肺結核治療 1 月餘無明顯效果。1983 年 3 月斷層拍片，左肺葉前段近肺中帶有 3×5 公分大塊陰影，密度均勻，邊緣不規則，痰中查到未分化的癌細胞，診斷為中心型肺癌。

在某醫院經過化療 6 次，每次間隔 7 天，胸痛加重，體重明顯下降，胸外科會診可摸鎖骨上淋巴腫大，診斷為肺癌轉移，為非手術適應證。患者面色灰黃，氣促唇紫，咳嗽痰稀，兩肺呼吸音弱，左頸部前斜角肌後淋巴結腫大約 1.0 公分×0.4 公分×0.2 公分，稍有壓痛。

趙今多老師擬方五草養肺湯，連服 30 劑，治療中間不斷來復查，有時在五草養肺湯中加沙參、花粉、鬱金等養陰舒肝。服藥 1 個多月後拍片瘤體縮小，精神好轉，食慾增加，咳嗽減輕，胸瘤消失。

尚××，男，61 歲，退休工人，咳嗽、痰中帶血絲、氣促，於 1983 年 9 月 20 日就診，主訴痰喘、胸痛，經 X 光線拍片診斷為右肺支氣管肺癌，痰液中發現癌細胞。咳嗽、痰黃、短氣、納呆、口唇紫紅、舌有瘀斑、苔白厚、脈滑數。

查體：消瘦、淋巴結腫大，X 線胸片報告右肺門處有 3 公分×3 公分團塊密度增高陰影，邊緣尚清，右下肺部可見 1 公分×1.3 公分緻密陰影，邊緣清楚，診斷為支氣管肺癌。治擬清熱除痰、化痰養陰的五草養肺湯：人參、貝母、龍葵、仙鶴草、魚腥草、夏枯草、葶藶子、瓜蔞、守宮等，服用 40 餘劑，自覺症狀好轉，納食量增，諸症減輕。為鞏固療效，將五草養肺湯配製成丸藥，1 次 2 丸，1

日 3 次，6 個月後拍片，右下肺陰影消失。繼用該藥治療。

【按】趙今多老師對肺癌治療有獨特之處，治療上有一定的效果，對於肺癌術後他配製五草養肺丸或服湯劑療效達到 60%以上。化療、放療時配合五草養肺湯可提高療效，趙今多是有名的治肺癌專家，對肺癌的治療可謂自成理論、自成體系、自成一家。

趙老師講到肺癌的發病，可以概括為「痰、熱、虛」3個字，肺癌的發生與脾虛痰濕、肺鬱痰淤有關。所以肺癌的症狀就是「痰」，咳嗽是痰淤轉結引起的，咳血胸痛是痰濕壅肺引起的，淋巴轉移是痰核流注引起的。肺癌發生的另一個原因是熱邪灼肺，肺失宣化，肺氣賁鬱而成癌，癌細胞壞死，要產生炎症和發熱。因而咳嗽胸痛和咳血，肺主氣，癌症所生，其氣必虛。「虛」指肺氣虛、肺陰虛，虛而生熱，熱和痰傷肺更易引起肺虛，所以肺癌多出現乾咳少痰、咯血、舌紅少苔、脈細數。

五草養肺湯就是針對肺癌產生的病因「痰、熱、虛」而創立的。其中貝母、夏枯草、魚腥草、敗醬草清熱化痰；人參、麥冬益氣養陰，潤肺宣肺；白花蛇舌草、龍葵解毒散結。藥味不多，配合恰當，緊扣病因，作用專一，試用效佳。

經趙老師治療的 200 餘名肺癌患者，改善症狀者占 71%，淋巴轉移消失者占 12%，1 年生存者占 19%，總有效率為 62%。

12. 五葉湯治肺癌

【組成】玉米葉 60 克　桑葉 15 克　竹葉 6 克　棗葉

30 克　大青葉 15 克

【製法】用新鮮玉米葉先煎，再和其他葉煎。文火煎10 分鐘，或開水泡當茶飲。

【用法】每日可飲數次，一日量為 500 毫升。

【按】玉米葉經現代科學研究，發現其含有抗癌作用的多糖類物質，在動物實驗中，它可抑制癌瘤生長，尤其對肺癌有效。配大青葉清熱消腫，加棗葉清熱除瘤，桑葉具有降氣化痰、斷痰絲化頑痰、清肺氣、降肺火、通調水道、祛痰散結之功用。此方中的五葉，以葉治葉，觸類旁通地起到治療的作用。

關於本方的來源有個故事。有個姓李的木匠，是臨汾鋼鐵公司煉鐵車間工人，原籍平遙縣東村人，男，56 歲。有一次他患感冒，咳嗽，氣喘，既不能睡，又不能坐，也不能吃。在某醫院診斷為肺炎，用過青黴素、氨苄青黴素、丁胺卡那等都不見效，肺部陰影依然如故，後經過斷層拍片，診斷為右側肺癌。後又到北京某醫院確診為右下葉肺癌，因對麻醉藥過敏而拒絕手術，要求中醫治療。

由於病重，他想回到離別 25 年的故鄉，死也瞑目。在回家路上，見鄰村一位老鄉手捧一捆玉茭葉子，提一籃棗葉、桑葉，就問其是否餵牲口，老鄉說：給老母親吃呢，她得了肺癌，一位醫生給開了五葉湯。

於是他也找那位神醫看病，同樣開了這個偏方，就是玉米葉湯，堅持喝了兩個月，肺癌就好了大半。此後就不斷喝，還將此方傳給別人。

【病案舉例】

邢××，男，54 歲，1979 年 7 月因咳嗽、左胸痛在北

京某醫院就診。拍片後診斷為左肺周圍性肺癌，查痰為癌細胞Ⅲ級陽性。因患有高血壓、冠心病、心肌勞損，不能承受手術治療，採用氮芥等治療，效果不明顯。我診後給予清肺補氣湯合五葉湯，每日 1 劑。1986 年 3 月，在山西腫瘤醫院復查，拍片左上肺肺癌大小為 2.1cm×2.6cm，和 4 個月前檢查的結果相差不大。

全××，男，56 歲，山西省沁水縣城人，教師。1981 年冬，在教師健康體格檢查時發現右側肺部有圓形邊緣清楚的 1.5cm×1.8cm 的陰影。後到太原等地大醫院診斷為肺癌，作右肺葉切除手術，術後兩月，右腋下淋巴結腫大，伴胸膜轉移，用環磷酰胺和氮芥抗癌效果不佳，後來投以五葉湯，三個月後症狀減輕，精神好轉。

13. 胃癌散治療胃癌

胃癌是最常見的惡性腫瘤，占癌症的 30%～40%，因為胃是空腔臟器，CT 和核磁共振最先進的儀器也難早期診斷出來。目前用纖維胃鏡可以直接窺視胃內病變形態，並可採取活體組織檢查，對胃癌的診斷有很大的幫助。

胃癌的症狀不明顯，甚至毫無症狀，如果發現自覺症狀就到了晚期。胃癌的症狀有上腹部不適或隱痛，在飽餐或飲食不節後症狀明顯，有時疼痛，有時反酸，噯氣，食慾減退，體重減輕，疲乏無力，貧血等，有時發現黑便或吐血。到了胃癌晚期，病人可發現上腹部有腫物。

根據我們的經驗，對胃癌應有百倍的警惕，凡 40 歲以上，初次有上腹部疼痛和不適者，或患病時間較長，治療效果又差的病人，必須作胃鏡檢查，取得早期診斷的主動

權，千萬不要認為症狀輕微，無關緊要，不去檢查，就會失去了治療的黃金時期。凡長期按消化不良治療而癌前病變的胃息肉、萎縮性胃炎、幽門或胃竇部炎症及潰瘍，皆應作胃鏡檢查。對可疑性胃癌或已經確診為胃癌或手術切除和化療前準備的，皆可服胃癌散。

胃　癌　散

【組成】人參50克　茯苓50克　白朮50克　蜈蚣20克　山豆根60克　棗樹根60克　長不老60克　元胡30克　白芷50克

【製法】①蟾蜍1個用酒120克浸泡3小時，取出蟾蜍，揮發酒味，用此液的二分之一噴灑其他中藥，製成引藥服之。②山豆根、棗樹根曬乾研成極細粉末。③長不老和元胡皆用炙醋浸泡3天後曬乾，噴灑蟾蜍揮發酒液再曬乾，研成極細末。④人參、茯苓、白芷、白朮、蜈蚣等研成細末，和以上諸藥混合成粉劑。

【用法】1次2克，1日3次或裝膠囊，1次4粒，1日4次。60天為1個療程。

【病案舉例】

李××，男，68歲，某縣後腰村人。既往有胃小彎潰瘍病史，1983年3月來院就診，自覺上腹疼痛，服解痙止酸劑，不得緩解，泛酸噯氣，納食量少，上腹膨滿，喜溫怕冷。胃造影提示：胃潰瘍癌變，配製胃癌散1劑，一個療程後疼痛減輕，食慾增加，1983年9月胃造影，胃部不規則充盈缺損縮小，繼服胃癌散，4個月後再未發生疼痛，1984年3月造影，潰瘍癒合，胃壁柔軟，蠕動正常。

【按】胃癌散是洪洞縣曲亭村的於青和老中醫所傳，他是中醫世家，以土方、偏方、祖傳驗方治病，他以農為生，不以醫謀利。他治病所用的藥材都是採集的，如土鱉、蠍子、蟾蜍等蟲類藥皆是來自田間、野地、荒坡。他喜愛用樹根治癌症，如柳樹根、棗樹根、葡萄樹根、核桃樹根等。許多藥是《本草綱目》也未記載過的。他觸類旁通地說根能治根本，一棵樹枝葉枯萎，只要根還活著，就可長出新芽，根有更新的作用。他採集的根、莖、葉、花就達數 10 種，遇到什麼病，抓上幾撮讓病人一服就好。有不少疑難大病，經過他配個偏方，就迎刃而解。我看了他治病的方法真是受益匪淺。

胃癌散就是於青和家幾代傳下來的秘方，中國中醫研究院中藥研究所實驗研究出山豆根、棗樹根有抑制癌細胞的作用，有刺激癌細胞更新為正常細胞的作用。

胃癌散具有扶正生新的作用，可提高患者的免疫功能，改善臨床症狀，促進健康淋巴細胞的轉化功能。

胃癌散無毒副作用，對失去手術機會，化療、放療出現反應者，均有一定的效果。

14. 馬蝸蜂散治胃癌

【組成】馬錢子 0.5 克　活蝸牛 0.5 克　蜈蚣 1.5 克乳香 0.1 克　帶子露蜂房 0.5 克　全蠍 0.5 克　山豆根 0.5 克

以上藥味總量為 4.1 克，按此比例配方。

【製法】馬錢子在開水中浸泡 10 天，每天換一次水，再去皮曬乾。用麻油炒黃，去毒，再用麻紙去油。將藥研細末與全蠍、蜈蚣、露蜂房均炒黃研末，蝸牛搗爛曬乾研

末，諸藥末和乳香調和散劑，裝 12 個膠囊。

【用法】一天服 2 次，每次服 3 粒，隔三天服 1 劑。

【病案舉例】

徐××，男，68 歲，山西省曲沃人。素有胃病史，胃腸造影為胃癌，上腹脹滿而痛，泛吐酸水，噯氣頻頻，呃逆，納呆，一日只進三四兩飯。投以馬蝸蜂散膠囊，一日 6 粒，服藥兩天後，食慾增加，痛滿減輕。連服 5 劑後，再次拍片，胃部不規則充盈缺損縮小尚不明顯。

由於患者求癒心切，另延醫診治，改服它藥，原來症狀又出現，造影提示癌腫進一步發展。遂又服馬蝸蜂散，症狀逐漸好轉，再度拍片，胃壁柔軟，蠕動正常，瘤體縮小雖然不大，卻已趨向穩定。

15. 腸癌靈湯治療結腸癌

結腸癌發生於乙狀結腸、盲腸、升結腸、降結腸、橫結腸，一般叫腸癌。其病為腹部不適、腹痛、腹脹、便秘等，很像膽囊炎發作，有的表現為持續性隱痛、腹瀉、便血或黏液便，有時可觸及活動性腫塊。發病時間過長可出現疲乏無力、消瘦、貧血等症狀。到了晚期肝大腹水，鎖骨上淋巴結腫大，X 線鋇劑灌腸造影可以確診。

結腸癌早發現、早手術治療效果很好，放療、化療都不敏感，到了晚期中藥尚有一定的效果，可以試用腸癌靈。

腸 癌 靈 湯

【組成】再生草 20 克　白花草 20 克　麻黃根 15 克
七葉一枝花 30 克　龍葵 20 克　水牛角粉 2 克

【製法】再生草、七葉一枝花、白花草、麻黃根、龍葵用水煎煮，煎至 400 毫升。水牛角粉沖服，1 次 2 克。

【用法】1 日 3 劑，早、中、晚隨飯飲湯，沖服水牛角粉，蜈蚣雞蛋為引。

蜈蚣雞蛋的製法：將雞蛋打一小口，把粉碎之蜈蚣末從雞蛋小口放入，口朝上蒸熟，1 日 3 次，1 次 1 顆蜈蚣雞蛋，吃 100 條蜈蚣為一個療程。

【病案舉例】

鄒××，男，48 歲，某市王村教員。1988 年 4 月 20 日就診，主述腹滿脹憋，下腹部不適，有時便秘，三四天一行，有時大便溏瀉，有黏液，上腹在著涼後鼓起一氣包，按摩後即可消失，在市醫院作 B 超，提示有膽囊炎。經治療後，諸症不減，仍感腹脹，饑餓時在上腹部可觸及腫塊，胃腸造影未發現異常，於 1989 年 2 月進行灌腸，在橫結腸右部發現約 6 公分腸管狹窄，準備手術之前，在右前臂做普魯卡因試驗，因過敏皮膚潰爛壞死，未能進行手術治療，建議化療和中藥治療。

用腸癌靈湯：七葉一枝花、白花草、再生草、麻黃根、龍葵等藥，1 天 3 劑，早、中、晚各 1 劑。蜈蚣雞蛋 1 日 3 顆。服後諸症消失，食慾增加，服 60 劑後改為 1 日 2 劑，蜈蚣雞蛋 1 日 3 顆，狹窄的腸管擴張，瘤體縮小。又繼續服 6 個月，體重正常，活動正常，已能代課教學。

【按】腸癌靈是一位結腸癌病人用過的偏方，已治癒了他的結腸癌，因為在他身上很靈，他便起方名為「腸癌靈」。他想在別的結腸癌病人身上試一試是否有效，把方子獻了出來。

患者姓李，不願透露名字，就稱老李的秘方吧。老李，46歲，是某縣一農村中學教員，不幸於1984年3月患了結腸癌，腹痛、腹脹、大便乾燥，三四天一行，有時上腹部鼓起一腫塊，痛時非常劇烈，有時讓家人按摩一下可以減輕症狀。

有一天腹痛如刀割、噁心、嘔吐，被送到當地鄉醫院治療。患者骨瘦如柴，痛苦萬分，經打針、輸液、灌腸後病情有所緩解，但進食即吐，又被送到縣醫院，在縣醫院束手無策並無能為力時，又被送到某市醫院、解放軍某醫院，有的診斷為腎結核，有的診斷為腸梗阻，後來又送到省腫瘤醫院。經過認真詳細地檢查，被確診為「結腸癌」，並已到晚期，屬於非手術適應證，讓其回家休養治療，與其說回家治療，不如說在家等死。

老李腹痛嚴重，全身疲乏無力，又有貧血症狀，一天只能進一點食物。

某日有位親戚來看望老李，這位親屬平時愛收集一些偏方、小單方，也給人治過病。當知道老李患了癌症，腹痛不能吃飯，四五天大便1次，給老李拿了2～2.5千克再生草，讓其1次煎煮500克，1次1碗，1天喝3碗，頓頓吃飯，吃飯就喝藥。7天後腹痛減輕，大便1天1次，飯量增加，但有時上腹部還要鼓起一個腫塊。

後來有位醫生告訴老李，清熱解毒的中草藥能治療癌症，翻閱了中藥書籍，在《中草藥抗癌秘方》中寫到白花草、七葉一枝花、麻黃根、龍葵等藥能治療癌症。在他居住的一帶，農民流傳著七葉一枝花治療癰腫瘡瘍，吃一帖就好，他就在山上採了幾十千克白花草，又挖了幾千克麻

黃根，又買了幾千克七葉一枝花，把幾種中草藥配了個「處方」，煎了幾劑，每次煎 3～4 大碗，每次喝 1 大碗（大約 500 毫升）。

老李講：對癌症不能客氣，你硬了，它就軟了。只要能攻毒，苦味再大，也得鼓足勇氣喝上幾碗。有時他把白花草、再生草、七葉一枝花的劑量擴大到幾倍。一煎就是一大鍋，有人看了都猜不出是給人治病，還以為是給牲畜喝藥。

老李又講道：癌症是欺軟怕硬，只要你兵臨城下，大兵壓境，癌症就得投降，喝藥少了根本不頂事。所以他把七葉一枝花煮到米湯中喝或代茶喝，他把再生草和蔬菜一起炒來當菜吃，使抗癌的藥味把癌細胞消滅在解毒攻毒藥之中。

老李還講了一些道理，人身上的細胞抗病力強，生命力強，耐久力強，耐藥性也強，而癌細胞是新生的不成熟細胞，毒性強，而耐藥性不強，中藥進入全身機體，不管是正常細胞還是癌細胞都要接受抗癌藥物的洗禮，尤其是對癌細胞，中藥更是對癌細胞集中包圍，拼命追蹤給予殺傷。大概中藥能治療癌症的道理就在於此吧！

他講的這些道理，沒有人作過試驗，也沒有第二個人做出這樣的結論，但老李的結腸癌用中藥治癒了，他估計在治療過程中吃了約有 500 多千克的中藥。

「腸癌靈」是由再生草、白花草、七葉一枝花、麻黃根、水牛角粉、蜈蚣等藥組成。

經與《本草綱目》核對：再生草是半枝蓮，白花草是白花蛇舌草，七葉一枝花是蚤休。

16. 健骨化瘀湯治骨軟骨瘤

骨瘤常見於青少年，好發於上肢、下肢，進展較快，轉移較早，多轉移到肺部。

中醫認為骨瘤是腎氣虧損、寒邪與瘀血凝聚於骨所致，形色紫黑，堅硬如石，疙瘩高起，推之不移，緊貼於骨。發生於下肢者近端骨痛，局部壓痛，痛如刀割；發生於上肢，刺痛壓痛，上肢不能高舉，轉側艱難，用健骨化瘀湯治療。

健骨化瘀湯

【組成】補骨脂 15 克　杜仲 10 克　核桃仁 25 克　威靈仙 50 克　秦艽 15 克　細辛 6 克　川烏 6 克　桂枝 10 克　當歸 15 克

【用法】水煎服，1 日 1 劑，1 劑 2 次服。

【病案舉例】

解××，女，40 歲，中學教師。

於 1983 年 3 月開始右肩部疼痛，以後加重，前臂和手指活動時疼痛加重，遇寒則肩痛不可忍，肩部活動受阻，按肩周炎治療無效。經對肩關節 X 光線拍片發現，「右肩關節囊內有軟鈣化陰影」，診斷為右肩關節骨軟骨瘤。因患者不同意手術，求治於中醫治療。

中醫辨證為右肩關節部位明顯疼痛，運動受限，遇冷痛重，舌質淡，苔薄白，脈遲緩。用健骨化瘀湯治療，服20 劑後疼痛減輕，肩活動時已不痛，繼服中藥 30 劑，抬肩自如，疼痛消失，活動如常人，前後服藥 100 餘劑。X

光線拍片右肩關節骨軟骨瘤鈣化陰影全部消失。

17. 抗癌雞蛋治療膀胱癌

中醫稱膀胱癌「尿血」、「血淋」、「濕毒下注」。其臨床表現為肉眼可見血尿，血尿初期無痛，但其間歇性的常常反覆發作，有時停止，嚴重時可尿血塊。有些病人有尿頻、尿急的病象，或排尿時疼痛，作膀胱鏡可見到腫瘤的大小、數目、有無結蒂組織及浸潤程度。取活體組織可進一步確診，膀胱癌的治療是早期手術有效，而手術及化療有困難者可試用抗癌草藥煮雞蛋治療。

抗 癌 雞 蛋

【組成】黃藥子30克 夏枯草60克 敗醬草60克 山豆根60克 白蘚皮60克 草河車60克 半枝蓮60克 山慈菇30克 雞蛋30顆

【製法】將上藥和雞蛋一起放鍋內加水半鍋煮開，待雞蛋煮熟後撈出，擊破蛋皮，再放入鍋內煮1小時取出，醋泡雞蛋24小時。

【用法】1日3次，每日3顆雞蛋，30天為一個療程。

【病案舉例】

閻××，男，49歲，某地區二建工程隊工作人員。於1989年5月2日尿痛，肉眼可見血尿，膀胱鏡檢發現為乳頭狀癌，在某市中心醫院作癌基底切除，術後仍尿痛，再次作膀胱鏡檢，又發現多個乳頭狀瘤。有時小便不通，用化療靜脈輸液，又配合食用抗癌雞蛋，1劑中藥煮6個雞

蛋，1日吃3顆，並服湯藥600毫升。兩個療程後，未見血尿，半年後又作膀胱鏡檢查，見黏膜光滑，癌瘤消失，食慾正常，體力恢復。現已正式上班。

18. 益宮散治宮頸癌

【組成】山豆根30克　板藍根30克　白花蛇舌草60克　坎炁30克

【製法】將上藥製成浸膏，乾燥研末過篩裝膠囊，每丸裝0.3克。

【用法】每日服3次，每次服3粒。

【病案舉例】

賀××，女，32歲，大寧縣西房村人。患者平素身體健康，妊三產三，是計劃生育中的節育對象，但不願做絕育手術，採取上避孕環的措施。近幾個月來陰道不規則出血，白帶較多，經檢查為宮頸糜爛，作病理檢查為宮頸鱗狀上皮癌，臨床診斷為子宮頸癌Ⅱ期，口服益宮散，經半年的治療，陰道出血減少，陰道細胞學檢查巴氏Ⅱ級，未查到癌細胞。患者因此放鬆治療。

三個月後，幹家務時又發現陰道出血，到醫院做陰道刮片細胞學檢查，發現可疑癌細胞，浸潤淺表，細胞分化不正常。接著又在局部上藥，口服益宮散Ⅰ號，治療兩個月，無接觸出血，陰道細胞學檢查已無癌細胞，宮頸光滑，仍有淺表潰瘍，一般情況尚好，可進行輕微勞動。

19. 中醫辨證治癌三法三方

癌症的發病原因比較複雜，從現在的有關資料表明，

腫瘤病因的發病原理至今還未完全弄清楚，因而給治療上造成很大困難。

　　想由一法一方一藥很難使癌症得到控制，前邊所論述的偏方治療癌症是建立在對症的基礎上，才產生了一定的效果。但我們也觀察到一部分病人服藥後並不令人滿意，所以，在這要重點闡述用中醫辨證論治，對指導癌症的治療更為有效。

　　癌症病人的特點為除了腫瘤本身廣泛擴散之外，還有合併症、後遺症、繼發症，給治療帶來很大困難。所以在治療時要辨別是虛證還是實證，是熱證還是寒證，是實熱還是虛熱。

　　在虛證當中是氣虛還是血虛，在血瘀當中是氣虛血瘀，還是氣滯血瘀等等，都應該辨證得十分清楚，有的放矢地治療才能取得好的治療效果。

　　根據癌症的症狀和體征歸納為三法三方：

（1）扶正固本法

　　扶正固本法是一種「補法」，是治療癌症的大法之一。它能增強體質，改善機體虛弱狀況，不論癌症的早、中、晚期皆宜用。中醫對癌症認識是「邪之所湊，其氣必虛」。《醫宗必讀》對腫瘤的形成，認為是「積之成者，正氣不足，而後邪之踞之」，後世醫家提出了「養正積自消」的重要治法。在《內經》中提到「陰精所奉，其人壽，陰精所降，其人夭」。這裏指出的陰陽之氣是人體生命的物質基礎，陰陽代謝紊亂，就要產生病理變化。《內經》指出：「陰平陽秘，精神乃治。」陰陽平衡，就不可能發生疾病，當然癌症也就不可能發生。

用「補法」有兩種意義：一是補充機體的重要物質，如陰氣、陽氣；另一種是改善機體的不斷演變的運動狀態，即調節機體陰陽的相對平衡。「補法」能治癒癌症的道理也就在於此。

癌症是一種本虛標實的疾病，是全身疾病在局部的表現，因而癌症的實質是「虛」。其表現為精神倦怠，體質消瘦，面色萎黃，四肢無力，消化不良，大便溏瀉，舌淡，脈虛。在癌症中晚期皆有此症出現。不論肺癌、肝癌、胃癌、腸癌，都可用扶正固本法治療，在扶正抗癌湯的基礎上辨證加減中藥治療。

扶正抗癌湯

【組成】人參12克　黃芪15克　白朮20克　茯苓20克　山萸肉12克　女貞子15克　菟絲子12克　麥冬30克　麥芽30克　沙參20克　當歸15克　白芍20克　穀芽30克

【用法】水煎服，1日1劑，分2次服。

辨證加減：若頭眩目花、心悸失眠、面色無華、脈細為血虛，在方中加白芍和阿膠。

若癌症已到晚期，出現午後發燒，五心煩熱，夜間盜汗，乾咳少痰，身體消瘦，形容憔悴，舌紅少苔等一派陰虛火旺的表現，在上方的基礎上加鱉甲、地骨皮、夜交藤或重用山萸肉的劑量。

【按】扶正抗癌湯具有補五臟的作用，人參、黃芪補肺氣，白朮、茯苓補脾氣，麥冬、人參補心氣，山萸肉、菟絲子補腎氣，當歸、白芍補肝氣。

從現代醫學研究得出結論，本方能提高血象的細胞免疫功能，促進網狀內皮系統吞噬功能，改善機體免疫功能，加強對外刺激的抵抗力，增強激素調節功能，調整患癌機體 CAMP 與 CGMP 的比值，增強放療和化療的效果，控制復發，以起到抗癌的作用。臨床實踐證明，惡性腫瘤恢復期給予扶正抗癌治療後，一般血象好轉與細胞免疫功能提高是平衡的，在放療和化療期間服用後，病人的免疫功能恢復，症狀改善。扶正抗癌雖然不能用來殺死癌細胞，而是由動員全身機體功能，使細胞起「逆轉」作用。

癌症病人在可能的情況下服數百劑藥而無毒副作用，可以作為人體高級營養的補充。該方作為沖劑長期服用更有好處。

經過對 60 餘例癌症病人的觀察，該方具有減輕患者痛苦，改善症狀，穩定病情，縮小癌瘤，延長壽命，提高生存品質等功能。

扶正固本藥中人參和黃芪為補藥之首。

人參具有大補元氣、扶正祛邪、固脫生津、通脈破積、補益五臟、明目安神的作用。現代醫學研究證明，人參對大腦的中樞神經系統，特別是對某些部位有某種特異作用。主要有加強大腦皮層的興奮過程，對抑制過程也能加強，提高人的一般腦力和體力機能，具有「復原性」作用。還能增強機體對各種有害刺激的防禦能力，增強機體對氣候變化的能力，促進糖類酵解和能量代謝。人參可刺激造血器官，有改善貧血的作用，並能興奮網狀內皮系統，促進正常細胞的生長。人參有使心肌收縮、心跳變慢的作用，亦有抗過敏、抗休克的作用，對癌症有抑制作

用。可以說人參是治療各種腫瘤的首選藥物。

黃芪有補氣升陽，益衛固表，托毒生肌，利水退腫的功用。《本草備要》中說：「生用固表，無汗能發，有汗能止，溫分肉，實腠裏，瀉陰火，解肌熱。炙用補中、益元氣、溫三焦、壯脾胃、生血、生肌、排膿內托，瘡癰聖藥。」尤其在補藥方劑中，常常是不可少的藥物。

據藥理研究證明，黃芪可興奮中樞神經系統，增強人體網狀內皮系統的吞噬細胞、吞噬外來微生物的能力，並增強抗病力。黃芪能促進細胞的新陳代謝，延續生長過程，刺激體內淋巴細胞轉化為殺傷癌細胞。所以說黃芪對治療癌症有一定的作用。

【病案舉例】

楊××，男，72歲，1988年3月出現咳嗽帶血絲，午後低熱，並有胸悶氣短，食慾不振，漸進性消瘦等症狀，經某醫院診斷為右胸腔積水，按炎症治療無效。同年9月又咳嗽，疲乏無力，精神不振而來求治，X光線拍片右肺中帶有1.2公分×1.3公分的圓形陰影，抽出胸水為血性，診斷為肺癌。

中醫辨證：咳嗽氣短，不思飲食，體倦乏力，二便失禁，舌紅絳，脈細數，屬陰虛肺熱，中氣不足，用益氣扶正、滋陰抗癌法。用扶正抗癌湯加減治療：麥冬30克、沙參20克、山萸肉15克、山豆根15克、白花蛇舌草15克、人參20克、黃芪20克、白朮20克、當歸12克、女貞子15克、菟絲子12克、鱉甲20克、地骨皮30克，服15劑後午後發燒已退，飲食增加，咳嗽、氣短消失，二便恢復正常。因為有效，原方再服40劑，病情穩定，諸症減

輕，在扶正抗癌的基礎上隨證加減，共服了210劑。

在此期間，在化驗、拍片、B超中，未發現轉移的淋巴結，精神、食慾正常。

（2）清熱解毒法

熱毒是惡性腫瘤重要原因之一，特別是中晚期癌症患者常常腫塊周圍有炎症和壞死，引起局部紅、腫、熱、痛，全身發燒或五心煩熱，口乾舌燥，小便黃赤，便結或便瀉不爽，舌質紅，苔黃，脈細，化驗白細胞升高，中醫辨證為毒熱內蘊，宜用清熱解毒法。

清熱解毒法是治療癌症的一種重要方法。實踐已證明，清熱解毒對某些惡性腫瘤或癌症的某一個階段有一些療效。這是因為清熱解毒能控制腫瘤周圍炎症的其他感染，因而在一定程度上能控制腫瘤的發展。

動物實驗證實，炎症和感染是促進腫瘤發展及惡化的條件之一，因而清熱解毒控制了炎症和感染，減輕了癌症病人的症狀。有人在服用解毒攻毒的中藥後，減輕了症狀，而持續而間斷地服用，能使患者病情穩定，癌瘤縮小，臨床上常用的方劑為清毒抗癌湯。

清毒抗癌湯

【組成】半枝蓮30克　白花蛇舌草30克　山豆根20克　龍葵15克　蒲公英30克　苦參12克　蚤休20克　白朮30克

【用法】水煎服，每次煎600毫升，分2次服，1日1劑。

辨證加減：用清熱抗癌方後熱不退者，應滋陰降火，

加生地、地骨皮；若有實熱者加赤芍、石膏等。

肝癌重用山豆根加丹參；胃癌重用龍葵加商陸和苡仁；腸癌重用半邊蓮和白花蛇舌草加麻黃根；鼻喉癌重用山豆根加雙花、急性子；甲狀腺瘤加黃藥子；乳腺癌加蒲公英、山慈菇；宮頸癌加土茯苓；食道癌加鬼針草。所謂重用，就是每味藥劑量增加30～50倍。

清熱解毒之藥加寒涼之品，用之過早過多易傷脾胃，用時可加砂仁、苡仁、白朮或連服3天，休息1天，或服1劑扶正抗癌湯來克服寒涼傷脾之弊病。

【病案舉例】

李××，男，53歲，在山西省某縣工業局工作。1988年4月2日出現上腹脹痛、低熱、皮膚及鞏膜黃染，肝區一包塊逐漸增大，甲胎球蛋白陽性，肝掃描占位性病變，肝功能檢查膽紅素49.59μmol/L尿三膽陽性，麝香濁度試驗20單位，麝香草酚絮狀試驗＋＋＋，谷丙轉氨酶200單位，服健肝丸20天，發燒，黃疸嚴重，肝區痛，來找餘治療。中醫辨證：上腹脹痛，午後發熱，納食即吐，皮膚黃染，五心煩熱，肝大肋下3橫指，質地堅硬，舌紅，苔黃厚膩。診斷為肝淤毒熱。

服用清毒抗癌湯：蒲公英30克、山豆根30克、白花蛇舌草20克、半枝蓮15克、龍葵12克、生地10克、青蒿20克、丹參30克、赤芍100克、茯苓20克、川楝子20克。連服7劑後，熱退，精神好轉。繼服10劑黃疸消退，疼痛減輕。又服20劑食慾好轉，體重增加，肝區疼痛消失。服2個月後周身無不適感覺，B超提示肝臟回縮。接著又服扶正抗癌湯30劑，間斷服用清熱抗癌湯，定期復

查。如此辨證更方，病情一直處於穩定狀態。

（3）活血化瘀法

血瘀是癌症發生的原因之一，用活血化瘀法治療癌症越來越被人們所重視。

腫瘤屬於中醫的症、積和瘀血的範圍，早在《內經》就有血瘀證的論述。在《金匱要略》中的大黃䗪蟲丸主治五勞虛極、羸瘦、腹滿不能食、內有乾血、肌塊甲錯、兩目眩黑。從症候上分析很像是肝癌，用的藥味具有活血通絡、消瘀散結的作用，可見活血化瘀治療腫瘤在兩千年前就已經使用。

最近在上海研究表明，癌症病人的血液呈高凝度和高粘度狀態，中晚期癌症病人大多數出現彌散性血管內凝血。說明與癌細胞分泌的異位激素和毒素有關。反過來講，癌症能發展到中晚期與血液的高粘度和高凝度有直接關係。因而血瘀是癌症進展的一個重要因素。

用活血化瘀藥物來改善微循環，增加血流量，降低血管的通透性，降低血小板聚集性和血小板凝集，抑制 DNA 和 RNA 合成，可使細胞內 CAMP 的分解，還可使細胞內 CAMP 的水準升高，以阻止癌細胞的增殖，抑制癌細胞的快速生長和發展。用活血化瘀方劑，能減輕病人症狀，抑制癌瘤的生長，縮小癌瘤體積，從而達到治癒癌症的目的。活血化瘀的中草藥中屬涼性者有赤芍、鬱金、丹參、益母草、土鱉蟲等；屬於平性活血化瘀藥有桃仁、血竭、牛膝、蘇木、水蛭、蒲黃、王不留行、自然銅等；屬於濕性活血化瘀藥有川芎、元胡、紅花、雞血藤、三七、澤蘭、五靈脂、劉寄奴、莪朮等。常用的方劑有：桃紅承氣

湯、大黃蟲丸、復元活血湯、血府逐瘀湯、膈下逐瘀湯、少府逐瘀湯等，而治療癌症的方劑為化瘀抗癌湯。

化瘀抗癌湯

【組成】丹參 30 克　龍葵 20 克　山慈菇 20 克　商陸 10 克　土鱉 6 克　白茅根 30 克　黃芪 20 克

【用法】水煎服，1 日 1 劑，分 2 次服。

【作用】消腫散結，益氣健脾，活血化瘀，清熱解毒。

辨證加減：若氣虛血瘀加人參 10 克、靈芝 12 克；若氣滯血瘀加鬱金 10 克、澤蘭 15 克；若寒凝血瘀加三七 12 克、元胡 10 克、肉桂 10 克；若血熱血瘀加石膏 30 克、赤芍 30 克；若脾虛血瘀加蒼朮、王不留行等。

在化瘀抗癌湯當中丹參為首選藥，一味丹參有四物湯的作用，是補血活血藥，它能擴張血管，改善血流變性異常，有抗凝、抗血栓形成作用，可改善瘀血證的微循環障礙。龍葵有清熱解毒、利水消腫、活血化瘀等功能，並含有多種氨基酸和激素成分，有抑制 DNA 和 RNA 的合成，影響細胞內的 CAMP 的分解，使細胞 CAMP 水準升高，阻止癌細胞的增殖，達到抑制癌細胞的快速生長和發展的目的。

【病案舉例】

蘇××，男，58 歲，於 1990 年 9 月自感吞咽不適，上腹脹滿，於同年 10 月 X 光線鋇餐造影檢查，診斷為食道賁門癌，因形體消瘦、納少欲吐，家人不願意手術治療，欲求中醫施治。中醫辨證：面色黯黑，體軟無力，精神欠佳，動則氣促，口唇青紫，舌質紫暗，舌下靜脈瘀血，皮

膚暗褐色，服用化瘀抗癌湯 15 劑，精神好轉，行動有力，納食增加，1 天約進食 200 克左右，但仍感腹脹，午後加重。在化瘀抗癌湯的基礎上加厚朴 12 克、砂仁 10 克、大腹皮 10 克、肉桂 6 克，服 8 劑後腹脹好轉，而吞咽不適、胸憋、食後加重。在原方上加急性子 30 克、麥芽 30 克，服 10 劑後突然吞咽順利，皮膚褐色大部消失，唇紫改善，舌下靜脈瘀血也減輕，每隔 10 天來更換 1 次處方，以化瘀為主，隨症加減服 90 劑中藥後，諸症減輕，體重增加，仍繼續治療。

【按】中醫辨證針對癌症的病因，用扶正固本、清熱解毒、活血化瘀三法，是針對癌症的病理，毒熱蘊結、氣滯血瘀、陰陽失調而設。癌屬本虛標實，氣滯並存，有時以虛為主，有時以實為主，局部觀之為實，但整體又多兼虛，虛者補之，補消並存，實者攻之，以消為補。所以扶正固本要貫徹在治療癌症的全過程。而清熱解毒用在癌症的某一階段或毒熱壅盛之晚期癌症，以清為主，清後當補。而活血化瘀法應根據病情發展而用，如正氣虛者以扶正化瘀，若出血者應止血化瘀或清熱化瘀，有痰者應化痰祛瘀，積塊者宜軟堅化瘀。

我們在治療癌症中，以多年的經驗發明了「五一二療法」，即連續服用 5 劑扶正抗癌藥方，接著服 1 劑清毒抗癌湯，再服 2 劑化瘀抗癌湯，週而復始連用 5 個療程。在服藥期間，隨症加減，視病情下藥，以觀效果。

偏方治療咳、痰、喘

　　咳、痰、喘是臨床常見的症狀，反映在急慢性支氣管炎、過敏性哮喘、喘息性支氣管炎、支氣管擴張、肺氣腫、支氣管肺炎、肺結核、肺癌等呼吸系統疾病上。採用偏方針對性地治療咳、痰、喘，在此將加以詳細論述。

一、咳

　　咳與嗽是同義詞，咳即嗽也，嗽而咳也，咳嗽本為一意，所以常不分開而論。以咳為論，咳是指肺氣上逆，咳出痰液而言，咳嗽一症雖非獨立疾病，但臨床上較為多見，確有不少病人以咳嗽為主訴來就醫。所以，對咳嗽列專題來進行討論很有必要。

　　中醫很早就認識到咳的發生與肺的變化密切相關。《內經》曰，「肺為咳」，並指出風、寒、暑、濕、燥、火之邪皆可犯肺而致咳，但其他臟器之病也會影響到肺而發生咳嗽。所以，有「五臟六腑皆令人咳，非獨肺也」的說法。

　　咳為無痰而有聲，肺氣傷而不清也；嗽是無聲而有痰，脾濕動而為痰也。咳嗽為有聲有痰，「蓋因傷肺氣，動於濕脾，咳而且嗽也」，後世將咳與嗽並稱，作為肺病

的重要症狀之一。

發生咳嗽的原因甚多，既可由於肺臟本身功能失常而引起，也可因其他臟腑有病累及於肺而發生，歸納起來有外感和內傷兩大類。外感咳嗽者，多為風寒、風熱、燥熱侵襲肺衛，使肺氣不宣，肅清之令失常，氣之出入受阻而引起咳嗽；內傷多因肺臟虛損，脾虛生痰，肝火犯肺，腎不納氣，致使肺氣上逆而咳。

治療咳嗽的偏方較多，僅把自己用過而確實有顯著療效者介紹如下：

1. 青紫飲治療感冒咳嗽

青　紫　飲

【組成】大青葉 60 克　紫草 60 克

【製法】上藥用清水浸泡 20 分鐘，然後用文火煎煮至沸 3～5 分鐘。忌煎煮時間過長。

【用法】每日 1 劑，早晚各服 1 次。

2. 綠豆茶治療風熱咳嗽

綠　豆　茶

【組成】生綠豆 30 克　青茶一撮　冰糖 15 克

【製法】先將綠豆用木器帶皮搗碎，用青茶、冰糖共混在一起，用開水沖後煮上 15 分鐘。

【用法】當茶而飲，1 日數次，咳止熱退以後再停服藥。

3.蘿蔔梨治風寒咳嗽

蘿　蔔　梨

【組成】白蘿蔔 200 克　梨 100 克　白胡椒 7 粒　麻黃 3 克

【用法】將蘿蔔和梨切成條狀和麻黃、胡椒放碗內蒸熟,吃蘿蔔、飲蜜汁,棄麻黃和胡椒。

4.蜜炒胡桃仁治晨咳

蜜炒胡桃仁

【組成】胡桃仁 10 個(核桃仁)　蜂蜜 30 克

【製法】將蜂蜜加熱放核桃仁炙熱,忌焦黑,以黃熟為度。

【用法】1 日吃 10～15 顆蜜炒核桃,連服 3 天,晨咳速止。該方對老年人、體虛陰虛、感冒病後、咳嗽甚重、晨起咳而有痰者有特效,連服 15 天為一個療程,可防止感冒反覆發生。

5.大貝梨治夜咳

大　貝　梨

【組成】大梨 2 個(去核)　川貝母 6 克　白胡椒 2 克 冰糖 60 克

【製法】將貝母、白胡椒搗碎和冰糖一起裝入去核的

大梨內蒸熟。

【用法】在睡前趁熱吃梨，1日1次，連續吃10天。對慢性支氣管炎久咳無效者，可緩解症狀，防止咳、痰、喘的急性發作。

6. 咳癒湯治熱咳帶血

咳 癒 湯

【組成】黨參15克 貝母6克 桔梗10克 百合6克 枇杷葉5克 蓮子肉10克 知母5克 蘆根3克 桑皮10克

【用法】水煎半小時，去渣取汁，燈芯少許為引，1日1劑，分2次服。

7. 黛蛤散治冬咳

黛 蛤 散

【組成】蛤蚧一對 青黛20克

【製法】將蛤蚧和青黛研細過籮，取粉。

【用法】1次6克，1日2次，白開水服下。

【按】本方是宋代草醫偏方，適應於慢性氣管炎，咳嗽少痰，體質虛弱，每遇冬季咳嗽嚴重，顏面浮腫者可服此藥。此藥在秋末開始服用，可防止冬季咳嗽發作。

8. 百部湯治頓咳

百 部 湯

【組成】百部15克　麻黃3克　天竺黃10克　葶藶子12克　甘草6克　蘆根6克

【用法】水煎半小時，去渣取汁300毫升分服。

【按】百部湯治療百日咳效果顯著，無論百日咳的初期、痙咳期、恢復期均可用此方。治療時應隨症加減，痰多者加瓜蔞12克、紫菀10克；咳而嘔者加竹茹3克；痙咳者加地龍10克、蜈蚣2條；咳而鼻出血者加白茅根、白芨。

9. 金津鎮咳湯治乾咳

金津鎮咳湯

【組成】黃芪12克　桔梗10克　貝母6克　百合6克　枇杷葉12克　沙參12克　麥冬10克　桑皮12克　蘆根6克　罌粟殼12克

【用法】水煎1小時，1日1劑，煎400毫升，分早晚2次服。

【病案舉例】

李××，男，27歲，某師大研究生。

1990年3月2日初診，一週前因感冒咳嗽，持續不減，喉癢則劇咳不已，咳時無痰，服用傷風止咳糖漿及咳喘靈，乾咳有增無減，夜間加重，口乾欲飲，納呆少食，

大便乾結而 3 日未行，舌紅少苔，脈細數。X 光透視見心肺（-），服用金津鎮咳湯 3 劑後，咳嗽明顯減輕，但夜間仍咳，又服 3 劑，喉癢乾咳症狀消失，大便 1 日 1 次，偶有幾聲咳嗽，口不乾，又繼服 5 劑，病已痊癒。

【按】本方對乾咳少痰，口乾欲飲，大便乾燥者較適用。黃芪、沙參、麥冬益肺氣、養肺陰；桔梗和罌粟殼收斂通肺；百合潤肺止咳，可鬆弛平滑肌；枇杷葉降氣、清肺、止咳，所以對肺熱而燥的乾咳能獲佳效。

10. 三黃清肺湯治熱咳

三黃清肺湯

【組成】麻黃 6 克　黃芩 12 克　製大黃　3 克　石膏 30 克（先煎）　甘草 3 克　天南星 10 克　代赭石 30 克（先煎）

【用法】先煎石膏和代赭石 1 小時，再加諸藥同煎，取汁分 2 次服。

【病案舉例】

陳××，男，21 歲，某市喬李村人。咳嗽咳痰 7 天，因一週前穿著單衣著涼，突然惡寒咳嗽，吐黏液痰，咳而嗆逆，發熱咽痛，口渴欲飲。X 光線檢查可見肺紋理增粗，查白細胞 11×10^9/L、中性 78、淋巴 4，診斷為支氣管感染。中醫辨證為肺熱失降，用清熱清肺的偏方三黃清肺湯，加用水牛角粉 30 克，服用 2 天後，熱清咳止，痰少食增，又繼服 3 劑，咳、痰、熱諸症痊癒。

【按】因熱邪而致痰熱壅肺，肺氣上逆，呈現上盛邪

實的急性熱咳。石膏、大黃、代赭石、膽南星、枳實祛痰下氣；麻黃止咳宣肺，全方有痰清熱、上病下治的作用，使肺熱由大腸而走，肺宣氣順，咳痰速平。

二、痰

「痰」乃由體內津液輸布失常，水濕內停凝聚而成。有人認為「痰為百病之源」、「怪病皆由痰生」。因此，中醫認為「痰」就是病理產物，又是致病因素，它可形成許多複雜的病變，涉及範圍也較廣泛。

祛痰法可抑制痰的形成，消除體內的「痰飲」，這是中醫很重要而又較為獨特的一種療法。

為了消除痰對人體的影響，必須使痰徹底排出體外。筆者在這方面作了大量的工作，搜集、整理、研究出一批祛痰的偏方、驗方，針對痰的病因病機進行研究、探討和使用。

中醫認為「痰」分狹義和廣義兩種，就狹義「痰」而言，即指咳吐而出的痰涎，一般指呼吸道分泌物。廣義的「痰」除了指上述咳出的痰涎外，還指由體內津液不循常道，逐漸積聚而形成的痰。它可以停積在體內組織和器官中成為一種有害的病理產物而導致各種各樣的病症。

一般來說，痰在肺則咳，在胃則嘔，在心則悸，在頭則眩，在背則冷，在胸則痞，在脅則脹，在腸則瀉，在經絡則腫，在四肢則痹。總之，廣義的痰是以具體症狀表現為依據的。

關於痰的形成，《諸病源候論》二十卷中提出：「諸

痰者，由此血脈壅塞，飲積聚而不消散，故成痰也。」《外台秘要》卷八中說：「病源痰治者，由氣脈閉塞，津液不通，水飲氣停留在胸腑結而成痰。」《痰症論》中說：「痰之為病，變化百出，皆內因七情，外感六氣，中宮失清濁之令，薰蒸結聚而成。有風痰，燥痰，鬱痰，濕痰，食積等。」《醫貫》中說：「諸痰者……原非人身之所有，非水泛為痰，則沸為痰。」《羅氏會約醫鏡》中說：「脾為生痰之源，故治痰先治脾，脾復健運之常，而痰自化矣。」又說：「腎有陰陽，陽虛則水泛為痰，痰清而稀，虛則火動，火結為痰，痰稠而濁，稠者為痰，稀者為飲。」《雜病廣要》說：「人之氣道貴於順，順者津液流通，決無痰飲之患，一失其宣，則氣閉塞，痰之是矣。」朱丹溪在《證治準繩》中曰：「痰之源不一，有因熱生痰者，有因氣生痰者，有因暑生痰者，有因驚生痰者，有因積飲生痰者，有因脾虛生痰者。」因此，痰飲病在臨床上表現非常複雜。在治療上一方一藥也難於取效，用偏方時必須因證施治，才能取得理想的效果。

1. 麻桂夏湯治稀痰

以稀白色泡沫痰為主的慢性支氣管炎或受風寒所引起的肺氣不宣，因咳喘而胸滿者用偏方麻桂夏湯治療。

麻桂夏湯

【組成】麻黃 6 克　桂枝 6 克　半夏 12 克　乾薑 3 克　細辛 3 克　五味子 10 克　甘草 3 克

【用法】水煎半小時，1 日 1 劑，煎汁分 2 次服。

【病案舉例】

閣××，男，63歲，某省小麥研究所研究員。咳嗽吐痰七八年，半月來加重，患者每當遇冷受涼或冬季容易犯病。兩週前感冒，此後咳嗽吐痰，纏綿不癒，日益加重。咳嗽以早晨和夜晚為重，痰多色白如稀涎，三五分鐘即傾吐，一上午吐痰約一罐頭瓶，呼吸氣短，喜熱怕冷，曾用氨苄青黴素、先鋒黴素、地塞米松、氨茶鹼等藥治療效果不佳。來診時見面色灰暗，兩肺有乾濕囉音。胸透見肺紋理增重，兩肺透光度低。

診斷為肺部感染、肺氣腫，中醫辨證為寒痰凌肺。用溫化寒飲的麻桂夏湯：麻黃3克、桂枝6克、半夏12克、乾薑12克、細辛3克、五味子3克、冬花12、甘草3克，服4劑咳痰減少。又投6劑，呼吸氣短明顯減輕，咳痰只是晨起吐幾口，精神不振，飲食增加，諸證已平。繼服8劑，隨訪半年，很少感冒。

【按】本方具有解表散寒、溫化水飲，對慢性氣管炎咳嗽，咳出稀水樣白色泡沫痰有特效。其中麻黃、桂枝解表平喘；乾薑、細辛散風寒，溫化水飲；半夏化痰蠲飲；五味子止咳。

2. 祛痰靈治濕痰

濕痰是指痰色白量多，滑而易咳。生成的原因是脾陽不振，運化失司，水濕留聚，濕盛痰多。臨床表現為胸痞滿悶，腹脹納呆，肢體困倦，頭眩心悸，脈濡緩。肺為儲痰之器，脾為生痰之源，對於濕痰壅盛，應以健脾燥濕、利水祛痰的祛痰靈湯治療。

祛 痰 靈 湯

【組成】白朮 20 克　蒼朮 15 克　茯苓 30 克　南星 12克　半夏 12 克　白芥子 12 克　陳皮 1 克

【用法】水煎 1 小時，去渣取汁 300 毫升，分 2 次服，7 劑為一個療程。

3. 二竹湯治熱痰

熱痰的特點為痰色黃，質粘稠，熱痰生成的原因為邪熱內盛，煎熬津液，鬱而生痰，甚至鬱久化火，成為痰火。其表現為咳痰黃稠，面赤口乾，煩熱胸悶，頭昏頭痛，苔黃，脈數，用清熱化痰的偏方二竹湯治療。

二 竹 湯

【組成】夏枯草 15 克　青黛 12 克　茯苓 15 克　貝母10 克　瓜蔞 20 克　竹瀝 6 克　竹茹 3 克

【用法】水煎半小時，去渣取汁 300 毫升，分服。

【病案舉例】

朱××，男，58 歲，1987 年 3 月 2 日初診。患氣管炎10 餘年，冬重夏輕，四季均有發作。近幾年來經常出現低熱，最近喘咳胸悶，難以平臥，咯黃色黏稠痰，量多，口乾欲飲，舌淡，苔黃膩，兩肺呼吸音低，左肺有羅音，胸透見兩肺紋理增粗。診斷為慢性氣管炎，肺氣腫，中醫辨證為痰熱壅肺，用清熱化痰的二竹湯治療。服 3 劑熱退痰多，又服 5 劑咳喘減輕，痰易咯出，諸症消失。繼用 5 劑加蛤蚧散鞏固療效。

4. 溫陽祛痰湯治寒痰

寒痰的特點為痰多、色白、質稀，寒痰的生成是由於脾腎陽虛，寒濕內停。其臨床表現為吐痰清稀，口中自覺有冷氣，身寒手足不溫，大便溏瀉，舌淡，苔白滑，脈沉等，用自擬溫陽祛痰湯。

溫陽祛痰湯

【組成】附片 10 克　仙靈脾 10 克　補骨脂 12 克　黃芪10 克　陳皮 6 克　半夏 6 克　茯苓 10 克　甘草 6 克

【用法】先煎附片半小時，再煮其他藥，煎至 400 毫升，分 2 次服。

【病案舉例】

張××，女，60 歲，1989 年 3 月 1 日初診，有慢性咳嗽病史 10 餘年，氣急、氣促、氣悶間斷性發作，每年冬天加重。近半月咳嗽陣發，咳甚氣急不能平臥，痰多色白為泡沫，易咯出，每日咳痰半茶缸（600～800 毫升），口乾欲飲，畏風怕冷。患者每到秋冬，怕風進鼻孔，疲乏無力，大便溏瀉，西醫診斷為慢性氣管炎。中醫辨證為脾肺陽虛，寒痰壅肺。

用溫陽祛痰湯：黃芪15 克、附片 10 克、補骨脂 12 克、仙靈脾 10 克、陳皮 12 克、半夏 6 克、茯苓 10 克、甘草 3 克，服 4 劑後，咳喘氣急緩解，咳痰量少，又服 5 劑，諸症好轉，連續服用 20 劑鞏固療效，囑病人隔日間斷服 5 劑。1989 年 12 月隨訪，言堅持服用 10 個月，冬天咳喘比往年輕。

5. 急性子湯治氣痰

氣痰的特點為痰滯於咽喉，形如敗絮，或為梅核，咯不出，嚥不下，胸膈滿悶，用急性子湯治療有出奇制勝之效。

急 性 子 湯

【組成】急性子 30 克　半夏 12 克　元參 12 克　麥冬 15 克　蘇子 12 克

【用法】涼水泡 1 小時，煎至 300 毫升，分 2 次服。

【病案舉例】

李××，男，32 歲，某市木器廠會計。

1982 年 8 月初診，平素喜歎息，因工作不順心，申請調動工作 1 年餘，事與願違，經常咽部不適，有痰塞咽，吐不出，咽不下，咽乾易咳，自己懷疑食道癌。食道造影正常，請醫生治過幾個月，服中藥 100 餘劑，近日加重，來診時症同前，舌淡，脈弦滑，用急性子湯 10 劑後，諸症消失，不再覺得咽部不適。

6. 清燥湯治燥痰

燥痰的特點是痰乾結澀而咳出，色黃，咳出如米粒，喉癢，潮熱，舌乾少津，苔白，其發生於久痛傷陰，或遇燥氣傷肺，用清燥湯治療。

清 燥 湯

【組成】百合 30 克　桔梗 2 克　元參 30 克　阿膠 10 克（沖服）　沙參 20 克　麥冬 20 克　地骨皮 20 克　生地

15 克

【用法】水煎 1 小時，去渣取汁，分服。

【病案舉例】

唐××，女，20 歲，1981 年 3 月 3 日初診，肺部拍片診斷為浸潤性肺結核。近兩週來低熱、咳嗽加重，咳痰量少而不易咯出，咳幾聲才咯出如米粒大的小痰塊，夜間盜汗，疲乏無力，咽乾口燥，食慾不振，煩躁易怒，月經不調，舌紅絳，脈細。

中醫辨證為肺熱陰虛，用滋陰潤肺的清燥湯，服 2 劑後口乾舌燥減輕，咳嗽稍好，痰易咯出。繼服 5 劑，熱退煩消，食慾增加，精神好轉，又繼服 10 劑，並配合抗結核藥物治療。3 個月後復查，結核病灶已趨硬結。

7. 桔梗湯治膿痰

吐痰腥臭是指肺部形成膿痰，早在《金匱》中已有詳細記載：「咳而胸滿，振寒脈散，咽乾不溫，吐出濁唾腥臭，久久吐膿，為米粥樣者，為肺痛。」本病主要是感受外邪，風熱邪毒和風寒化熱，蘊結於肺，肺受熱灼，清肅失司，痰熱壅阻，氣慍瘀滯，絡脈損傷，致使熱壅血瘀，蘊結成癰，用桔梗湯治之。

桔 梗 湯

【組成】桔梗 15 克　穿山甲 15 克　蒲公英 30 克　魚腥草 30 克　蘆根 30 克　金錢草 30 克　山藥 12 克　砂仁 10 克　赤白芍 15 克

【用法】涼水浸半小時，水煎 1 小時，煎至 400 毫

升，分 2 次服。

【病案舉例】

桑××，男，35 歲，1990 年 2 月 3 日初診。主訴發燒畏寒，汗出不解，咳嗽咽喉作癢，痰不多，難以吐咯，胸悶隱隱作癢，給予解熱及抗菌治療效果差來診。10 餘天前，身熱、咳嗽頻頻發作。痰色黃為膿液，量多有臭味，大便乾燥，3 日未行，體溫 38℃，胸透可見右第三肋大片緻密陰影，外周密度略淡，中心較深，有 3 公分×2 公分透亮有液平面。診斷為肺膿瘍，痰培養有金黃色葡萄球菌生長。投以桔梗湯治療：桔梗 15 克、蒲公英 30 克、魚腥草 30 克、穿山甲 15 克、蘆根 30 克、金錢草 20 克、瓜蔞仁 20 克、苡仁 15 克、桃仁 15 克。服 5 劑後排出大量的膿性痰，第 3 天熱退，痰少，食慾增加。胸透見膿腔已無水平面，痰無臭味，又繼續服 12 劑，病情好轉。1 個月後復查膿腔已閉合。

【按】中醫之肺癰，即現代醫學多種病因所引起的肺組織化膿性炎症，為肺膿瘍、肺壞疽、慢性支氣管炎、支氣管擴張併發感染等。

肺膿瘍未形成之前，首先是肺組織炎症，局部充血，肺泡中有滲出液，炎症進一步發展，產生肺泡組織潰瘍，從而痰量增加，而且為膿性，肺膿腫與支氣管相通，膿痰便從支氣管排出。常出現痰熱壅肺證，根據「有膿必排」的理論，採取桔梗湯治療，使膿迅速排除。

我們治療肺膿腫分為三個階段：第一個階段多由於痰與膿液引流不暢而發熱不退為特點，X 光線片上見膿腔有水平面，以桔梗湯為主可排除大量的膿痰。第二階段膿液

咯出，熱已退，X 光線片顯示膿腔已無液平面，可用清熱解毒、破散膿腔，用葦莖湯加減：葦莖 15 克、苡仁 20 克、冬瓜仁 20 克、桃仁 15 克、魚腥草 15 克、蒲公英 15 克、銀花 12 克、桔梗 12 克等。第三個階段膿液未閉者，用清燥救肺湯治療。

8.消瘰散治痰核

痰核是指無名腫毒，不癢不痛，痰核瘰癧，淺表腫物，乳腺包塊等疾病，用軟堅散結的消瘰散治療。

消　瘰　散

【組成】夏枯草 30 克　土茯苓 30 克　瓜蔞 30 克　龍葵 30 克　威靈仙 15 克　黃藥子 15 克　山慈菇 15 克

【用法】涼水 1500 毫升浸泡 1 小時，煎至 500 毫升，分早晚服。

9.海浮石湯治老痰

老痰指痰少難咳，咯出困難，咯出的痰粘拉絲不易咯淨。常見於慢性重型支氣管炎，年久咳喘，四季發生，有時費很大的勁咳出一點痰，自覺舒服，對老痰用海浮石湯治療。

海　浮　石　湯

【組成】海浮石 40 克　白芥子 20 克　半夏 12 克　瓜蔞 30 克　香附 12 克　五倍子 10 克

【用法】水煎 1 小時，去渣取汁，早晚分服。

10. 溫膽湯治痰濁

朱丹溪說：「痰之為物，隨氣升降，無處不去，痰濁內阻而致氣機不暢，胸脘痞滿，心悸不安，痰濁擾心而致心痛。」根據此症作心電圖提示，心肌供血不足或心律失常，用溫膽湯可改善胸痹而致的冠心病。

溫　膽　湯

【組成】枳實 12 克　竹茹 6 克　陳皮 12 克　半夏 10 克　雲苓 12 克　甘草 6 克

【用法】水煎半小時，去渣取汁，早晚分服。

11. 消核散治痰核流注

朱丹溪說：「結核在項在頸在身皮裏膜外，不知不覺不硬不作痛，多是痰注作核不散。」

劉河間說：「結核火氣熱甚則鬱結堅硬，如果必核也，不須潰發，但熱氣清則自消。」闡明了痰核流注的表現和原因是因火氣熱甚鬱結，結核不散形成的。如核狀物發生的部位在頸、項、臂、身之皮裏膜外，無明顯的紅、腫、熱、痛，治療應消散痰熱。近年來用消核湯治療頸、項、腋下淋巴結核，慢性炎症為臂部、下肢軀幹的滑膜炎。風濕性結節、脂肪瘤等部分消失和縮小。

消　核　散

【組成】勾藤 30 克　地龍 15 克　香櫞 10 克　佛手 10 克　枳殼 10 克　木瓜 10 克　連翹 10 克　赤芍 10 克　桑枝

30 克

【用法】水煎 1 小時，去渣取汁，早晚分服。20 劑為一個療程。

【病案舉例】

雷××，女，30 歲，某煤礦工人。

半年來兩肩背發現十幾個黃豆大的結節，兩臂疼痛，持續低熱，疲乏無力，經某醫院病理切片確診為滑膜炎。用氯奎治療 3 個多月無效，檢查其結節皮色不變，按壓時不痛，手心熱，舌淡，苔黃白，脈弦滑。診斷為痰熱阻滯，經絡瘀結為核。用消核散治療，連服 7 劑，結核開始縮小，又繼服 20 劑後，有的明顯縮小，有的已消失，繼服 30 劑，結核全部消失，隨訪 1 年未再復發。

三、喘

喘指呼吸急促，甚者張口抬肩，喘鳴有聲，難以平臥為特徵的一種疾病。

喘早在《內經》稱為「喘息」、「喘嗽」，在《金匱》上稱為「上氣」、「喘咳」等，並有「咳而上氣」、「喉中有水鳴聲」、「咳逆上氣，時時唾濁，但坐不得眠」之記載。後世醫家觀察更為詳細，認為喘哮有別，「呼吸急促為之喘，喉中有聲者謂之哮」。

對喘證的發生，中醫認為「宿痰內擾」是喘的重要環節，如《病因脈治》云：「哮喘之因，痰飲留伏，結成窠穴，潛伏於內，偶有七情之犯，飲食之傷，或有時令之風寒，束其肌表，則哮喘證作矣。」

支氣管哮喘是一種發作性肺部變態反應性疾病，由於中小型支氣管痙攣而產生一種陣發性喘息。

治療哮喘目前尚無特效療法，為了有效地控制其發作，遵循「急則治其標，緩則治其本」的原則，針對不同的病因和病程，採用不同的偏方驗方治療。

1. 瓜蔞散治療腎虛喘

瓜 蔞 散

【組成】瓜蔞1個（去籽）　附片6克

【製法】將附片裝入去籽瓜蔞內，外用濕麻紙包住，用慢火烤至黃脆，研成細末。

【用法】每次2克，早晚各服1次。連用5個瓜蔞為一個療程。

【按】腎虛哮喘屬腎陰虛，表現虛熱的有心慌，心煩，口乾，手足心熱，腰酸腿軟，氣短乾咳而喘，應加服熟地12克、龜板15克、鱉甲12克、五味子10克、旱蓮草15克，1天1劑。若腎虛表現為寒證，畏寒怕冷，四肢不熱，面色蒼白，冬天喘重，不能行動，一動則喘，加服附子10克、肉桂3克、菟絲子12克、補骨脂10克、鹿角膠30克，每日1劑，連服10天為一個療程。

2. 麻龍杏子湯治療夏輕冬重喘

喘證表現在夏天較輕，冬天發作嚴重，多見支氣管哮喘、慢性氣管炎，應採取冬病夏治方法來控制其冬天發作。

冬病夏治是根據中醫「春夏養陰」、「以灼陽之熱，克制冬寒入侵之疾」的理論。因支氣管哮喘和慢性氣管炎的咳、痰、喘大多數在冬春氣候寒冷突變的情況下誘發，炎熱的「三伏」，酷暑陽氣最盛，也是治病的良機。所用的藥物多屬辛溫香燥之品，同氣相求，以除肺中寒飲伏邪和宿痰內伏，使正氣漸漸恢復，抗病能力增強，從而達到防治目的。經過三伏天的治療，冬天感冒減少、哮喘發作次數減少，發病程度減輕。

　　冬病夏治的方法，在入暑的第 1 天開始使用 3 種方法，連續治療 7 次，間隔 3 天 1 次。

　　（1）**貼敷療法**：① 辛遂洋膏貼敷臍治療氣管炎。② 消咳平膏貼背治療老慢支。③ 消喘膏貼足心治療慢性氣管炎。

　　（2）**針灸療法**：針大椎和用足五針。

　　（3）**內服療法**：服用麻龍杏子湯。在三伏天服用，服 7 劑，隔 3 日 1 次為一個療程。

麻龍杏子湯

　　【組成】炙麻黃 10 克　杏仁 12 克　地龍 6 克　蘇子 10 克

　　【用法】水煎半小時，去渣取汁，早晚分服。在試用本方時，寒證加細辛 3 克、乾薑 6 克、五味子 10 克；熱證加黃芩 10 克、石膏 30 克、全瓜蔞 30 克；氣鬱痰阻加四逆散，柴胡 10 克、枳殼 10 克、白芍 10 克、甘草 6 克。

　　【按】麻龍杏子湯治療支氣管哮喘、過敏性哮喘、喘息性支氣管炎、慢性氣管炎，在伏天集中服用 7 劑，或在

平時發作均可隨症加減使用。選用麻黃、杏仁、地龍、蘇子四味藥為主方，麻黃辛溫宣散，主入肺經，既能開宣肺氣，又能通調水道，有發汗、平喘、利尿之功，用治外邪犯肺、肺氣壅遏的咳喘證效果好。杏仁味苦而性溫，入肺經氣分，苦降潤瀉，兼能辛宣疏散，具有破壅降逆、疏理開通的特點，為喘病之主藥。

杏仁與麻黃兩藥均歸肺經，對於風寒之咳喘證，常相須為用，麻黃升，杏仁降，同用可使肺氣宣降正常，咳嗽喘息自平。蘇子辛溫，主入肺經，性潤下降，善於下氣消痰。凡痰涎壅盛，胸悶氣急，咳喘及氣滯便秘之症皆可用蘇子潤降之性，以寬胸利膈，下氣消痰。地龍性寒降泄，走串通經，又能解痙平喘，四藥合用，降肺氣，調氣機，平喘咳，對實喘為主的喘息發作有出奇的效果。

3. 喘速康治療晝輕夜重喘

喘 速 康

【組成】製僵蠶 30 克　附子 10 克　地龍 20 克　細辛 10 克　麻黃 10 克　蚤休 10 克　甘草 6 克

【製法】用新鮮的牛苦膽 1 枚，在生苦膽的上方用小刀切一小口置入白僵蠶 30 克，用絲線將切口紮緊，以不漏出膽汁為原則。將裝好僵蠶的牛苦膽掛在通風陰涼處 1 個月，取出白僵蠶晾乾或烘乾，與其他藥配伍在一起，研細裝瓶備用或裝入膠囊。

【用法】1 次 3 克，1 日 3 次，或 1 次 4 粒膠囊，1 日 4 次。

【病案舉例】

孫××，男，11歲，1986年2月15日初診。咳嗽、氣喘3年餘，近1年來，以晝輕夜重為明顯的咳喘，反覆性發作。自5歲起，經常感冒，每次均有咳嗽、發熱，輕度氣喘，隨著感冒次數的增多，咳嗽、氣喘漸漸加重，而後就是不感冒也氣喘，以晝輕夜重發作，睡眠很差，影響學習。病後用過青鏈黴素、氨苄青黴素、麻黃素、強的松，雖然能控制症狀，但不能完全控制發作。近5天來，夜間難以平臥安睡來求診。

診見患者面色蒼白，體質虛胖，呼吸急促，舌質胖，苔黃白，脈沉遲，唇紫，兩肺有乾鳴聲、中小水泡音，白細胞 11×10^9 / L，中性54%，淋巴細胞11%，嗜酸細胞9%，診斷為支氣管哮喘。用喘速康1次2克，1日3次，晚上9點多服1次，服藥4天後，夜間哮喘減輕。連服12天後，哮喘已控制，後來1次1.5克，1日3次，連服1個月，隨訪1年來未發作。

【按】為什麼有的支氣管哮喘病人晝輕夜重呢？根據中醫「天人合一」的理論，正如《靈樞·順氣一日分四時》中所述：「春生、夏長、秋收、冬藏是氣之常也，人亦應之，以一日分為四時，朝者為春，日中為夏，日入為秋，夜半為冬。朝則人氣始生，病氣衰，故旦慧；日中人氣長，長則勝邪，故安；夕者人氣始衰，邪氣始生，故加重；夜半人氣入臟，邪氣獨居一身，故甚也。」

根據以上理論來分析哮喘夜間發作的原因，可以解釋為夜半陰中之陰階段時，機體陰盛陽虛，加之哮喘日久，陰虛者較多在夜間，人體氣衰邪盛，故引起哮喘的發作。

偏方治療咳、痰、喘

最近有人研究，人體的腎上腺皮質激素和環磷腺苷的濃度在晝夜有變化，午夜後陰中之陰，濃度最低，腎陽虛的濃度就更低。由此可見，哮喘在夜間發作與腎陰虛和環磷腺苷有關。因此，治療腎陰虛和提高環磷腺苷的濃度可以緩解哮喘的發作。喘速康是根據「天人相應」理論而立方，支氣管哮喘屬於速發性變態反應，發作時有支氣管平滑肌痙攣、支氣管黏膜水腫和分泌物增多，使支氣管管腔變狹窄，從而出現呼吸困難。

喘速康由僵蠶、麻黃、細辛、附子、七葉一枝花等藥組成，僵蠶止痙平喘，能提高體內腎上腺皮質激素水準，有抗過敏止喘的作用；附子溫腎補陽，能提高環磷腺苷的水準；麻黃能提高細胞內環磷腺苷的濃度，緩解痙攣，減少氣管黏液水腫，減少氣管分泌物，止喘迅速；地龍平喘，有擴張支氣管的作用。細辛溫肺化痰，有麻醉氣管神經末梢的作用。

4. 金鳴散治哮

哮與喘有別，「哮以聲響為名」，「喘以氣息而言」，哮多為反覆性疾病，發作時，喉間痰涎壅盛隨氣上下滑動，發出類似水雞聲甚至拉鋸聲的痰鳴音，往往有咳嗽而喘，咯痰量多，與慢性反覆的老年慢性氣管炎極為相似，治療用金鳴散。

金　鳴　散

【組成】寒水石 30 克　石膏 30 克　蘇子 12 克　杏仁 12 克　射干 6 克　麻黃 3 克

【用法】先煎寒水石、石膏半小時，再放其他藥共煎煮，去渣取汁，早晚分服。

5.九寶散治喘

喘以氣息而言，喘證發作氣急，氣道因激動呼吸困難而無痰聲，治療以宣肺鎮咳、健脾化痰為主法，用九寶散治療。

九　寶　散

【組成】大腹皮 12 克　肉桂 6 克　杏仁 12 克　桑皮 10 克　紫蘇 6 克　麻黃 6 克　甘草 6 克　陳皮 12 克　薄荷 3 克　半夏 12 克　茯苓 30 克

【用法】水煎煮半小時，分早晚 2 次服。

6.金喘消治療喘息

金　喘　消

【組成】豬肺 1 具　白芨 60 克　紅糖 100 克
【製法】3 味藥入砂鍋內，用水煮熟。
【用法】將肺帶湯水分 3 次食完，連續 3 次為一個療程。

7.蘿蔔汁治急性哮喘

蘿　蔔　汁

【組成】白蘿蔔汁 30 克　豆腐 200 克　飴糖 60 克

【製法】將蘿蔔切碎擰汁,加飴糖和豆腐燉熟。

【用法】分2次吃完。

8. 向日葵盤煎治慢性哮喘

向日葵盤煎

【組成】新鮮向日葵盤200克

【用法】水煮煎,1日數次飲用。

9. 升陷湯治氣陷作喘

升 陷 湯

【組成】黃芪20克　桔梗40克　柴胡15克　升麻3克　知母10克

【用法】水煎半小時,去渣取汁,早晚分服。

【按】本方來源於張錫鈍的《醫學衷中參西錄》,對溫腎補脾、宣肺、降氣、止喘而不應者,應想到是氣陷而喘,氣短不足以息,努力呼吸及喘,用升陷湯治喘有特效。

10. 加味麻杏石甘湯治療咳、痰、喘

加味麻杏石甘湯

【組成】麻黃10克　杏仁10克　石膏30克　地龍10克　蘇子10克　前胡6克　白前10克　甘草10克

【用法】水煎半小時,去渣取汁,1日1劑。分早晚

服。

【病案舉例】

方××，男，49歲，某縣東莊村人，1984年12月8日初診。患者平素有慢性咳、痰、喘症，已達十餘年，這年冬天感冒，即出現發熱重而惡寒，咳喘加劇，咯吐黃黏稠痰，偶爾痰中帶血絲。此次來診因上述症狀加重，症見呼吸急促，唇紫發紺，舌紅，苔黃，脈細滑，兩肺下野有中小水泡音，胸透兩肺下野紋理增重，診斷為支氣管感染，肺氣腫。

中醫辨證為風熱襲表，痰熱阻滯，治用解表散風、清熱化痰、養陰潤燥，擬用麻杏石甘湯加天竺黃10克、瓜蔞20克、貝母10克、白茅根15克、海浮石10克，連服12劑，諸症痊癒，隨訪1年未見復發。

【按】咳、痰、喘、炎4大症，經常出現在急慢性老年性支氣管炎和肺氣腫。由於炎症的刺激，使支氣管壁的黏膜腫脹、充血和黏液增多，同時黏膜上皮處於破壞和修復的動態平衡之中，修復又以鱗狀上皮為主，從而影響排痰的功能。過多的黏液分泌物儲留於支氣管內，妨礙纖毛運動的正常運行，進一步造成阻塞，影響通氣功能，有利於細菌生長。治療支氣管炎的關鍵，一是減少痰液的產生；二是加強痰涎的排除；三是清除咳、痰、喘、炎四大症的反覆出現。

筆者從多年的體會中感到，痰多、咳嗽、氣喘往往是感冒引起的，長期服玉屏風散效果好，而一旦發生了感冒，咳、痰、喘、炎症的出現，立即使用加味麻杏石甘湯，喘息加葶藶子10克、桑白皮10克；熱重加黃芩10

克、蘇子 10 克、魚腥草 15 克；痰稀加車前子 10 克；痰多黏稠加天竺黃 10 克、瓜蔞 10 克；痰咳不暢加桔梗。

在治療咳、痰、喘、炎時，「治咳嗽不離於肺，不限於肺」，「治實必顧虛」，「治虛必顧實」，「實喘治肺」，「虛喘治腎」，祛痰治脾，化痰理氣。支氣管炎雖然有炎症，然咳久必有痰，咳久可致喘，喘可由咳、痰引起。所以，咳、痰、喘難以截然分開，應以兼顧治療為原則。

偏方治療胃腸病

胃腸病是常見的消化性疾病,包括嘔吐、呃逆、急慢性胃炎、胃十二指潰瘍、痢疾、泄瀉、急性腸胃炎、局限性腸炎、過敏性腸炎和慢性非特異性潰瘍結腸炎等疾病。採取用偏方針對性治療才有顯著療效。

1.鮮梨蘸赭石治嘔吐

嘔吐是胃內容物不自主地沖口而出的一種病症,有物有聲為之嘔,有物無聲為之吐,有聲無物為之乾嘔,食而即吐為之反胃。

嘔吐頗為多見,輕者不治自癒,重者常纏綿數日、數年不止,治療亦甚棘手。原因為臟腑失調、肝胃不和、胃氣上逆等,多發生於胃賁門弛緩症、植物神經功能紊亂、慢性胃炎、肝炎及妊娠反應等,西藥用阿托品和嗎丁啉來治療。中藥方劑甚多,如橘皮湯、橘皮竹茹湯、丁香散,但療效尚欠滿意,用偏方鮮梨蘸赭石粉治療可獲出奇之效。

梨蘸赭石方

【組成】梨 500 克　代赭石 60 克

【製法】將一個整梨切成幾塊,代赭石粉碎研細,過

極細籮成粉備用。

【用法】吃一口梨蘸一點代赭石粉，每次半個梨蘸約 10 克的代赭石，1 日 2～4 次，輕者 1 天即癒，重者 2～3 天可治癒。

【病案舉例】

夏××，女，27 歲，1989 年 12 月 12 日來診，因停經 50 餘天，噁心嘔吐半個月，進食必吐，有時嘔吐頻繁，還 吐出綠色苦水。經過鎮靜、止嘔、輸液打針，仍吐不止， 一聞到中藥味即吐。用梨蘸代赭石，1 日數次，吃梨蘸赭 石未嘔惡，1 天後，食慾增加，嘔吐明顯減輕，又繼吃梨 蘸赭石 2 次，精神好轉，睡眠正常，嘔吐症狀完全消失。

2. 橘皮竹茹茶治頑固性呃逆

呃逆之稱噦，是由氣逆上升，出口作聲，聲短而頻， 令人不能自製的一種症狀，多因飲食不節，精神刺激，勞 累太過，或吐利、產後等引起呃逆，其病機張景岳云： 「致呃之由，總由氣逆。」當肝胃虛弱，肝氣橫逆，胃失 和降，或氣滯、痰阻、食積、血瘀等，由於病重時出現呃 逆，多半是病情嚴重或惡化的預兆。

在臨床上多見於胃腸病、腦血管病或術後的病人。呃 逆輕者好治，重者較為難治，用橘皮竹茹茶方可取效。

橘皮竹茹茶

【組成】橘皮 12 克　竹茹 3 克　甘草 6 克

【用法】上藥水煎時加大棗 3 枚、生薑 3 片，煎至 1200 毫升放入暖壺，頻頻飲之。

【病案舉例】

張××，男，49歲，因早期食道癌切除術後5年，最近一個時期呃逆頻繁，早輕午後加重，精神不振，消瘦納差，飲食欠佳，體力衰弱，患者懷疑癌症復發，晝思夜怕，呃逆嚴重，曾服丁香柿蒂湯、旋複花代赭石湯不見好轉。急做胃鏡檢查，見食道黏膜光滑，食道和空腸吻合處黏膜輕度充血，組織未見異常。用西藥嗎丁啉和鎮靜劑硝基安定，呃逆仍然如故，請中醫會診。

試用橘皮竹茹湯代茶，1天喝了1200毫升，頻頻飲之，連服3天呃逆減輕，在午後勞累仍有呃逆，尚感疲乏無力，因久病體虛加人參30克頓服，5天後呃逆全除。

3.九氣粉治胃脘痛

胃脘痛發生的原因很多，雖前人分為氣、血、冷、火、痰、食、蟲、悸等9種，然而起病原因多由於飲食不節，寒濕失度，辛辣刺激，恣意酗酒，饑飽無常而致損傷胃氣而發生疼痛。不論何種原因疼痛，共同病機是氣血凝滯，不通則痛，因九氣粉以通為主，效果良好。

九　氣　粉

【組成】烏梅1枚　大棗3枚　胡椒7粒

【用法】男患者以酒10毫升為引，1次服1劑，女患者用醋5毫升為引服之。

【按】九氣粉在洪洞、襄汾、臨縣、汾陽一帶流傳甚廣，有不少人都會背誦順口溜：「一個烏梅三個棗，七粒胡椒一齊搗，男酒女醋送下去，九種心氣一時好。」有的

農村就備一包烏梅和胡椒，預防有人心口痛、胃口痛。
1963年筆者在襄汾賈崗一帶下鄉，有人送給我這一偏方，
因當時注重西醫，對偏方還不太重視，後來又在呂梁臨縣
訪貧問寒時，遇到一位胃脘疼痛的病人，疼痛得很厲害，
出冷汗，考慮是胃痙攣，因為是出公差，什麼醫療器械也
沒有帶，病人痛在身上，我急在心上，確實束手無策。一
位農民連忙把備好的九氣粉配了一杯白酒讓其迅速服下
去，不到十幾分鐘的時間，病人完全不痛了，當問到什麼
藥時，他就背誦「一個烏梅三個棗，七粒胡椒一齊搗
……」。襄汾縣距臨縣300千米，而這個偏方都知曉，可
見治病效果不錯，很有生命力。

這幾年筆者在治病過程中，遇到不少急性胃炎、胃痙
攣或腸胃炎皆試用九氣粉，都能迎刃而解。對於慢性淺表
性胃炎和胃潰瘍在辨證的基礎上屬胃寒者，作為引藥，可
助基本方的療效。

4. 偏方治療慢性胃炎

慢性胃炎發病率較高，為常見症，素有「十人九胃」
之稱，慢性胃炎以虛寒者多見，所以說胃病為「十胃九
寒」。其臨床表現為慢性反覆性上腹痛，飽悶感，食慾減
退，噁心，嘔吐，噯氣，反酸，腹脹，疲乏無力，檢查時
可發現上腹部彌漫性壓痛。胃鏡檢查胃粘膜充血水腫。

西醫用抗菌素治療，如黃連素、顛茄片、胃得寧及生
胃酮等，也可按虛實寒熱用以下偏方：

（1）理胃散治胃痛吐水

理　胃　散

【組成】香附 30 克　炒二丑 24 克　五靈脂 15 克　檳榔 15 克　沉香 15 克

【用法】將上藥焙乾研細末，每日飯前沖服 10 克。

（2）溫中湯治胃寒痛

溫　中　湯

【組成】良薑 6 克　木香 3 克　吳茱萸 3 克　乳香 3 克　沒藥 3 克　桂枝 3 克　元胡 3 克

【用法】上藥研細末，1 次 8 克，黃酒 1 杯為引。

（3）連蠣湯治胃酸過多

連　蠣　湯

【組成】蒼朮 10 克　陳皮 6 克　吳茱萸 6 克　牡蠣 15 克　黃連 4.5 克　貝母 10 克　烏賊骨 30 克

【用法】水煎 1 小時，去渣取汁分服。

（4）清胃飲治療胃熱痛

清　胃　飲

【組成】大黃 6 克　甘草 3 克　黃連 1.5 克　黃芩 15 克　沙苑子 3 克　石膏 6 克

【用法】水煎 1 小時，去渣取汁 300 毫升，分 2 次服，1 日 1 劑。

（5）百合湯治胃氣痛

百 合 湯

【組成】生百合 30 克　烏藥 10 克

【用法】水煎 1 小時，去渣取汁分服，1 日 1 劑。

【病案舉例】

靳××，女，34 歲，某地區電業局工人。自述胃痛，腹脹，納呆少食，喜溫怕冷，反覆發作 2 年餘，體質消瘦，夜不能寐，每遇憂愁惱怒，胃痛加重，曾用理中丸、吞砂養胃丸、桂附理中丸、黃芪建中湯等，時好時重，胃鏡檢查為淺表性胃炎。最近胃痛加重，自感有一股氣沖至咽喉，在某醫院輸白蛋白和能量合劑及嗎丁啉仍感不適，1 天能食百十克食物，氣上沖咽。擬百合湯治療。

患者見處方上只有兩味藥，懷疑治不了病，後來告其該方是名醫陳修園給皇帝治病的偏方，她一下買了 12 劑，經服用 7 劑後，胃痛減輕，氣上沖咽消失，又繼續服了 5 劑，精神好轉，食慾、睡眠恢復正常。

【按】百合湯載於陳修園《時方妙用》、《時方括》兩本書中，陳修園是清朝一代名醫，是為皇帝治病的御醫，他在《時方妙用》中寫到此方：余從海外得來。可見皇宮醫生也能赴民間博採眾方，尋求古訓，集眾人之經驗，著書於《時方妙用》，曾述到百合湯專治心口痛，服諸熱藥無效時亦屬所痛，七情之氣，鬱滯而痛，宜用百合湯有奇效之功。因為熱得清，氣得行，則痛可止。

《神農本草經》中載，百合味平甘，主治五邪氣腹心痛，百合得土金之氣，而兼天之清和，故味甘平微寒，解

利心家之邪熱，則心痛自瘳。陳修園亦強調：「百事合眾瓣成，有百味一宗之象，其色白而入肺，肺主氣，肺主降，氣降則諸氣具調。」百合治心腹疼痛之功，關鍵在於百合入手太陰肺經，能降肺氣，肺為諸氣之總司，肺氣得降，諸氣皆調，且百合微寒能清熱；烏藥辛溫行氣止痛，能疏胸腹邪道之氣，一切痛之屬氣者皆可治。兩藥相配，一涼一溫，柔中有剛，潤而不滯，故對胃部的氣痛、熱痛均適宜。

5. 雞蛋殼散治療胃十二指腸潰瘍

十二指腸潰瘍也叫消化性潰瘍，是一種慢性長期性的良性疾病，主要表現為以腹痛為主，典型的潰瘍性疼痛有4個特點：

（1）性質與程度：疼痛呈燒灼痛，有饑餓感，痛時能忍耐，有時呈劇烈痛。

（2）部位：疼痛在上腹近中線處，十二指腸偏右，疼時可放散於背部和肩部。

（3）節律性：胃潰瘍的疼痛出現和消化與進食的時間有一定的關係。吃飯後 1～3 個小時出現疼痛，漸漸加重，十二指腸疼痛持續在下一餐後才消失。痛時進食或服鹼性藥物方可緩解。

（4）潰瘍疼痛常呈週期性發作，常持續數日和數個星期，緩解後無任何症狀。多發生在春秋季節，工作勞累，精神緊張，暴飲暴食均可引起發作。適當休息，精神愉快，飲食節制，疼痛容易緩解，發作的次數越多，疼痛的症狀逐漸加重。所以，胃潰瘍的病程較長，有幾年到十幾

年。

潰瘍病可併發胃出血、胃穿孔和癌變。

X光線鋇餐造影可發現潰瘍龕影或十二指腸球部變形，胃鏡檢查可區別潰瘍與癌變。

中醫對潰瘍在 2000 年前就有論述。《內經》厥論篇中提到「胃脘痛、腹脹、善噫」；《醫學正傳》說：「胃脘當心而痛，初致病之由，多因縱恣口服，喜好辛酸，恣飲熱酒，復餐寒涼生冷，朝傷暮損，日積月深，自鬱成積，自積成痰，痰火煎熬，血亦妄行，痰火相雜，妨礙升降，故胃脘疼痛，吞酸噯氣，嘈雜噁心，皆膈噎反胃之漸者也。」這些描述不僅與潰瘍病的症狀相似，而且在發病原因上與現在對潰瘍病病因的認識有許多相符之處。

對於潰瘍病的治療，止酸劑用胃舒平，解痙止痛用阿托品、顛茄片，H 受體阻滯劑用西咪嗒丁、雷尼嗒丁、法莫嗒丁等；胃膜保護劑用生胃酮、胃膜素，還有胃必治、胃得樂等，而中藥治療方劑甚多，可辨證性用藥。

我們對十二指腸潰瘍採用癒瘍散治療：

雞 蛋 殼 散

【組成】雞蛋殼 50 克　貝母 30 克　白芨 30 克　烏賊骨 30 克　丹參 50 克　三七參 50 克　元胡 20 克　金鈴子 50 克

【製法】上藥烘乾，研極細粉末，過籮子取粉備用。

【用法】1 次 6 克，1 日 3 次，2 劑為 1 個療程，潰瘍病從發生至癒合需 45 天，連續服 2 個月後 95%的潰瘍可以癒合。

【病案舉例】

卞××，男，40 歲，某鋼廠工人。1987 年 6 月 12 日就診，主訴胃痛 1 年餘，以前鋇劑造影，診斷為胃小彎潰瘍，曾服痢特靈、潰瘍散、泰胃美等療效不佳。上腹部疼痛在飯後 2 小時為甚，泛酸、腹脹為主要表現，又經鋇餐造影在胃小彎處有 1 公分×0.8 公分龕影，胃粘膜粗糙，蠕動緩慢。停用其他藥物，試用癒瘍散，1 日 4 次，每次 6克，服 12 次後疼痛完全消失，20 天後腹脹、反酸緩解，連續服用兩個療程停藥，3 個月後復查，胃小彎潰瘍癒合。

6. 偏方治療痢疾

痢疾為夏秋季節的常見傳染病之一，主要症狀有發熱、腹痛、腹瀉、便膿血、裏急後重。

中醫認為，其病因多由外感濕熱，毒疫之邪，起居失慎，飲食不潔，飲食生冷油膩，在正氣內虛的情況下，導致脾胃不調，大腸傳導失常所致。

痢疾有熱痢、冷痢、噤口痢。熱痢為急性痢疾，冷痢屬慢性痢疾。噤口痢是指痢疾而飲食不納、嘔逆。在治療原則上急性暴痢屬實證，當清熱化濕、調氣導滯、祛邪解毒。慢性久痢多屬虛證，當調補脾胃，並加固澀藥，若虛實相兼，則應清補兼施。

痢疾為常見病、多發病，尤其在農村更為多見。在 20世紀 60 年代、70 年代農村缺醫少藥，為解決民眾之疾苦，筆者曾組織醫療小分隊深入山莊窩鋪，一邊醫病，一邊收集整理治療痢疾的單方、偏方、驗方，邊整理，邊試驗，有效者披露於下，供讀者參考。

（1）止痢湯治療急性痢疾

止 痢 湯

【組成】馬齒莧 60 克　車前草 30 克

【製法】乾或鮮馬齒莧洗淨切碎，車前草乾、鮮均可混在一起，放冷水 1000 毫升，文火煎煮半小時，煎至 500 毫升加適量蜂蜜。

【用法】1 日 1 劑，分 2 次服，痢止停藥。

【按】止痢湯流傳於呂梁山區的石樓、中陽、永和、大寧等縣。如果家庭某一個成員發現腹痛、瀉痢、便膿血，次數增多，把備好的馬齒莧和車前草先煎一鍋，讓全家大小人人喝 1 碗，有病治病，無病防病。

馬齒莧當地人叫瓜籽菜，能化積、消瘀、殺菌、治痢，現代藥理研究證實，本品對各型痢疾桿菌、傷寒桿菌、金黃色葡萄球菌有抑制作用。車前草利水清熱，主治小便不利、水腫泄瀉、痢疾等，現代科學研究證實，車前草對金黃色葡萄球菌、痢疾桿菌有抑制作用，對治療細菌性痢疾有效。

蜂蜜性味甘平，功能和中解毒，滋養緩和。因為蜜性偏膩，故不宜多用，用生薑代替蜂蜜也可。

馬齒莧煮粥，或煎煮車前草加蜂蜜治療痢疾，療效不減。

（2）楊樹穗湯治痢疾

楊 樹 穗 湯

【組成】楊樹穗 5 個

【用法】楊樹穗 5 個水煎服，白痢以紅糖少許為引，紅痢以白糖為引溫服，1 日 3 次，每次 150 毫升即可。

（3）大蒜紅糖飲治赤白痢疾

大蒜紅糖飲

【組成】獨頭大蒜 1 枚

【用法】將大蒜搗碎用開水浸泡 2 小時，濾過加入紅糖 60 克，分 2 次空腹服下，連續用 3 枚大蒜即癒。

【按】大蒜治療細菌性痢疾已成通論，日本、前蘇聯推薦人人每日吃 2～3 瓣大蒜，旅遊觀光者必攜帶幾枚大蒜。大蒜能殺蟲解毒，行滯氣，去寒濕，通竅辟惡，有較強的殺菌作用，對痢疾桿菌有較強的抑菌作用。

（4）二連湯治噤口痢

二　連　湯

【組成】黃連 10 克　蓮子 10 克　人參 6 克　白頭翁 10 克

【用法】水煎 1 小時，去渣取汁 300 毫升，分 2 次服，1 日 1 劑。

（5）消痢散治膿血痢

消　痢　散

【組成】白頭翁 20 克　黃連 20 克　黃柏 12 克　秦皮 15 克　銀花 12 克　赤芍 15 克　丹皮 12 克

【用法】水煎半小時，去渣取汁 200 毫升，分 2 次分服。

（6）阿龍湯治休息痢

阿　龍　湯

【組成】阿膠 10 克　龍骨 15 克　黃連 10 克　艾葉 3 克

【用法】水煎 1 小時，去渣取汁，分服。

（7）烏梅冰糖方治慢性痢疾

烏梅冰糖方

【組成】烏梅 10 克　冰糖 15 克

【用法】水煎 500 毫升，濃煎熱服，頻頻飲服。

【按】烏梅冰糖煎劑能養陰生津、固澀止痢，適應於慢性痢疾遷延不癒、口乾津傷等，但對痢疾初期、濕熱內留者不宜選用。

（8）白頭翁湯治療阿米巴痢疾

阿米巴痢疾是阿米巴原蟲引起的腸道傳染性疾病。中醫對此病有系統的論述，其病因病機是感受暑濕，濕熱疫毒之邪侵於腸道而濕熱蘊邪，阻滯氣機，氣血不和而成熱疫毒痢。

白頭翁湯能清熱燥濕，解毒止痢。其中白頭翁能清血分濕熱、殺蟲、解毒、涼血、止痢，抑制阿米巴原蟲生長，苦參味苦性寒，能除伏熱腸癖。

白頭翁湯

【組成】白頭翁 10 克　苦參 10 克　黃柏 5 克　秦皮 5 克　檳榔 10 克　黃連 4.5 克　山楂 15 克　木香 3 克（沖

服）

【用法】水煎 1 小時，去渣取汁 400 毫升，分 2 次
服。

【病案舉例】

張××，9 歲，1987 年 7 月 2 日初診。

其父代訴，陣發性腹痛，痛則欲便，下赤白痢已四五
天。前 3 天突見腹痛發作難受，下痢赤白黏膜，裏急後
重，量少，日行 9 次，神倦納差，小便短赤，午後發燒。
某醫院診斷為急性痢疾，給予氯黴素、痢特靈，仍下痢膿
血，每日 10 餘次，大便檢查，黏液：＋＋；膿球：＋＋＋；
紅細胞：＋＋＋＋，並查出阿米巴滋養體。追問病史，前幾
天因食不潔之物，使濕邪壅滯胃腸，氣血不和，腐敗為膿
血，發為下痢。用白頭翁湯 6 劑治療後發燒停止，腹痛減
輕，膿血減少，繼服 5 劑，大便 1 日 3 行，黏液便，復查
大便膿球：＋；紅細胞：＋＋；未查出阿米巴滋養體。有效
守方，再服 5 劑，鞏固療效。

7. 偏方治療泄瀉

泄瀉又名飧泄、腹瀉，臨床指大便次數增多，糞質薄
稀，或如水樣，糞中不挾膿血，也無裏急後重感，古稱大
便溏薄者為泄，水樣者為瀉，一般稱泄瀉。其發生與時令
氣候、飲食衛生、情志失調、脾胃虛弱等因素有關，常因
濕盛與脾胃功能失調，以致清濁不分，水穀混雜而下並走
大腸而成。

治療原則為芳香化濕、清熱利濕、消食導滯、扶脾抑
肝、溫腎健脾、固澀止瀉，明代醫家李中梓提出治泄有淡

滲、升提、涼血、疏利、甘緩、酸收、燥脾、溫腎、固澀等 9 個治療原則。

在民間治療泄瀉的方法簡單，經濟價廉，療效可靠，選用常見有效偏方介紹給讀者參考。

（1）五白湯治療泄瀉

五　白　湯

【組成】白朮 30 克　白芍 20 克　白蒺藜 30 克　白茅根 30 克　白頭翁 20 克　雲苓 30 克　土茯苓 50 克　升麻 6 克　車前子 12 克

【用法】水煎 1 小時，去渣取汁 400 毫升，分 2 次服。

【病案舉例】

焦××，女，27 歲，某縣工人。主因腸瘻術後，大便從瘻口不斷溢出，應邀去會診。病者因作輸卵管結紮誤傷，降結腸壞死有 33 公分長不能與直腸吻合，從而作造瘻手術。手術經過順利，72 小時後大便從腹壁瘻口排出，術後恢復良好，第 10 天後，排出稀水樣便夾有不消化的食物，後來吃進什麼排出什麼，有時整片藥排出體外，瘻口像噴泉似的不斷冒出，味臭難聞，體質漸漸消瘦。外科用抗菌素及輸液、輸血，糾正電解質，腹瀉仍在加重。

院長組織專家會診，試用中藥五白湯治療：白朮 30 克、黃芪 30 克、茯苓 50 克、車前子 12 克、白芍 20 克、白頭翁 20 克、白茅根 30 克、白蒺藜 30 克、升麻 6 克，服 5 劑後，大便停止冒出，間隔 3 小時排出。又服 6 劑，排出稀便有時成形，繼服 10 劑精神好轉，食慾增加，大便成

形。

周××，男，48 歲，河南某縣上莊村建築工人，胃病史已有 20 餘年，近來病情加重。1988 年 9 月 6 日，X 光線鋇餐造影檢查確診為十二指腸球部潰瘍，10 月 2 日做胃大部切除、潰瘍曠置術，手術經過順利，2 天後排氣、排便並進流食，恢復尚好。術後第 5 天大便呈稀水狀，日解 5～6 次，診斷為術後併發傾倒綜合徵。經輸液及抗菌素治療，腹瀉不止，請余會診，泄瀉 1 天 10 餘次，為稀水樣挾不消化食物及未完全溶解的藥片，吃藥不到半小時即排出，吃饅頭拉的是麵團，身體消瘦，精神不振，語聲低微，小便量少，舌紅絳，脈細弱。

用五白湯治療，7 劑之後，日行 2～3 次大便呈稀狀，食水量減少，考慮久病體虛，上方加人參 30 克，連服 5 劑後大便成形，飲食正常。

【按】五白湯能健脾益腸、疏肝止瀉、補腎利水、清熱利濕、補益中元，有獨特的療效。對消化不良、完穀不化、慢性腸炎、頑固性腹瀉，用此方均可見效。

本方在山西省舉辦的高級中醫理論班授課時，傳授給學員，他們使用後來信讚揚此方有奇特療效。有位大同市的學生用五白湯治癒 8 年的頑瀉病人，一舉成為名醫。

（2）鍋巴蓮米散治泄瀉

鍋巴蓮米散

【組成】米飯鍋巴 250 克　蓮子 100 克　米殼 15 克山藥30 克　黨參 30 克　雞內金 20 克

【用法】將上藥研為細末，每次 25 克藥粉撒在飯上，

和飯吃下。

【病案舉例】

張××，女，49 歲，某市職業二中學教員。自述大便溏瀉時緩時重 10 餘年，近幾年來五更便溏，病延至今。大便時稀而溏，時水樣，每晨起床即要排便，日行 6～7 次。食寒或油膩，其症加重，完穀不化，食慾不振，食後脹滿，面黃消瘦，舌淡苔白。曾多次 X 光線造影檢查，腸黏膜皮增粗，鋇餐通過緩慢，大便鏡檢無膿球及紅血球，血色素 7 克，診斷為吸收不良綜合徵。

服用鍋巴蓮米散，1 次 30 克，連服 10 天食慾增加，精神好轉，晨便已除，大便由稀變溏。

又服 10 劑，大便由溏變軟，日行 1～2 次。繼服 5 劑，大便成形，面色紅潤有光，精神好轉，為鞏固療效，繼服 10 劑觀察。

（3）車前子治腹瀉

車 前 子 粉

【組成】車前子 200 克

【製法】將車前子研細，過極細籮收粉為藥。

【用法】每次 5 克加紅糖適量溫水服下，1 日 3 次或 2 次，兒童減半，1 日 1～2 次，1 次 1 克。

【按】車前子粉製作方法簡單，療效可靠，止瀉有特效。

有些事物往往如同歷史上千古之謎一般，在人們未破解之前，感到其很神秘，一旦揭開了它的廬山真面目，又覺得很簡單。

1965 年 8 月，筆者去河津下鄉搞四清運動，一進村因為水土不服，有的工作隊員腹痛泄瀉，1 日行 10 餘次。聽說本村老賀有治拉肚子的絕招，說是他老爺爺傳給他的，他配製一包藥麵一吃就好，老鄉傳得很神秘，鄰近的幾個縣方圓幾十公里老百姓有久痢久瀉，幾十年治不了的腸炎，花上幾元錢一吃就好。我們就去買回來幾包，的確很靈，一兩天後大便完全正常。我親自去找過老賀，他總是轉彎抹角不肯告訴我。這幾年在收集驗方時，遇到這樣的人也不少，他們的秘方總不肯輕易告訴別人，他要憑這一方一藥維持生活，這是可以理解的，我總想知道這個方子是怎麼組成的。有的老鄉說，你這一輩子知道不了。

有一年反四舊時，把老賀鬥來鬥去，他總是沒有說出來是什麼藥。難道你能問出來，我嘗了嘗藥味，舌尖試了試藥性也悟不出是什麼藥。

有一天筆者到老賀家吃派飯，在炕上蹴膝而坐，和老賀拉家常，老賀還懂醫學，我給了他個偏方，讓他很好地給老百姓治病解難。筆者突然發現老賀家的炕席沿有幾粒黑藥，很像車前子。

這一下筆者得到啟發，老賀的止瀉藥面是否是車前子粉。回到辦公室想一陣子，一味車前子就有這麼大的效果，究竟和哪些藥配製而成，還是一味一味地研究吧！把車前子研細過籬子成粉，其顏色和味道與老賀給的藥麵一樣，為了試驗效果，我服了 8 片果導造成腹瀉，1 日大便 5～6 次，每 2 天立即服車前子粉 5 克，果然 1 次即癒。

而後筆者用配成的車前子粉治療急性腹瀉和久瀉不止的病人皆有效。

早在兩千年前，我國勞動人民就認識了車前子的食用和藥用價值。《詩經》中就有古代的婦女採集車前子的歌謠，車前子作為藥用首見《神農本草經》，並列為上品。車前子味甘微寒，入肺、膀胱、小腸經，有利水通淋、清熱明目、降壓祛痰等作用。現代藥理證明，車前子含有車前鹼、琥珀酸、維生素 A 和 B，有顯著利尿作用。《本草綱目》中說：「車前子導小腸熱，止暑瀉痢。」車前子150 克、粳米 120 克煮粥可壽親養老。

（4）葛根芩連湯治熱泄

　　熱性泄瀉的症狀腹痛即瀉，便稀為水，色黃綠，氣味臭穢，小便短赤，心煩口渴，舌紅苔黃，脈數，可用葛根芩連湯治之。

葛根芩連湯

　　【組成】葛根 10 克　黃芩 6 克　黃連 6 克　金銀花 10克　白芍 10 克　六一散 10 克　車前子 10 克（另包）

　　【用法】水煎半小時，去渣取汁，分服。

（5）止瀉靈治虛寒瀉

　　久瀉不止，或時瀉時止，便稀稍臭，面色蒼白，四肢不溫，精神不振，舌淡苔白，用止瀉靈治療。

止　瀉　靈

　　【組成】黨參 10 克　黃芪 15 克　肉蔻 12 克　訶子 10克　丁香 12 克　甘草 6 克　茯苓 30 克　陳皮 12 克

　　【用法】水煎 1 小時，去渣取汁，分服。

（6）苡仁煮鍋巴治療五更瀉

五更泄即每至黎明之時，必須要大便，大便稀溏，甚則為水樣，稱為晨泄，俗稱五更瀉。

一般認為腎陽虛衰，不能暖土所致，故歷來用四神丸治療，若不應時用苡仁煮鍋巴方治療。

苡仁煮鍋巴

【組成】苡米仁 60 克　米飯鍋巴 60 克

【製法】將苡米仁和鍋巴放入鍋內同煮，待苡米仁煮熟即成稀粥，煮時不放食鹽。

【用法】每次 1 碗，1 日 3 次，口服苡仁粥時禁腥辣、油膩和黏食。

【病案舉例】

韓××，女，43 歲，工人，1988 年 8 月 23 日就診。患五更瀉已 5 年，在某市醫院治療，服用四神丸、參苓白朮散、附子理中湯，效果不佳。每晨 5 點鐘左右，臍下隱痛，腸鳴轆轆，隨即而便，完穀不化，瀉後舒而安。喜溫怕冷，疲乏無力，納少腹悶，身重虛腫，舌淡苔薄白，脈沉細。屬脾腎陽虛，採取苡仁煮鍋巴各 60 克為 1 劑，1 日熬 3 劑，1 次喝 1 碗，1 日服 3 次，連服 3 日後，晨瀉即止，喜告痊癒。

（7）椿根白皮湯治過敏性腸炎

過敏性腸炎屬「腸變應性病」，任何變應性疾病均可招致腹瀉，臨床表現以泄瀉為主，因患者對某種食物過敏，如魚、蝦、蛋類或某些蔬菜，食後泄瀉加重為該病的特點，可用椿根白皮湯治療。

椿根白皮湯

【組成】椿根白皮 30 克　黨參 10 克　草薢 10 克　白朮 20 克　砂仁 12 克　蟬衣 3 克　白蘚皮 60 克　地膚子 15 克

【用法】水煎 1 小時，去渣取汁 400 毫升，分 2 次服。

【病案舉例】

伍××，男，32 歲，1988 年 7 月 4 日初診。

自述去年 5 月份發現腹瀉，飯後腹脹不適，每日泄瀉 5～6 次，在食雞蛋和芹菜後腹瀉加重，便中帶黏液無膿血，無痢疾病史。1 年來用中藥治療無效，查肝功能正常，左側下腹有壓痛，用椿根白皮湯治療，服 10 餘劑，大便 1 日 2 行，腹脹減輕。繼服 6 劑，泄瀉未再發作。吃魚、芹菜再未出現過敏反應。

（8）腸澼消治療慢性非特異性結腸炎

慢性非特異性潰瘍性結腸炎，是一種原因不明的炎症性腸疾患，一般認為發病原因與免疫功能紊亂有關。臨床上以腹痛、腹瀉、黏液性或膿血便為主要特徵，有時有裏急後重、腹脹、納呆、乏力、體重減輕等症狀，屬於中醫「泄瀉」、「痢疾」的範疇。

其病理特點，大便細菌培養，排除痢疾等病，纖維結腸及病理活檢證實結腸有慢性炎症存在。

其治療方法為對症治療，腹痛者用阿托品、普魯苯辛或者用免疫製劑如強的松，抗炎治療用水楊酸氯氮磺胺吡啶等，但治療效果差時可選用腸澼消湯治療。

腸澼消湯

【組成】黨參 15 克　黃芪 15 克　白朮 10 克　炒扁豆 30 克　赤芍 10 克　元胡 10 克

【用法】水煎 1 小時，去渣取汁 300 毫升，分 2 次服，連續服用 45 天為一個療程。

【病案舉例】

蔣××，男，49 歲，1989 年 7 月 12 日初診。腹瀉綿延 7 年餘，反覆發作，近 3 個月來腹瀉加重，日行 4～5 次，臍周圍疼痛，瀉後痛減，大便稀薄，完穀不化，納呆少食，體瘦疲乏，皮膚粗糙，小腹下墜。舌淡紫暗，舌下靜脈瘀血，用益氣活血的腸澼消湯治療，連續服 20 劑後，症狀逐漸減輕，食慾增加。又服 10 劑，內窺結腸鏡檢查炎症損傷程度減輕，損傷面積縮小，大便檢查，黏液＋，腸澼消湯仍需繼續服用。

（9）細辛荷葉湯治療頑固性腹瀉

在慢性腹瀉患者中大多由過敏性腸炎、局限性腸炎、慢性痢疾、慢性非特異性潰瘍性結腸炎等疾病引起。治療時多用黃連素、地塞米松、普魯卡因灌腸，中藥雲南白藥、錫類散、生肌散各 1 克混合溶於溫水中灌腸均有一定的療效。但有的慢性腹瀉，遷延數日、數月、數年、十幾年，久治無效。我們在 20 餘個偏方中選擇了細辛荷葉湯治療頑固性腹瀉。

細辛荷葉湯

【組成】細辛 5 克　荷葉 6 克　附子 10 克　黨參 15 克

黃芪 15 克　炒白朮 15 克　炒扁豆 15 克　烏梅炭 30 克

【用法】水煎 1 小時，去渣取汁 400 毫升，分 2 次服。

【病案舉例】

魏××，男，40 歲，1987 年 9 月 28 日初診。患者 4 年前無明顯誘因而發生腹瀉，大便稀挾有黏液，1 日行 12 次之多，伴有腹痛，呈反覆性發作，下墜感明顯，經纖維結腸鏡檢查診斷為慢性非特異性潰瘍性腸炎。經用水楊酸氯氮磺胺吡啶 1 克，1 日 4 次，慶大黴素、錫類散、激素等藥治療，收效甚微。

近 3 個月來，症狀逐漸加重，大便 1 日行 20 餘次以上，有時達 30 次之多，大便稀薄，完穀不化，腹部隱痛，喜溫喜按，少腹下墜，肛門不收，面色蒼白，喜熱怕冷，納差少食，形體羸瘦，舌淡而胖，苔白，脈細，曾服中藥達 200 餘劑，還用過西藥，灌過腸，經過十幾位醫生治療。所用的藥能背誦 20～30 種，一見處方就知道什麼藥吃過，哪些藥從沒用過，甚至他都懂益氣健脾、溫中散寒、利水化濕、固澀止血等治療大法，像附子理中湯、桃花湯、少腹逐瘀湯、痛瀉要方、四神丸是由什麼藥組成的都能說個八九不離十，真是久病成醫。

對這樣的久瀉，仍按傳統的治療不可能取效，因而試用偏方細辛荷葉湯治療。10 劑後，諸症漸漸好轉，大便 1 日 10 餘次，因為服後仍感身冷，以少腹為甚，偏方中其他藥都用過，只是細辛和荷葉很少用來治泄瀉，服完後有效果，他私自把細辛加到 10 克、荷葉加到 10 克，又服了 6 劑，症狀明顯好轉。

偏方治大病合編

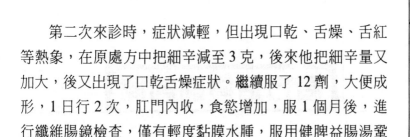

第二次來診時，症狀減輕，但出現口乾、舌燥、舌紅等熱象，在原處方中把細辛減至 3 克，後來他把細辛量又加大，後又出現了口乾舌燥症狀。繼續服了 12 劑，大便成形，1 日行 2 次，肛門內收，食慾增加，服 1 個月後，進行纖維腸鏡檢查，僅有輕度黏膜水腫，服用健脾益腸湯鞏固療效。

【按】細辛荷葉湯治療頑固性腹瀉的確能藥到病除，對於頑固脾虛致瀉，病久脾腎陽衰，火不生土，清氣下陷，則瀉無變，完穀不化，肛門不收，在初期用健脾溫腎、升提中氣之法，不應效者，可施用細辛荷葉湯方可奏效。重用細辛可引藥入腎，同時又激發腎陽，有利於驅逐陰濁之邪。荷葉可助升麻提升之功，兩藥協同脾腎日復，水穀得以腐熟，清氣得以上升，則瀉下而癒。

（10）百合運氣湯治痛瀉

腹痛即瀉，常因情緒緊張和憂思惱怒而發作或加重，腸鳴矢氣多，腹脹攻痛，瀉後痛減，反覆發作，大便檢查有少量黏液無膿血。

西醫多診斷為慢性腸炎或腸功能紊亂，在治療時用甘油磷酸鈉、地塞米松、複合維生素 B 各 1 支，肌肉注射，方能獲效，中藥百合運氣湯可獲佳效。

百合運氣湯

【組成】百合 100 克　石榴皮 15 克　罌粟殼 12 克　益智仁 30 克　烏藥 20 克　訶子 10 克

【用法】水煎 1 小時，去渣取汁，分 2 次服。

偏方治療關節痛

　　關節痛是臨床最常見的一種症狀，發病率很高，若得不到及時而正確的治療，久而久之，關節畸形、強直或留下其他後遺症，嚴重的影響患者的身體健康，因而研究治療關節痛是一項非常有意義和有價值的工作。

　　引起關節痛的原因很多，西醫認為受到細菌感染、變態反應、外傷、機體代謝紊亂等原因都會引起關節疼痛。

　　中醫認為關節痛統屬於痹證，「痹」就是閉塞不通的意思，詳細地說，外邪侵襲人體肌肉經絡，留滯下去，使氣血運行不暢而引起關節痛。

　　秦景明先生對痹的論述中講道：「風痹之因或正氣不足，或病人體虛，或饑餓勞役，風邪侵之，則風痹作矣。寒痹之因，營養不足，衛外之陽不固，皮毛空虛，腠理不充，或中寒冒雨，露臥當風，則寒邪襲之，而寒痹作矣。濕痹之因，或身居卑濕，濕氣襲人，或中風冒雨，濕留肌肉，內傳經脈，或雨濕之年，起居不慎而濕痹作矣。」

　　這一段論述說明對關節痛很早就有明確認識。「風」、「寒」、「濕」是痹證的原因。而痹證形成關節疼痛，當關節受到損傷時，局部氣血運行阻滯，氣滯血瘀，脈絡不通，不通則痛。

　　因而治療時不管傳統的中醫中藥方劑還是應用偏方，

總的治療原則是治血行氣、通經活絡，促使局部的氣血通暢，通則不痛，「通」是治療關節痛的大法。

關節疼痛是疾病，有風濕性關節炎、類風濕性關節炎、骨關節結核、骨質增生性關節炎、化膿性關節炎、痛風、大骨節痛、骨關節周圍炎、損傷性關節炎等。雖然疼痛是一個共同的表現症狀，但發病機理和原因不同，所以得出的診斷結果和治療措施各異，因而在治療關節痛時，所用偏方也不相同。

在治療的實踐中，我們創造與研究了大量的有效偏方，經搜集、整理、歸納、分類，以適宜臨床應用。

一、偏方治療風濕性關節痛

風濕性關節炎是以大關節痛為主，本病以青年為主，有反覆發作的規律，風濕發病的原因與鏈球菌感染有關，但鏈球菌並不直接感染到關節上，而是一種變態反應。這種關節疼痛不會產生嚴重的關節畸形。

中醫認為風濕性關節炎屬於痹症，腠理空疏，衛陽不固，風、寒、濕邪乘虛侵襲，感受風邪為主，稱行痹；感受寒邪為主，稱痛痹；感受濕邪為主，稱濕痹；若風、寒、濕邪之氣，鬱久化熱，稱熱痹。

風濕性關節炎疼痛的表現，以肢體關節疼痛為主，以遊走不定為特點，並發生在腕、肘、踝、膝大關節為多見，和中醫的風痹相似。

風濕性關節炎在急性期疼痛好治，而熱除後的疼痛就比較難治。陳先生的痛痹散治關節疼痛頗有效果。

痛痹散膠囊

【組成】馬錢子 10 克　麻黃 20 克

【製法】麻黃和馬錢子放入冷水 500 毫升中煎 1 小時，把麻黃棄去不用，而僅取馬錢子製作粉劑。

馬錢子的炮炙方法：取沙子置於鍋內，先把沙子炒熱加入和麻黃一起煮過的馬錢子，炒至呈深黃色並鼓起，取出馬錢子，刮去毛，研末製成粉劑。

馬錢子的另一種製法是油炙法：把用麻黃煮過的馬錢子刮去皮毛、微晾，切成薄片，取麻油少許，置鍋內燒熱加馬錢子片，炒至微黃色，取出放涼，研成細末。

將製成的馬錢子粉裝入膠囊，一個膠囊裝 0.3 克粉劑。

【用法】第一、二、三天，每日 2 粒，用黃酒或白開水 1 次吞服；第四天改為每日 3 粒，1 日 1 次；第五、六天，1 次 4 粒，1 日 1 次，晚上服。

【注意事項】

①服馬錢子膠囊時多飲水。

②馬錢子含有番木鱉鹼，有一定毒性，必須嚴格按馬錢子去油法來製作，不能多服或誤服。

③服後若出現頭暈或抽搐，速服安定 2 片，即可有效。

【按】偏方痛痹散膠囊是我科陳老大夫長期研究的一個偏方，他學識淵博，治學嚴謹，精通中醫經典《內經》、《金匱》、《本草綱目》，擅長於痹證的治療，他對風濕性關節痛、類風濕性關節痛，特別是劇烈性疼痛的關節炎有獨特的療法。

這些患者若服了加工製成的痛痺散膠囊，就可在很短的時間內減輕症狀，他用馬錢子靈活自如，他善於用偏方而不離開中醫的辨證施治，對症施藥，療效可靠。

陳老先生治療關節痛的基本方是兩味藥，即：絡石藤30克、炙馬錢子0.3克沖服。在基本方的基礎上隨症加減煎服，肘關節痛用絡石藤30克、桑枝100克、桂枝10克、羌活20克、炙馬錢子0.3克沖服；膝關節痛用絡石藤30克、牛膝30克、防己15克、獨活15克、炙馬錢子0.3克沖服；腰關節痛用絡石藤30克、女貞子15克、炙馬錢子0.3克沖服；麻木性痛用絡石藤30克、五加皮20克、豨薟草20克；關節劇烈性疼痛用絡石藤30克、威靈仙20克、徐長卿20克、白毛藤20克、炙馬錢子0.3克沖服；熱性關節痛用絡石藤30克、忍冬藤20克、石膏40克、虎杖30克、炙馬錢子0.3克沖服；冷痛用絡石藤30克、川烏6克、草烏6克、紅花15克、炙馬錢子0.3克。

以上是陳老的多種經驗秘訣，難能可貴，在使用活血藥、蟲類藥上尤為巧妙，在辨證的基礎上加減，但在煎服藥基礎上加馬錢子，1日0.3克裝入膠囊，使用進了一步，對減輕胃腸道反應和加強止痛作用，可謂陳老的一絕。

【病案舉例】

張××，女，28歲，1987年3月5日初診。患者經常反覆性感冒，感冒僅嗓子痛，扁桃體腫大，後來反覆性下肢關節疼痛，呈遊走性串痛，有時左膝、有時右膝，痛時紅、腫、熱、痛明顯。服用布洛芬和強的松可以緩解症狀，近日來右膝關節腫大，影響走路來診。

化驗：白血球總數 1.2×10^9/L，血沉60毫米／小時，

投以風濕基本方，絡石藤 30 克、忍冬藤 20 克、石膏 40克、牛膝 30 克、細辛 6 克、威靈仙 20、徐長卿 20 克、炙馬錢子 0.3 克沖服，繼服 10 劑後疼痛完全消失。繼用中藥鞏固治療，3 個月後復查，關節疼痛再無復發。

二、偏方治療類風濕性關節痛

　　類風濕性關節炎又稱萎縮性關節炎、風濕性關節炎，是一種有關節炎性變化的慢性疼痛性疾病，可侵犯滑膜、軟骨、韌帶、肌腱、骨組織等，最後引起關節僵硬和畸形，並出現骨與骨骼肌肉萎縮的症狀。

　　類風濕性關節疼痛的發生原因至今尚不明確，因為有一種化驗抗鏈「O」滴度增高與風濕性關節炎相似。鏈球菌感染引起的變態反應，是類風濕關節炎的一個簡單原因，有人發現類風濕關節痛在婦女懷孕期可以自癒，也很少發病。因此，用激素治療有特殊效果。

　　中醫認為本病屬於「著痹」的範圍，多由風濕性邪氣乘虛侵入機體，風、寒、濕鬱久化熱，留滯經絡，閉塞不通，日而久之，肝腎虧損，筋骨失於濡養，以致關節僵直變形。

　　類風濕性關節疼痛，多發生在小關節，以手指關節多見，常呈梭形腫大，指、趾、腕、肘、髖關節等少數也有發生，常為對稱發作。開始手足麻木刺痛，以後關節疼痛僵硬，關節漸漸腫大，日久關節附近肌肉萎縮。

　　病情呈緩慢漸進性進展，全程可數年，時輕時重，一次發作後可數日、數年無症狀，日後再反覆發作，最後進

入慢性發展過程，引起關節畸形、僵硬不靈活而成殘廢。因此，類風濕性關節痛的治療是一個嚴肅而認真的問題，只要疼痛能夠控制，即可延緩關節畸形的發生。

為了探求治療類風濕性關節痛的有效偏方，筆者曾到過東北、黑龍江，南下廣州，親自拜見過類風濕病專家王兆銘教授、跟隨山西醫學院知名老中醫顧兆農教授抄方實習。並專訪農村醫生及深入山莊臥鋪、深入民間搜集整理了 20 餘個偏方，而後一症一方地歸類，一症一方地試驗，把確實有效的偏方、秘方披露如下：

1. 玄駒粉膠囊治類風濕關節炎

玄駒粉膠囊

【組成】玄駒 45 克　狗骨粉 45 克　細辛 15 克

【製法】將玄駒、狗骨粉曬乾，或用烤箱烤狗骨後研細粉，再加細辛研細，過細籮子取極細粉，裝膠囊，一個膠囊裝 0.3 克粉劑，備用。

【用法】1 次 5 粒，1 日 3 次，開水送下。

【按】玄駒俗稱螞蟻，有紅、黑螞蟻兩種。玄駒指大螞蟻，早在 2000 年以前，我國勞動人民就認識到玄駒有壯腎益骨的作用，近幾年來，用現代科學的手段研究發現，螞蟻含蛋白質極高，含有人體所必需的 27 種氨基酸、糖、脂肪、維生素和各種微量元素，如含鋅、銅、鎂、鉻都十分豐富。大黑螞蟻液中有一種廣譜的免疫機能增強劑，可提高非特異性免疫，增強抗體液免疫能力，這就是大螞蟻能治療類風濕關節痛的作用機理。它有類固酮及激素的作

用，而無激素的副作用。

玄駒粉能治療類風濕性關節炎，這一秘方是解放軍2884部隊一名叫閻青仁的戰士傳來的。他說是一位林業工人告知的。

在大興安嶺一帶，老百姓早就用大黑螞蟻治療關節炎，有的用其泡酒飲之，有的把螞蟻碾成粉加開水服之。有的配中藥補骨脂、千年健、細辛、桑枝等藥煎煮服之，後來有人把大螞蟻和狗骨粉及細辛配合成粉治療關節炎效果很好，由此流傳開來。

大螞蟻在松樹根下相當多，有時一窩就可挖到500～1000克。有的人每年都要挖一大包，防病治病，大螞蟻配狗骨粉及細辛，筆者曾試用於一批類風濕嚴重的患者，治療很有效，療效率在80%以上。

2. 追風藥酒治類風濕性關節痛

追 風 藥 酒

【組成】草烏10克 川烏10克 金銀花10克 蒼朮10克 烏梅10克 伸筋草10克 羌活10克 懷牛膝10克 乳香10克 甘草10克

【製法】以上諸藥裝入瓷壇內加入糧食白酒500克，密封壇口，埋入黃土地下，第7天取出。

【用法】每次服半盅，早晚各1次，若無不適可逐漸加量，早、晚各一盅，若有不適可減量。

【按】此方來源於山西省著名老中醫、山西醫學院教授顧兆農教授。他一生勤學好問，在治病時總要問一問過

去患過什麼大病、用什麼方法治好的，你們一帶最流傳什麼偏方。他從病人那裏搜集了不少單偏驗方，他告訴我，書本上的學問一看就明，容易索取，而由實踐的秘方、偏方取得有效的方子，輕而易舉地傳給你就不那麼容易。追風藥酒是他從一位病人手中所獲，但原方藥味複雜，製作煩瑣。顧老根據他個人經驗和反覆臨床實踐，擬定了現在的追風藥酒。

他使用此方20餘年，屢獲卓效，在使用一般治療類風濕性關節痛的方藥無效時，可配製追風藥酒，常常顯示出奇效，確係是治痹證的一個良方。

顧教授還講了追風藥酒的六大注意事項：

① 製藥時，一定選用糧食酒，其他酒類配藥效果差。

② 服藥過程中，壇口應加蓋，藥渣宜繼續泡酒中。

③ 藥酒用量，因體質關係及能否飲酒，用藥懸殊，一般宜10～20滴，漸次加量，每次最大量應以一小盅為限。

④ 一般病人服藥酒後，胃脘和全身出現熱感，不必處理，順其自然。若素有胃脘痛的病人，用藥後胃脘灼燒，可減少藥酒飲量，或加20倍的水稀釋藥酒的濃度，於飯後服藥，此法可減少上述弊病。

⑤ 服藥酒期間，若發生新的疾病，可即刻停止服酒，待新疾治癒，方可繼用治關節疼痛。

⑥ 本方藥酒偏熱，冬末和春秋服用最好，如果初劑有效，到來年的冬時再服用，可謂根除痼疾的秘方。

【病案舉例】

張××，男，32歲，某縣煤礦工人，1990年7月2日入院治療。前一年3月因感冒後疲乏無力，身體日漸消

瘦，有時發燒，雙手指關節麻木刺痛，按感冒治療效果較差，在某醫院檢查為類風濕因數強陽性。8月份發現雙手中指尖節呈梭形腫大，左手腕屈曲受限，疼痛嚴重。於1991年5月份住某醫院類風濕專科治療，經治兩月，手指關節僵硬不靈活，後轉來本科治療。入院後服用玄駒粉膠囊伴服追風藥酒，另加服陳氏風濕方，1日1劑，月餘後疼痛減輕，恢復正常。

3. 外搽止痛散治類風濕性關節炎

外搽止痛散

【組成】生川烏30克　生草烏20克　天南星30克　生半夏30克

【製法】上藥共研細末，浸泡於50%的白酒約0.5千克酒中。

【用法】用藥酒搽疼痛的關節處。嚴重疼痛時搽用效果較好。

4. 熨風散外敷治療類風濕

熨　風　散

【組成】羌活10克　防風10克　白芷10克　當歸10克　肉桂10克　細辛10克　白芍10克　吳茱萸10克

【製法】上藥為1次量，研細末，用赤皮蔥240克，搗爛後與上藥末和勻，用醋炒熱，用布包住，熱熨患處，每日2次，連用5天。

三、偏方治療骨關節結核痛

骨關節結核是一種常見病，多發生於兒童和青年，病變可發生在骨和關節，最多見於脊椎，其次見於膝關節、髖關節、踝關節和肩關節等處。

中醫稱其為「流痰」、「骨癆」或「流注」，大多數患者由於先天不足，腎虧骼空，或有損傷，或內寒邪氣乘虛侵入，痰濁欲聚，留於骨骼，氣血失和而致。

發病初期局部腫脹不溫、不紅、不熱，只有輕度疼痛，運動後加重。發生於腰部不能彎腰；發生於膝部，走路跛行。

發病中期，發熱朝輕暮重，病變周圍肌肉萎縮，關節明顯腫脹，在病變周圍形成膿腫，不紅、不腫或化膿後患者皮膚出現一紅點。

發病後期，體質消瘦，面色無華，午後潮熱，口燥咽乾，局部潰敗流膿，夾有絮狀物，日久者瘡口凹陷，周圍皮膚紫暗，形成漏管，久不收口。

現代醫學檢查顯示。血沉在活動時升高，X線檢查，顯示骨質疏鬆，有脫鈣現象，在疏鬆骨質中可能見到一個半透明無骨組織的病灶陰影。

在骨結核中不管早、中、晚期，均可用偏方木根根湯治療。

木 根 根 湯

【組成】木根根 60 克　羊角角 60 克　鹿角霜 15 克

黃芪100克

【製法】用新鮮的木根根、羊角角根、莖、葉、花一起入藥，切短、切碎和黃芪、鹿角霜一起，輕煎20分鐘，煎湯3000毫升。

【用法】把煎好的藥液放入暖壺，在吃飯時以藥代湯1日服3000毫升，連續服1個月為一個療程。若痛減、腫消或腫潰、膿淨、傷口癒合可繼續再服一個療程。

【病案舉例】

賀××，男，21歲，山西省某縣沙堤村人。1962年3月25日上山打柴時突然腰痛，因為不紅不腫也沒有及時治療，後來漸漸腰痛加重，不能彎腰，病情加重，不到半年腰部起了一個疙瘩，不紅、不熱。有一天晚上膿腫破潰流膿，為豆腐渣樣壞死性血性膿液，不能起床，形體消瘦，診斷為腰脊柱結核。

經介紹使用偏方木根根湯：木根根60克、羊角角60克、鹿角霜15克、黃芪60克，1天1劑，煎湯3000毫升，服用兩個月，膿汁排盡，死骨排出，可站立行走，繼服一個月傷口癒合，已能獨立生活。隨訪現在鄉醫院工作。

【按】木根根、羊角角是呂梁山區的大寧縣一帶的土名，根據根、莖、葉、花的形態，與《本草綱目》草本核對，木根根是漏蘆，羊角角是蒲公英。

木根根治療結核已在黃河兩岸流傳，本方來源於大寧縣小馮村郭玉智老幹部，他是從民間搜集而來的。

偏方木根根的來歷有一段曲折的過程，老郭的太太患了腰椎結核破潰二三年。因用鏈黴素出現抗藥性，而且雙

耳也聾了，再也沒有治療的辦法，有一次下鄉在黃河岸邊聽說有位鄉下醫生能治骨結核，經訪親托友，打聽到河沿子有位姓賀的醫生有個偏方能治。老郭就把賀醫生請到家中，讓其看過病人，就和老郭在地裏採集木根根、羊角角五六千克，又讓買鹿角霜、黃芪，按木根根湯的劑量，1天1劑，先用兩個月，遵照醫生囑咐，兩個月他太太真的站起來，能下地活動。

郭玉智深感偏方有奇效，挽救了他夫人的生命。因此，寫了一篇文章，刊登在山西日報上，表揚了賀醫生用偏方治大病的奇跡。從此以後，老郭每年總要採集木根根和羊角角送給結核病人，不管腰脊椎結核、肺結核、骨結核，只要服上一月餘，症狀都會減輕，當地老百姓稱他為「木根根縣長」。

四、偏方治療增生性關節炎

增生性關節炎，又稱為肥大性關節炎，是一種退行性關節痛，常常引起局部疼痛。表現為骨與軟骨增生，有骨贅形成，多發病於中年，女性多於男性，多發生在頸、腰、膝關節等處。

增生性關節為有固定的壓痛點，休息片刻再起來，疼痛更加明顯，但稍活動後感到輕鬆，活動稍多又感疼痛劇烈。對骨關節增生可用骨質增生丸治療。

骨質增生丸

【組成】紅花12克　乳香15克　沒藥10克　透骨草

15 克　穿地龍 15 克　補骨脂 20 克　附子 10 克　川斷 15 克　伸筋草 10 克　丹參 30 克　細辛 6 克　山慈菇 30 克

【製法】將上藥烤乾，碾成細末，過籮子蒸熟，調蜂蜜作丸藥。

【用法】1 次 2 丸，1 日 3 次。

五、偏方治療其他關節痛

關節痛在不同的部位名稱不一，在肘部關節或肩頭，臂不能抬舉，或抬舉受限，俗稱「肩頭風」；痛在小關節稱「瘰節風」；痛在腰部稱「纏腰風」；痛在膝部並腫脹如球形，俗稱「鶴膝風」；痛在足跟稱「足底風」。諸風引起的疼痛難忍，久而久之，關節部分不能屈伸，且腫大，多形成變形性關節炎。

1. 螃蟹泥治肩關節周圍炎

肩關節周圍炎也稱肩頭風，又名肩凝症、五十肩，女性多見，發病後抬舉困難，酸、困、脹、麻、痛，夜間加重，喜歡在肩部捶打，嚴重時難以入睡。用抗風濕藥和藥酒效果也不明顯。若是長期不癒，百方治療無效時，用螃蟹泥貼敷肩部可獲奇效。

【製法】取活螃蟹一個，小的可取兩個，先把螃蟹放在清水中泡半天，待其把腹中的泥排完，取出搗成肉泥待用。

【用法】將搗好的螃蟹泥攤在粗布上，直徑不宜超過 8 公分，貼敷在肩胛最痛的區域。晚上 8 點貼上，第二天

早晨 8 點取掉，疼痛就可消失。

【病案舉例】

范××，女，45 歲，因為肩關節周圍疼痛半年，手不能拿，肩不能舉，平時肩肘劇痛，伸屈不利，尤其是夜間疼痛難忍，常常讓老伴搗上半小時才能入睡。曾口服拔怒芬、優布芬，也服用過中藥，有時好像有點效果，總是不能除根，給予螃蟹泥貼敷肩胛骨痛區，兩次而癒。

2. 五枝煎治膝關節炎

膝關節變形性關節炎，俗稱「鶴膝風」，其痛苦之劇烈，是各種關節炎中所罕見的。此病是青少年飽受風濕之害而形成的，也有因營養不良和氣血俱虛所致者。五枝煎可活血通絡，通血止痛。

【組成】桃枝 30 克　桑枝 30 克　柳枝 30 克　竹枝 30 克　酸棗枝 30 克

【製法】上述五種枝以新枝為好，不能要乾枝，粗細似筷子粗，切成 3.3 公分長短，放水 3000 毫升煎煮。

【用法】煎成的五枝液趁熱放入盆中，讓病人睡下蓋上棉被，不得漏氣，雙膝屈曲，將盆放雙膝之下，讓蒸騰之氣薰蒸膝關節，待膝關節及下肢發汗為宜，約 1 小時左右。一天一次，連續 10 天為一個療程。同時內服中藥及西藥。

【病案舉例】

周××，男，16 歲，山西省浮山縣向水河村人，學生，1973 年 3 月 2 日就診。雙下肢關節疼痛二年餘，已漸進性僵硬，關節腫大，屈伸困難，肌肉萎縮，步行艱難，

跌跛行走，今年 2 月感冒後，再不能動彈，終日不離被褥，時輕時重，反覆發作，關節活動不靈活，僵硬成畸形。經過針灸、按摩、推拿和服三蛇片、獨活寄生湯、大秦艽湯，以及改用激素和阿斯匹林，療效總不滿意。

改用偏方五枝煎蒸薰療法 15 次，疼痛減輕，屈伸好轉，可扶杖行走。

3. 鱉甲散治腰痛

腰痛是一個臨床症狀，它的原因多種多樣，西醫分損傷性、風濕性、退行性、先天性、炎症性、腫瘤性等。還有一些疾病可引起腰痛，如泌尿係疾病。中醫認為腰痛屬濕熱腎虛和寒濕所引起。在治療上西醫有水楊酸製劑、阿斯匹林、保太松、消炎痛、拔怒芬、強的松等藥及理療方法等。中醫有按摩、針灸，以及服用舒筋活血、補腎固精、補氣補血等中藥，均有效果。

但對一些損傷性腰痛、增生性腰痛、勞損性腰痛，採取上述療法不一定療效顯著，經我驗證，偏方鱉甲散療效較佳。

【組成】鱉甲 60 克　杜仲 90 克　牛膝 90 克

【製法】鱉甲焙焦，研末分 6 包。每次服半包，每天服兩次，早晚各服 1 次。杜仲、牛膝用鹽水炒後，煎水分 12 次送服鱉甲末。

【病案舉例】

顏××，男，59 歲，1980 年 2 月 18 日初診，腰痛七八年，痛時向尾骨放散，某醫院診斷為腰肌勞損，曾用中藥、藥酒、按摩、理療仍腰痛如故。彎腰行走時，感頭昏

重著，如棉裹首，夜寐不安，面色無華，體疲，舌胖質淡，苔薄白，脈沉細。給予鱉甲60克、杜仲90克、牛膝90克，鹽炒水煎服為引，內服鱉甲散一週，症狀緩解。繼服未復發。

4. 蜈蛇散治坐骨神經痛

【組成】烏梢蛇 10 克　蜈蚣 10 克　全蠍 10 克

【製法】烏梢蛇去頭、去尾、去皮、去內臟，與蜈蚣、全蠍共研細末。

【用法】每日服 3 克，分 1 至 4 次服下，10 天為一個療程。

【按】首用蜈蛇散治坐骨神經痛 28 例，治癒 19 例（其中服一個療程 14 例，服兩個療程 5 例），好轉 4 例，無效 5 例，少數病人有噁心、嘔吐等反應，改裝膠囊可減少胃腸反應。

【病案舉例】

劉××，女，34 歲，幹部。因坐汽車受寒受累腰痛，左下肢疼痛不能挨地，上廁所還得人扶，不能蹲下，左下肢能伸不能屈，徹夜不眠。在某軍隊醫院治療有好轉，剛出院三天又加重而入院。診斷為坐骨神經痛，停用中西藥，服蜈蛇散三天，疼痛散失，一切活動如常。

5. 馬錢子洗劑治關節痛

【組成】川烏 10 克　草烏 10 克　白芷 30 克　馬錢子 30 克　紅花 20 克　細辛 20 克　麝香 1 克　桐油 500 克　白酒 100 克

【製法】上述藥除麝香後下外，餘藥和桐油放入鍋內，用文火煮沸半小時，再放麝香，同白酒一起傾入藥鍋內，再加蓋煮沸，用紗布蘸藥液，擦洗患部，也可令患部平置藥鍋上，擦洗至皮膚有熱感為度。藥液的溫度以不燙手為宜，溫度低加桐油適量，過高時加白酒，每日揉擦1～2次，7天為1個療程。

【病案舉例】

伍××，男，60歲，幹部，患髖關節痛10餘年，纏綿不休，遇寒加重，疼痛放射於下肢，行走困難，常感筋骨發冷，夏天喜穿棉褲。經多方治療，用藥甚多，療效欠佳。後用馬錢子洗劑，7天痛減，再用第二個療程，疼痛消失，隨訪半年未再復發。

6. 鹿茸酒治足跟痛

【製法】鹿茸10克　配白酒500毫升，放一週後備用。

【用法】每次服10毫升，每天服3次。

【按】足跟痛為常見的老年病，多由外感風、寒、濕引起，現代醫學認為其多屬跟骨增生所致，中醫認為腎主骨，為先天之本。年逾60，腎氣虛，因患骨痹足跟痛。鹿茸補腎主骨，酒活血通經，故有效。

偏方治療脈管炎

　　脈管炎是一種動脈和靜脈同時受累，漸進性、反覆性、週期性加劇的慢性血栓閉塞性血管性疾病。既常見又難治，到了晚期以截肢為治療結果。

　　脈管炎在中醫稱為「脫骨疽」，又稱為「脫骨疔」，也叫「十指零落」。多發病在男性青年和壯年身上，女性也有發病的，只占發病人數的 10% 左右。

　　這種病初起皮膚蒼白，肢體麻木，行走不便，疼痛呈逐漸加劇，肢體壞死、潰爛、瘡面變黑，肢體肌肉萎縮，甚至趾節脫落。因此，古人稱這種病叫「十指零落」，壞死爛者又叫「脫癰」。

　　脈管炎發生的原因是寒冷侵襲、阻滯經絡或寒濕毒邪侵入筋骨，使氣血凝滯，經絡閉塞，氣血不能供養四末而成。四肢末端癰疽久治不癒，毒邪內陷，從而發生脈管炎。脈管炎發生的規律，開始肢體麻木，怕冷喜溫，抽筋疼痛，經脈閉塞，肢體萎縮，皮膚蒼白，有的發紫，指甲變形，進一步發展為指趾端潰爛、壞死、疼痛難忍，皮焦肉黑，指骨壞死。

　　為了使偏方有針對性，把脈管炎分期分型採用內服和外用方法治療。

一、寒濕阻滯型脈管炎

這一型脈管炎畏寒喜溫，皮膚蒼白，肢體麻木，遇冷疼痛，選用偏方通脈散治療。

1.通脈散內服治療寒濕性脈管炎

通　脈　散

【組成】附子 10 克　棉花根 20 克　麻黃 10 克　肉桂 12 克

【製法】上藥用涼水 1000 毫升浸泡，煎至 400 毫升，煎液多時倒出，倒掉藥渣再濃縮煎煮。

【用法】1 日 1 劑。

2.散寒通脈膏外治寒濕性脈管炎

散寒通脈膏

【組成】炒草烏 90 克　煨乾薑 90 克　馬齒莧 30 克　肉桂 15 克

【製法】將上藥共研細末，或摻於膏藥內備用。

二、潰爛、壞死型脈管炎

這一型脈管炎比較嚴重，有紅腫熱痛等炎症性表現，趾骨壞死。患處流膿，氣味惡臭，全身不適，疲乏無力，

苔黃，脈數。

1.透膿解毒湯內服治療潰爛性脈管炎

透膿解毒湯

【組成】二花 150 克　連翹 30 克　皂刺 30 克　細辛 15 克　乳香 10 克　沒藥 10 克　竹茹 6 克

【製法】涼水 1500 毫升浸泡上藥，煎煮半小時，煎至 400 毫升，煎液多時，倒渣後濃縮服之。

【用法】1 日 1 劑，1 日 2 服，連服 30 劑為一個療程。

2.偏方外用治療潰爛壞死性脈管炎

（1）脫腐效靈丹偏方

脫腐效靈丹

【組成】朱砂 10 克　白礬 15 克　皂礬 15 克　食鹽 30 克　水銀 20 克　火硝 30 克

【製法】

①結胎：配好的白礬、皂礬、食鹽、火硝、朱砂研成細末與水銀混合，研至不見水銀把它堆放於鍋中備用，用竹片壓實。將鍋移至火上燒煉，起初鍋中藥物漸漸融化，繼續加火，燒至藥物無活動現象為止，成塊狀，則為「結胎」。

②封口：將丹碗覆蓋於結好的胎上，碗與鍋接觸處，先用浸濕的紙捻條塞緊，並在面上蓋紙條一層，用鹽泥（或用煅石膏末加鹽水調成糊狀封固，因為石膏乾燥硬化

快）封閉碗鍋接封處，使之不漏氣，再用河沙塞實。

③燒煉：在碗中央撒一小撮大米，並壓一塊乾石，先用文火燒30分鐘，同時看碗底大米是否焦黑，若焦黑，說明火候適度，丹已成未焦黑，則應再燒煉，至焦黑為度，離火待冷。

④取丹：除去河沙、鹽泥，拆開丹碗，可見赤丹藥升於碗上，輕輕敲之，使丹藥落下，研末裝口瓶，埋於土下1個月，去火毒後再開始使用。

【用法】根據瘡口的大小，撒在患處；或作成捻條插入傷口內，1日或2日使用1次。

作用：脫腐效靈丹具有化腐、排毒、排膿的作用。對脈管炎已經潰爛，腐肉長期不脫，以及頑固性久治不癒的瘡口有獨特的療效。

（2）生肌通脈膏偏方

生肌通脈膏

【組成】當歸60克　白芷15克　輕粉12克　白朮60克　甘草30克　紫草6克　血竭12克　麻油500克

【製法】先將當歸、白芷、紫草、甘草4味藥入油內浸泡3天，在大勺內慢火熬枯，放白朮、血竭微火化，而後放輕粉攪勻則成膏。

【用法】將藥膏均勻塗紗布上，貼敷患處，或者把脫腐效靈丹摻入膏中效果更佳。

作用：生肌通脈膏具有潤膚生肌，解毒鎮痛，活血通脈，祛腐脫膿的作用。對於新肌增生者暫不必用。

三、偏方治療氣虛型脈管炎

這一型的脈管炎是在寒濕阻絡期當中治療不當，拖延不癒，或潰爛壞死，用寒涼藥偏多，陽虛陰盛，氣虛血阻，久治不癒，瘡口不收，肌肉不長，出現經脈不通，肌肉萎縮，肉芽灰暗，溢膿稀少，舌淡，苔黃白，脈虛無力。

1.益氣通脈湯治療氣虛性脈管炎

益氣通脈湯

【組成】黃芪50克　丹參20克　二花120克　細辛15克　血竭20克

【製法】上藥水泡半小時，煎煮1小時。

【用法】1日1劑。

2.珍珠通脈散治療脈管炎

珍珠通脈散

【組成】珍珠丹18克　乳香30克　沒藥30克　橡皮18克　朱砂3克　冰片0.2克　兒茶10克

【製法】上藥研細末，過細籮，裝瓶封口，備用。

【用法】用鹽水洗淨患處，取適量的藥粉，撒於患處，或用虎骨膏敷蓋。

【病案舉例】

張××，男，42歲，某縣馬家村人，1987年開始發

病，而後左足大拇指和小指頭爛掉，曾在蒲縣醫院治療，在吃藥和打針過程中疼痛仍在繼續，而且足中趾也開始潰爛壞死。就診時檢查左右趾端、大趾、中趾、無名趾端皮爛肉腐，足背紫暗，觸及時冰涼，足背動脈消失。

診斷為閉塞性脈管炎，屬於寒濕阻脈，潰爛壞死型。用偏方通脈散和透膿排毒湯交替使用，早、晚服用通脈散，中午服用透膿排毒湯（兩煎一起服用），連服用通脈散 60 劑，透膿排毒湯 30 劑，外撒脫腐效靈丹，並用生肌通脈膏保護皮膚，經過 60 天的治療，傷口癒合。

蕭××，男，48 歲，某市供銷總社幹部。

患者左下肢脛骨皮膚潰爛 7 年餘，曾經多方治療，而且逐漸蔓延，1981 年在某醫院門診治療，檢查：右足背動脈微弱，小腿前中下部皮膚紫黑、潰爛 6 公分×4 公分，從左足踝關節至足背大拇指腫脹發涼，舌淡，苔黃白，脈沉細，著名中醫專家用陽和湯加減，麻黃 6 克、鹿角霜 12 克、元胡 30 克、熟地 20 克、肉桂 10 克、當歸 20 克等，服藥 6 劑疼減，瘡口有分泌物，瘡口不新鮮。辨證氣虛血阻，潰爛化膿，投以益氣通脈湯和透膿排毒湯交替服用，早晚服用益氣通脈湯，中午服用透膿排毒湯。外撒珍珠通脈散，並用虎骨膏護膚，經過兩個月的治療，潰爛處已癒合。繼服中藥 40 餘劑，右足背動脈跳動，走路時雙下肢及足部已無痛的感覺，隨訪半年再未復發。

賴××，男，39 歲，某縣趙城瓦窯頭村人。1984 年冬到地裏去澆地，下水渠漏水，因在水裏泡的時間過久而著涼，回家後自感右下肢麻木疼痛，過了月餘，右下肢抽筋，酸麻脹困，走一段路，總得休息一會兒才能邁步。到

某縣醫院外科診斷為脈管炎早期，給服四妙勇安湯：黃芪30克、當歸15克、二花30克、甘草10克，服用中藥幾十劑，疼痛不見好轉，來本院讓中醫治療。症見足大拇指尖端赤紅，趾甲增厚，小趾外側有0.5公分的潰爛面，有膿水流出，診斷為脈管炎，潰爛壞死型。給予透膿排毒湯10劑，外用脫腐效靈丹，半個月後膿汁排淨，又囑通脈散和透膿排毒湯交替服用，早晚服通脈散，中午服透膿排毒湯，服20劑後，潰爛面已接近癒合。又繼服益氣活血通脈散藥方：二花100克、連翹30克、竹茹6克、蘇木12克、金錢草30克、細辛10克、蒲公英30克、乳香5克、沒藥5克、地丁10克，共服40劑，肢體完全治癒。

王××，男，28歲，某縣響水河人。

患脈管炎已經3年，因勞累後，下肢感到麻木，間歇性疼痛加重，開始足背出現小黃疱，皮膚發脹紫暗，後來黃疱變黑，左下肢大拇指外側端破潰腐爛，劇痛，傷口流出紫紅色血性分泌物。近期全身發燒，左足面腫脹，皮膚色紅，大拇指與中趾之間潰爛壞死，溢膿味臭，拇趾尖端骨質露出。

急診住院治療，先以大劑量靜脈點滴青黴素，內服透膿排毒湯加減：二花150克、連翹80克、皂刺30克、乳香5克、沒藥10克、細辛6克、竹茹6克、金錢草30克、地丁30克、蒲公英30克、蘇木15克、黃芪60克，連服12劑，發燒被控制，腫脹消退。外用脫腐效靈丹，在膿液腐肉排出後，外撒珍珠通脈散，長肌肉，收潰口，經過3個月的治療，傷口痊癒。

偏方治療淋巴結核

淋巴結核中醫稱之為「瘰癧」，民間俗稱「老鼠瘡」，現代醫學已證實該病由結核菌引起，故名叫淋巴結核。

瘰癧有大有小，小者為瘰，大者為癧，總稱瘰癧。

瘰癧可發生在任何年齡，小至一兩歲的嬰兒，大至七八十歲的老人都可發病，但青少年發病者占大多數。

瘰癧多發生在頸部、腋下、腹股溝等部位，而頸項部為最多見。

發生在項前的屬陽明經為痰瘰；生於項後的屬太陽經為濕瘰；項左右兩側者稱氣瘰；堅硬收縮者為筋瘰；瘰癧成串如串珠狀的叫母瘰。

瘰癧初期局部腫硬如核，逐漸增大難消難潰，即便潰爛，腐肉也很難脫落、瘡口難收、難合，新肉難生、難長，經久難癒。有的長年累月，膿水不斷流出，也有瘡口時癒時潰，給患者帶來極大痛苦。

瘰癧中，推之移動者，無根，屬陽；推之不能移動者，有根，屬陰。隨著精神和抗病能力的差異，陽證可以轉成陰證，陰證也可以轉成陽證。

瘰癧的形成原因有二：一是肝鬱氣滯，肝主木，主筋，與情志有關，憂愁思慮，怒氣傷肝，經絡鬱滯，血燥火盛，筋縮蓄結成核，其核堅硬，大小不一，有頭有陷，

不容易破核；另一個原因，脾為中軸，運化失權，痰濕凝聚而成痰核，起初小如梅李，久而微紅，而後破潰。

瘰癧分三型：結節型、成膿型、破潰型。

一、結節型

此型的臨床表現為結核大小不等，小的像黃豆，大的如雞蛋、拳頭，有的一個結節，有的多個結節，或者結節成串，皮膚色澤沒有變化，不痛不癢，觸之堅硬，推之有的活動，有的不活動，有的病人只感到不舒服，經常不自主地用手摸一摸，不以為然。當結節明顯增大時才到醫院，或請醫生治療。筆者對淋巴結節型搜集了不少偏方，將經過驗證確實有效者披露於下。

1. 消瘰餅治瘰癧

消 瘰 餅

【組成】昆布 15 克　白芍 10 克　白芷 10 克

【製法】以上 3 味藥研細為粉末過籮，和白麵 500 克調勻，做成 15 個餅子。

【用法】每日吃 1 個餅子。

2. 拔瘰散治瘰癧

拔 瘰 散

【組成】新石灰 30 克　銀黝 15 克　黃丹 3 克　礞石

1.5 克

【製法】上藥共研細末，裝滿有蓋玻璃瓶中，千萬不能潮濕，濕了石灰吸收了水分，即可氧化分解，此方就不靈了。

【用法】此散在使用時，用水調成泥狀，敷於核上約 2 毫米厚，上貼濕麻紙三層，用毛筆不時地點水，以不開為度，以不痛為止，反覆貼上 3 天。

根據對 20 例患者的觀察，此方比較靈驗。小的瘰癧貼上 5 天可癒，大的 7 天可癒，對破潰者，不要將泥膏直接貼在瘡面，先貼麻紙一層，再攤藥泥，然後再蓋上三層麻紙，不時用毛筆點水，以不乾為度，待痂自落，不必提前脫痂。

禁忌：敷藥期間嚴禁生、冷、辛、辣食物，忌房事，身體虛弱者，盜汗、失眠、自汗、納呆者，先服人參健脾丸，每次 1 丸，1 天 2 次，連服 1 週，再用此法治療。

3. 大戟煮雞蛋偏方

大戟煮雞蛋

【組成】大戟 60 克　雞蛋 8 顆

【製法】雞蛋和大戟共煮，把雞蛋取出，將雞蛋打破，再煮上半小時，把雞蛋取出備用，大戟殘渣倒掉不必再用。

【用法】1 次吃 2 個煮熟的雞蛋，4 天吃完，連續吃 40 個雞蛋為一個療程。

4. 消瘰丸治瘰癧

消 瘰 丸

【組成】夏枯草 250 克　海藻 30 克　天花粉 30 克　連翹 30 克　生地 30 克　當歸 30 克　元參 150 克　貝母 30 克　海蛤粉 30 克　熟大黄 30 克　桔梗 30 克　硝石 30 克　大青鹽 150 克　薄荷葉 30 克　白蘞 30 克　枳殼 30 克

【製法】上述藥按劑量備齊，混合在一起，放入鐵碾或粉碎機中粉碎為細末，放入盆中和勻，再加入煉製過的蜂蜜作為賦形劑。趁熱與藥粉細末充分混合，攪拌均勻，用手工或製丸機作丸藥，一個丸藥約 3 克重。

【用法】1 次 2 丸，1 日 3 次。

5. 消瘰煙薰治瘰癧

消 瘰 煙

【組成】水銀 2 克　麝香 0.3 克　輕粉 20 克　紅粉 20克　皂刺 20 克　麻黄 10 克

【製法】輕粉、紅粉、麝香分別研細末，皂刺和麻黄再粉碎，加水銀一起合研配煙絲 100 克，或用 1 盒煙捲搓成煙末，用時取 3 克藥放器皿中，點燃放煙，讓患者睡下聞煙味，每晚 1 次，連聞 15 天為一個療程。

【病案舉例】

李××，女，15 歲，某縣倒安古鄉東房村人。1976 年冬發現頸部左側生起一個核桃大的疙瘩，在鄉醫院注射鏈

黴素 40 天，疙瘩越長越大，又連串聚生了 3 個，日漸體瘦，體虛盜汗。

後到縣醫院來就診，經檢查確診為淋巴結核。左頸部有核桃大的 3 個結節，堅硬如石，觸之不能活動，皮色正常。經服消瘰餅，外敷拔瘰散，每晚吸 1 次消瘰煙，結節逐日變小，吃飯增加。約 30 天左右結節全部消失，隨訪 10 餘年再未復發。

張××，女，16 歲，某縣下橋人，本人於 1979 年 12 月初，腋下生了一個雞蛋大的疙瘩，經縣醫院按結核治療效果不佳，故來我處治療。因為家境貧困，想用個偏方治一治，搞到 60 克左右皂角子，用了 3 角錢買了 6 克硇砂，用硇砂和醋把皂角子煮熟，1 次吃 4 粒皂角子，1 天 3 次，吃了不到半個月疙瘩消了一大半，後來又買了 1 劑拔瘰散貼敷了十幾天，腋下淋巴結完全消失了。

【按】看了以上兩個病例，花錢不多，療效很高，可見偏方能治大病。然而中藥方成千上萬，要想得到有奇效的妙方可不容易，真可謂「千方易得，絕方難求」。

中醫中藥是個寶庫，寶庫甚豐，但很多秘方變為私有，不得泄秘外傳，即便傳與後世，也是傳男不傳女，因為女子是外家的人，有的把秘方作為防老護身的寶貝，稱之為「一方吃遍天下」。也有的得方人因為太老了，來不及傳下世，就帶入棺材，可見有錢買不到秘方。

拔瘰散治療淋巴結核確實有效，病例已經證實，不妨用一用、試一試，此方的得來還有一段故事。

在解放前的 1944 年，因山東菏澤縣發生水災，人們逃離家鄉，有位叫任來富的中年人，拖家帶口逃荒來到山西

洪洞。他離開家鄉時，老母親把配好的一包治療老鼠瘡的藥和秘方交給兒子，說也許在路上有用處。當他來到洪洞南李村討飯時，遇上一位中年婦女很熱情，給了他兩個饅頭，他十分感謝女主人。吃著香甜美味的白饅頭，看了一眼女主人，發現其頸部長了一個雞蛋大的疙瘩，他摸了摸口袋裏帶的藥，想給治一治，可是他穿得又破又髒，又不是醫生，怎麼敢說給人家看病呢？因為他十分感激這位女主人，終於大膽地讓其拿一塊新鮮石灰，說管保能治她的病，由於這位婦女治病心切，就找來新石灰，老任轉了幾圈，把藥配好，就給治了兩次，疙瘩明顯縮小了。

那位婦人為了感謝老任，就讓他在李村安家落戶。後來人們都傳說新鮮石灰能治淋巴結核。有的人用石灰治療老鼠瘡還起了泡，哪裡知道秘方會白白地傳出來呢？

後來，任來富土改後搬到臨汾西山枕頭園落戶，1949年冬，來富得了脈管炎，左下肢片狀潰爛，左足大拇指脫骨腐爛，足面流膿腥臭。有的醫生說是脫骨疽，不截肢治不了，但他死也不願意截掉一條腿，就來找到我村的閻玉慶醫生，經給他吃藥、上藥、貼膏藥，兩三個月就治好了。

1953年，閻醫生的表弟患了淋巴結核，吃藥打針，堅硬結節不消、不散、不潰，越長越大，閻醫生看了後說，到河西去找任來富，他有個絕招。任來富見救命恩人來求救，找了一塊新鮮石灰，又拿了一塊礞石和黃丹、銀黝，一邊說，一邊配藥，一點也沒保密，把藥配好了，經過治療，不久痊癒了。

1955年，山西省衛生廳徵集驗方時，任來富還是不願

獻方，可閻老先生已經披露，於是在寫偏方治大病時，我便把它披露於世。

二、成　膿　型

結節逐漸增大，或連串作痛，與周圍組織粘連，壓痛明顯，用手指按壓有波動感，皮膚顏色微紅，全身潮熱並在夜間盜汗，形瘦體弱，精神倦怠，治療這一型的偏方有：

1. 狼毒煮大棗偏方

狼毒煮大棗

【組成】狼毒 60 克　大棗 500 克

【製法】狼毒和大棗煮 1 個小時，取出大棗備用。

【用法】1 次吃 2 枚大棗，1 日 2 次，吃時一定剝去棗皮，飯後服用。

注意事項：吃大棗後若有腹內發熱的感覺，可隔日再吃，沒有任何反應者可繼續吃下去，至膿汁吸收為止。

【按】狼毒煮大棗這一偏方治療膿型而尚未破潰者有一定的療效，曾治療 12 例，其中有 8 例都沒有破潰，而一一都縮小了。但也有幾例沒有效果，反而加重，自潰流膿，而後用其他方法才收口痊癒。

因而告訴讀者，淋巴結核難消難潰，潰後難收難合，用一方是不能完全治癒淋巴結核的。

2. 消瘰白雪丹偏方

消瘰白雪丹

【組成】水銀 30 克　火硝 30 克　白礬 30 克　皂礬 30 克　食鹽 30 克　朱砂 15 克

【製法】按照處方將藥配好混合在一起,研為細末,把水銀均勻地和藥末調在一起,再進一步研細加工,研到不見微小顆粒為宜。把研好的藥末放入罐內作為底罐,再用另外一罐對蓋起來,然後把兩個罐子用鐵絲固定好,用紅土、沙子、黃土和成泥,泥內加少量麻紙調和,將兩罐的介面處用厚泥密封,而後陰乾。

罐泥陰乾後,用大火在火爐上燒約 1 小時,等罐冷卻後去泥,去鐵絲,去掉蓋的罐子,反過來即可見罐子裏粘附一層雪白的丹藥,可用刀子刮下,一般可刮下 15 克左右消瘰白雪丹。

作用:拔毒化膿,破瘰攻堅。對寒性膿腫可化可腐,對腐肉不脫或形成竇道、瘻管有效。

【用法】根據發病的大小來用藥,對有竇道、瘺管形成或堅硬難脫,可搓條使用,而後用消瘰拔毒膏護住瘡面。

3. 消瘰拔毒膏外貼治瘰癧

消瘰拔毒膏

【組成】土鱉蟲 10 克　穿山甲 10 克　皂刺 10 克　血

竭50克　斑蝥10克　麝香2克　虎骨6克　蜈蚣6條　朱砂10克　阿魏10克　乳香10克　沒藥10克　紅花10克　桃仁10克　二花20克　連翹10克　白芨20克　白蘞10克　白芷10克　肉桂10克　大黃15克　麻油500克　廣丹250克

【製法】

①浸泡：把處方當中的藥味按劑量備好，把乳香、沒藥、廣丹、血竭另包，其餘藥物倒入盆內，讓麻油浸沒藥物混合均勻，浸泡8～12小時，使藥物吸油鼓脹。

②熬煉：將浸泡的藥物和麻油一起倒入鍋內，用火熬煉，用桃條筷子攪拌，直到藥物漂浮起來時停止加火，撈出殘渣，用紗布過濾藥渣，便取得藥油液。

③收膏：把血餘炭投入藥油內，慢火熬血餘炭以化為止，這時離開火苗，開始下廣丹，下廣丹時撒均勻。用桃條筷子一個勁攪拌，並向一個方向攪拌，再加火熬，使油鍋內冒出青煙，開始沸騰，當滿鍋的油花沸騰時，把乳香、沒藥、朱砂加入油鍋內攪勻，而後加火再沸騰時，即可停火。

④驗膏：膏藥熬煉有老、嫩之分，太老則脆而硬，沒有黏性，不易粘貼；太嫩則黏性太大，粘後容易移動。因此，丹油化合後，應立即驗膏，用手試之，粘手不離，起絲不斷，謂之太嫩；試之不粘，或性脆而硬，謂之太老。過老可加適量麻油熬至「滴水成珠」後，使膏藥中混合稀釋以補救。過嫩時可將膏藥置火上再加熱熬煉，直至符合要求為止。

作用：對已潰未潰的淋巴結核都可貼。已潰者，用消

瘰拔毒去腐生肌。未潰者，能消能散，能收根。

【用法】溫熱化開，攤於紙上，按患處的大小以紙的大小來貼，適宜為度。

4. 麝香生肌散治瘰癧

麝香生肌散

【組成】麝香 2 克　朱砂 2 克　冰片 2 克　龍骨 6 克乳香 6 克　沒藥 6 克　珍珠 2 克　血竭 2 克

【製法】

① 研末：麝香、朱砂、冰片、珍珠分別碾成粉末。

② 過篩：乳香、沒藥、龍骨、血竭研細末後過籮，用 9 號篩為宜。

③ 混合：上藥經由粉碎、過篩後在一起混合，但混合後，必須認真調和，使藥末分佈均勻，才能發揮作用。

④ 裝罐：因麝香、冰片、珍珠容易揮發，而且很貴重，必須密封瓶口，不得敞口保存。

作用：止痛收口，生肌長肉，對瘰癧腐肉已盡、久不生肉者有特效。

【病案舉例】

王××，男，38 歲，某縣留二嶺村人。十幾年前右前頸部長起紅棗大的多個連串的淋巴結節，經鄉醫院治療後便溏、納差，打針後無效果。到縣醫院診斷時，檢查到右頸部結節連串，大的如雞蛋大小，堅硬如石，根底如茶碗大，推之不活動，與周圍組織粘連得很堅固，觸之疼痛，確診為頸部淋巴結核。口服大戟煮雞蛋偏方，1 次 2 顆，1

日 2 次。同時，在患處常規消毒，用火針刺破頂端，用針刀開十字小口，腔內放消瘰白雪丹，外貼消瘰拔毒膏。傷口處有黃稀水流出，第 7 天膿腔變大，腐肉自脫，其他結節變軟，腐肉也相繼排出。在腐肉都排盡後，因肉芽生長不快也不新鮮，又放入朱砂生肌散，外用消瘰拔毒膏，約 7 天後，膿已排盡，長出新鮮肉芽，反覆多次，連續 1 個多月，瘡口痊癒。

李××，男，52 歲，某縣東羊村人，半年前，頸部起一腫物，逐漸增大，約 8 公分×10 公分大，質硬底堅，消瘦，在某醫院診斷為頸部惡性腫瘤，建議到大醫院做手術。老李因家境困難，不想出外治療，怕老命回不來，反正是死，也不想治了。

他的兒子來找我講了這種情況，想開個偏方，救一救他父親，筆者讓其吃狼毒煮大棗，一天吃 4 顆；另一個偏方是硇砂皂角子，一天吃 10 個皂角子。吃了不到 2 個月，那個「大瘤子」破了口，流出很多膿血稀水，「瘤子」也小了大半，又給了些消瘰白雪丹，放入瘡口內，外邊貼消瘰拔毒膏。過了 2 週，因肉芽不新鮮，在腔內放朱砂生肌散，外貼拔毒膏，同時鼻吸消瘰煙，一共花了不到 30 元，「瘤子」完全消散了。

三、破　潰　期

淋巴結核破潰，腐肉不脫，膿液外溢，傷口周圍紫暗，肉色淡白，有的形成竇道，漏管經久不癒。這一型的偏方有：

1. 皂角化瘰散膠囊

皂角化瘰散膠囊

【組成】皂角子50個　硇砂10克

【製法】用醋煮至皂角子熟軟為度，曬乾搗碎，研細末加硇砂調勻裝膠囊，1個膠囊裝0.3克。

【用法】1次3粒，1日3次。

2. 偏方消瘰湯

消　瘰　湯

【組成】柴胡10克　黃芪20克　桔梗12克　貝母10克　夏枯草10克　黨參12克　海藻20克　昆布20克　金銀花15克　皂刺10克　花粉15克　蒲公英20克　白芷12克　瓜蔞30克

方解：柴胡、瓜蔞舒肝理氣，寬中解鬱；黨參、黃芪補中扶正；桔梗、貝母祛痰利膈；夏枯草、昆布、海藻化痰散結；金銀花、蒲公英、白芷、皂刺拔毒排膿。

作用：祛邪扶正，化腐生肌。

化瘰餅、化瘰丸、大戟煮雞蛋、消瘰白雪丹、朱砂生肌散、消瘰拔毒散、消瘰煙都可在此期應用。

【病案舉例】

王××，女，28歲，某縣左家溝村人，19歲時頸部就生了老鼠瘡，傷口流膿，曾到過河南某縣用貓爪草治療，因為流膿不止，又打鏈黴素，又吃雷米封，傷口仍流出不

少像豆腐渣樣分泌物。後來傷口自己長住了，但表皮仍長得很薄。過了一段時間又破潰了，就這樣好了又嚴重，經過了 1 年多，後來不知道是西藥還是中藥治好的，認為不再反覆了，故不再治療。

直到結婚後生了第一個孩子不到 3 個月，頸部疙瘩又長起來了，因忙於孩子，也沒有治療。因為嚴重破潰流膿來院治療，檢查頸部淋巴結有兩處竇道，流稀膿水，味臭。開始內服化瘰餅和吃大戟煮雞蛋，10 天後更換為化瘰丸 1 次 3 粒，1 日 3 次。

傷口外部撒消瘰白雪丹，外貼消瘰拔毒膏，貼後竇道擴大成腔，因肉芽不新鮮，又換朱砂生肌散，外貼消瘰拔毒膏，經過 1 個多月的反覆換藥，基本痊癒。

偏方治大病合編

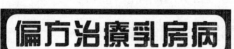

偏方治療乳房病

乳房病是臨床上常見的外科病,包括乳腺炎、腫瘤和其他病,乳腺炎最常見,乳腺癌也不少,而且最嚴重。

乳腺炎多發生在生孩子以後的哺乳期,乳腺癌多發生在中老年婦女身上,它威脅著婦女的生命健康,應該十分重視乳房病的發生、發展和治療。

一、偏方治療乳腺炎

乳腺炎發生的原因,有乳頭畸形,乳頭破傷,乳汁淤滯於乳絡,或乳汁太多、乳母疼痛不讓嬰兒吸盡,形成淤乳。再感受毒邪而致排乳不暢、乳汁積滯而形成乳癰。感受毒邪的原因有幾條:

①肝鬱胃熱:乳汁的淤積多由情志不暢,肝氣不舒,氣血鬱滯。

②感受毒邪:婦女產後氣血不足時,不注意乳房衛生,外來之毒邪便可侵入肌膚,使營衛失職,氣血壅滯,經絡阻塞而為癰癤。

③火毒時疫之邪侵入乳房,外受火毒太盛或時疫流行,侵及乳房以及肝胃二經,濕熱蘊結,使乳房氣血失調,迅速化熱成膿。

④ 素體陽虛，陽虛而肝鬱氣滯，脾胃痰濕內生，凝集不化，結於乳絡，日久蘊結而成乳癆。

1. 鹿青湯治療早期乳腺炎

乳腺炎早期乳汁排液不暢，乳房內有不明顯的結節腫塊，有脹痛和壓痛，皮膚略顯紅色，多數有發燒發冷、厭食便乾等症狀，早期用偏方鹿青湯治療。

鹿 青 湯

【組成】鹿角霜 60 克　大青葉 60 克

【製法】水煎服。

【用法】① 鹿角霜壓細末和大青葉水煎，分 2 次服。② 鹿角霜末配紅糖少許，每次 15 克，每日 2 次。

【病案舉例】

李××，女，30 歲，某縣甘亭村人。1987 年 3 月 2 日產後第 8 天，左乳房疼痛，發燒，發冷，全身不舒服，右乳房上可觸及腫塊，因怕嬰兒吸吮作痛，不敢讓嬰兒吃完乳汁，故憋脹更甚。給予偏方鹿青湯內服，外敷大青葉，5 天後乳房腫塊消失，無壓痛，又服鹿角霜粉 5 克，1 日 3 次，第 7 天基本痊癒。

【按】用鹿青湯治療乳腺炎，1 劑藥熱退腫消，3 劑即可痊癒。另外可以單用大青葉水貼敷在乳房腫脹處，這樣內外施用效果更好。

2. 透膿湯治乳腺炎化膿期

乳腺炎發生在產後三四天，患部疼痛和壓痛嚴重，並

出現皮膚潮紅和腋下淋巴結腫大，乳塊局限，有時呈刺激性跳痛，腫塊中央按之有波動感，患側乳房較健側大。如果膿腫較深，無明顯應指感，這就是中醫的乳疽，可用偏方透膿湯治療。

透　膿　湯

【組成】蒲公英 200 克　二花 120 克　當歸 24 克　生地 20 克

【製法】用涼水 1500 毫升浸泡 2 小時，文火煎煮。

【用法】上煎液分 3 次內服。剩下的藥渣內再倒上 1500 毫升涼水，大火煎煮，倒出藥液冷敷有炎症的乳房。若在兩天內膿腫消去一半，仍可繼續服用和冷敷 2 次，若膿腫波動感明顯，即請外科醫生切開，排膿後按破潰期治療。

3. 偏方治療乳腺炎破潰期

乳腺炎發展到一定時期，膿已積成，有的破口，有的用刀切開，潰後膿出黃稠，說明位置表淺；若潰後膿汁先稠後稀，為潰孔較深。有乳汁從膿腔排出，潰孔久治不收口，則為乳漏，這一型比較難治。

（1）內服排膿解毒湯

排膿解毒湯

【組成】二花 100 克　蒲公英 60 克　黃芪 30 克　當歸 15 克　白蘞 20 克　赤芍 30 克　乳香 12 克　沒藥 12 克

【製法】上藥在冷水中浸泡 1 小時，而乳香、沒藥不

必浸泡，文火煎 1 小時，煎至 600 毫升，若湯較多可濃縮之。

【用法】上煎液 1 日 1 劑，1 日分兩次服。

（2）九一丹外治破潰

九 一 丹

【組成】煅石膏 27 克　升丹 3 克

【製法】將兩藥共研極細末。

【用法】將九一丹末摻於乳房膿腔內，或用藥稔插入膿腔。

（3）橡皮生肌散生肌收口

橡皮生肌散

【組成】橡皮 20 克　珍珠母 30 克　兒茶 30 克　乳香 30 克

【製法】以上 5 味藥，按處方將上藥炮製，按劑量配齊，諸藥研為細末並過細籮，裝瓶備用。

【用法】可直接將散劑撒於潰口和瘻管。

【按】橡皮生肌散收口作用很強，若餘毒未盡切不可過早使用。

（4）坤丹膏防腐生肌

坤 丹 膏

【組成】熟石膏 27 克　升丹 3 克　東丹 4.5 克

【製法】先將凡士林烊化，然後將石膏、升丹、東丹徐徐調入和勻成膏。

【用法】將製成的藥膏均勻塗於紗布上，貼敷於潰爛處。

（5）回春藥煙排毒生肌

回　春　藥　煙

【組成】附子3克　肉桂3克　乾薑6克　黃芪15克人參3克　白芥子30克白蘞15克　艾葉30克

【製法】以上8味藥混合在一起，共研細末，用草紙捲成藥捲。

【用法】將卷好藥卷點燃燻瘡口。

【病案舉例】

薛××，女，42歲，某縣汾城鄉吳興莊人。患乳腺炎化膿已半年餘，經多方治療，傷口久不癒合，故來診。

檢查見瘡口紫暗不鮮，表面凹陷，已形成寶道，瘡口膿液量少，診斷為化膿性乳腺炎。寶道形成，先服排膿解毒湯，接著按破潰期治療，因為有少量膿液未排淨，先撒九一丹，在寶道用藥捻，使寶道腐肉化膿，外蓋坤丹膏，3日後膿汁從寶道排出，因瘡口肉芽不新鮮，又用回春煙燻瘡口。

7天後瘡口再無膿液排出，改為橡皮生肌散，長肉收口，外蓋坤丹膏，20天後瘡口癒合。

【按】治療乳腺炎化膿破口期，應連續服用排膿解毒湯，先用九一丹托膿排淨，再用橡皮生肌散收口長皮膚。若膿排不淨者用坤丹膏貼敷，隔日換1次，隨症應用，即可收到較好的效果。

二、偏方治療乳房結核

乳房結核是一種慢性化膿性乳腺病，中醫稱「乳癆」，又叫「乳痰」。

乳房結核多發生於中青年已婚婦女，開始有結節性腫塊，質硬不堅，觸之不痛，皮膚顏色不變，而後腫塊逐漸腫大。病程較長，有的低熱、汗出、體質衰弱，有的隱隱作痛，有的乳頭流出白色膿液，腫塊變軟，按之應指，逐漸破潰，形成乳漏。對乳腺結核，西醫以抗癆藥鏈黴素、雷米封、乙胺丁醇和利福平等藥來治療。中藥以透膿湯、歸脾湯等治療。偏方化核丸經臨床驗證療效較快。

化 核 丸

【組成】山慈菇 30 克　夏枯草 50 克　貝母 20 克　貓爪草 50 克　瓜蔞 50 克

【製法】在原方劑量的基礎上擴大 5 倍，共研細末，糊丸如梧桐子大小。

【用法】1 次 4 丸，1 日 3 次。

【病案舉例】

李××，女，30 歲，山西省某縣岔上村人。

1984 年 11 月 8 日來診，右乳房下結核已破潰 6 個月，膿水流出。在地區醫院做病理檢查，確診為乳腺結核。因破潰久治不收口來診，瘡口紫暗，流出膿汁為豆腐渣樣物，局部壓痛，食慾、大小便正常，五心潮熱，疲乏無力，已 1 年多未見月經來潮。

先服陽和湯：黃芪30克、當歸12克、熟地10克、附子10克、麻黃3克、炮薑10克、肉桂3克、鹿角霜10克、甘草6克。其作用為益氣養陰、回陽排膿，1日1劑，1日2服，中間又服配製的化核丸。並外用九一丹及坤丹膏，內服藥加上外敷藥，第16天膿汁已完全排盡，後改用橡皮生肌散，長肉收口，經過1個月的時間，病情漸癒。

三、偏方治療乳腺增生

乳腺增生是乳腺異常增殖的一種良性腫瘤，屬於中醫的「乳中結核」，這種增生病如果不認真治療，有一部分會轉化成乳腺癌。

乳腺增生病又叫慢性增生性乳房病，在青春期、哺乳期、更年期均可發生，是一種良性增生病。據統計報告，約有15%增生病發生癌變，中醫叫做「乳癖」。中國醫學認為，陽明胃經、足厥陰肝經均循行乳房部位，故乳腺增生與肝胃有直接關係，怒氣傷肝，思慮傷脾，氣機鬱滯，痰濕不化，乳絡阻滯，逐漸使乳腺內曆生結核，因核的大小隨七情的變化而消長，故肝鬱痰滯是本病發生的重要原因。本病的發生與發展與青春期、停經期、月經期有關係，和沖任二脈也有關係。因此，肝膽不足，腎陰虧損，陰損及陽，皆是本病發生的病理機制。

乳腺增生的特點，在乳房一側或兩側發現有多個結節，大小不等，呈圓形，質地堅韌，特點為與周圍組織界限不清，與胸壁沒有粘連，可以推動，月經前3～4天乳房

有脹痛感，月經過後，脹痛感也就隨之消失。有時從乳頭溢出黃綠色或血性黏稠液體，而結節在月經前可增大，在月經後可縮小，若遇生氣後腫大，精神愉快時縮小。

乳腺增生性疾病，經多年的臨床研究，在消乳散結偏方的基礎上，擬定了化癖湯有特別的療效。

化　癖　湯

【組成】柴胡 6 克　枳實 12 克　白芍 20 克　青皮 10 克　瓜蔞 30 克　當歸 12 克　急性子 30 克　夏枯草 12 克　連翹 30 克

【製法】上藥涼水浸泡半小時，用水煎半小時，煎量為 400 毫升左右。

【用法】月經前 5 天服藥，連續服 5 天，月經期間不服藥。等下次月經前 5 天服藥，有的月經不調，只要有結節痛脹或比平時增大就連服 5 劑，一般服 10 劑增生腫塊消失。

【按】乳腺增生病在中年婦女中發病較為常見，凡一摸到結節，唯恐患了癌症，或者乳頭溢出綠色膿液或血性稀水，一般認為是癌症的預兆，給病人帶來很大痛苦。因為病程較長，往往可達數年，加上乳腺增生有癌變的可能性，所以該病就診的人數多。

我們為了提高本病的治癒率，曾收集不少單偏驗方，如老鸛草、指甲草、仙桃草治療乳腺增生，都進行過觀察，幾年來共搜集、整理了 30 餘個偏方，經過篩選，臨床加以驗證，化癖湯就是從消乳散結方的基礎上研製出來的有效偏方。

【病案舉例】

盧××，女，44 歲，某市機械廠工人，患乳腺增生 1 年餘，乳頭經常流出紅色黏液性分泌物，右側乳房左上方有 4 公分×3 公分大小的腫塊，有的醫生懷疑患者患了乳癌，在省某醫院做病理檢查，確診為乳腺增生，吃了 66 劑中藥，腫塊不見縮小，乳頭溢出的分泌物沒有停止，心理包袱很大，總認為自己得了癌症，飯吃不下，覺睡不著，經常愛發脾氣。後來經人介紹來診求治，給予消癖湯 10 劑。在月經前 5 天開始服藥，連續服 5 劑，5 劑後停了 2 天，來月經也不覺腹痛，發現腫塊縮小了。第 2 個月經前又服了 5 劑，過了幾天乳頭未再溢出血性稀水液體，腫塊完全消失。

盧××的病治好後，在兩千多人的工廠中就傳開了，因為她的病很多人都知道，有一度聽說是患了癌症，大家都很關心她，聽說治好病，也認為是一條重大新聞。患乳腺增生的病人紛紛向盧××道喜，問是誰給治的？吃的什麼藥？用的什麼方子？她把消癖湯是什麼藥組成，每種藥的分量是多少，都一一地告訴她們。

過了不久，她領來病人看病，告訴我，給她治病的那個方子治了 7 個人的乳腺增生，最近都好了。

我為了證實其效果，把吃過消癖湯的人一一登記，追補了病歷，和在其他醫院看過的病歷作了比較，大部分都診斷出患有乳腺增生，服過消癖湯的病人經檢查，原來增生的腫塊都消失了。

有的病人告訴我，以前吃的大部分藥方中的藥味，差不多都用過，唯一沒有用過急性子。另外，其他藥是在平

時吃，而消癖湯只在月經前 5 天服藥，效果就很好，這大概是消癖湯的絕妙之處吧！

消癖湯治療乳腺增生傳得很遠，在洪洞、大寧、安澤等縣一帶，有的農村也知道這個方子。後來傳到河南安陽，有位醫生用此方治療效果甚佳，就按照處方的劑量製作成膠囊，專治乳腺增生病，效果也很好，還獲得了安陽市的科技進步獎。

四、偏方治療乳腺癌

乳腺癌是婦女常見的癌症之一，多發生在中老年婦女身上，特別容易發生在沒有結婚，或沒有生育過，或喪失配偶者的 40～60 歲的婦女身上。

乳腺癌中醫稱為「乳岩」，朱丹溪曾指出：婦人若不結於夫，不親於舅姑，憂怒鬱悶，年久積累，脾氣阻滯，肝氣橫逆，遂成隱核，大為棋子，不痛不癢，方為痞陷，名曰「乳岩」。

乳腺癌的中晚期治療效果較差，以手術廣泛切除為最佳措施，而早期乳腺癌用我們研究的偏方尚可取效。

早期乳腺癌多無自覺症狀，在體檢時和無意之中發現，能觸及到乳房內有硬塊，凸凹不平，質地堅硬，不紅，不腫，不痛，與皮膚不粘連，全身無明顯症狀。

乳房腫塊逐漸增大，為雞蛋大小，乳頭抬高而凹陷，捫及腫塊，凸凹不平，不易推動或固定不移，堅實如岩，腋下可觸及腫大的淋巴結，這表示已到了中期。

腫塊隆起，皮膚黑紫而發亮，可看到血絲，有的腫塊

偏方治大病合編

自行破潰，膿汁溢出，瘡口邊緣不齊為岩穴。疼痛劇烈，全身消瘦，心悸氣短，面色晦暗，午後潮熱，疲乏無力，月經不調，並有瘀塊，質暗有瘀斑。這表示乳癌已到晚期。

偏方散結化瘀湯，具有清熱解毒、活血化瘀、消腫散結、袪瘀生新、縮小瘤體、提高免疫機能、增強體質、恢復機體功能的抗癌作用，對早期乳癌能散結消腫，對中期乳癌終止瘤體增長，對晚期乳癌能生肌排膿，更新組織。

1. 內服散結化瘀湯

散結化瘀湯

【組成】野葡萄根 30 克　南瓜蒂 20 克　蒲公英 30 克 山慈菇 15 克　龍葵 20 克

【製法】以上 5 味藥在涼水中浸泡半小時，用文火煎煮，煎至 400 毫升左右，煎湯多時可將藥渣倒出，再濃縮至 400 毫升。

【用法】1 日 1 劑，分早晚 2 次飲服。

【病案舉例】

張××，女，53 歲，某縣太古鄉劉二嶺村人。右側乳房生一小腫塊七八年，1985 年 6 月以後，腫塊逐漸腫大，表面隆起，色紫光亮，潰爛出血，疼痛劇烈，在某醫院診斷為乳腺癌，動員她早日手術治療。因作麻藥試驗過敏，左前臂壞死一片，月餘才癒合，因而不能手術治療，讓其回家中藥治療。就診時患者形體消瘦，心悸氣短，納呆食少，舌質紅絳，舌下靜脈瘀血。

用偏方散結化瘀：野葡萄根 30 克、南瓜蒂 20 克、山慈菇 20 克、蒲公英 15 克，水煎服，1 日 1 劑，連服 10 天為一個療程。休息 5 天再服，共服 60 餘劑，症狀好轉，腫塊縮小，食慾增加，傷口癒合。

2. 搬山化石丸治乳腺癌

搬山化石丸

【組成】夏枯草 30 克　紫草 30 克　龍膽草 15 克　元參 30 克　苡仁 30 克　瓜蔞仁 30 克　桃仁 30 克　山豆根 30 克　山慈菇 10 克

【製法】上藥煎汁煉膏，作成黑豆大小的小丸藥，以朱砂、雄黃少許為衣。

【用法】每次 5 丸，口服 4 次，早、中、晚各 1 次，4 週為一個療程。

作用：搬山化石丸具有軟堅化結、活血化瘀、清熱解毒、消腫化核等作用。在乳癌的早、中、晚期均可服用。

3. 南瓜蒂散

南瓜蒂散

【組成】南瓜蒂 2 個

【製法】將南瓜蒂用炭火煅存性，不可成炭，研成細末，每次 2 個，清晨用酒送下。

4. 蒲公英代茶飲

蒲公英代茶飲

【組成】夏枯草 10 克　蒲公英 10 克　忍冬花 10 克

【製法】以上 3 藥煎湯代茶飲。

【用法】每日 500 毫升飲之，60 天為一個療程。

【作用】消積破結，降火解毒，疏肝散結，化痰宣肺，抗癌祛濕。

5. 解毒抗癌湯

解毒抗癌湯

【組成】半枝蓮 30 克　白花蛇舌草 30 克　苡仁 30 克
白芥子 6 克　黃芪 30 克　黨參 10 克　當歸 10 克

【製法】上藥涼水浸泡半小時，水煎煮。

【用法】1 日 1 劑，日服 2 次。

作用：此方可預防手術後癌的擴散和復發，具有益氣養血、抗癌扶正、解毒散結的作用。

五、升麻飲治療缺乳症

產後乳下遲緩或缺乳較多常見，日常在城市職工中缺乳症尤多常見，有的主婦因乳少而憂思，或因乳少時常愁悶哭泣，用手擠壓也無乳汁溢出。在門診常遇到有些病人用針灸或按摩或服中藥也不能使乳汁增多，來求治者絡繹

不絕，而用偏方升麻飲後乳汁像噴泉而湧出。

升　麻　飲

【組成】升麻 6 克　黨參 15 克　白朮 20 克　雲苓 10 克　當歸 12 克　木通 5 克　桔梗 10 克

【製法】水煎服。

【用法】1 日 1 劑，1 日 2 次。

【病案舉例】

桑××，女，23 歲，初產婦，因產後無乳，時常憂悶哭泣，曾用多種方法治療無效。產後月餘來診，檢查其發育正常，營養中等，神疲體倦，面色蒼白，兩乳柔軟，手擠無點滴乳汁溢出。

用偏方升麻飲：升麻 6 克、通草 6 克、黨參 20 克、雲苓 10 克、白朮 20 克、當歸 12 克、桔梗 10 克，服後第 4 天乳汁增多，第 8 劑藥液服後嬰兒已足夠吃，隨訪療效鞏固。

喬××，女，32 歲，工人，產乳期乳汁尚足。半月後因發燒感冒，第 2 日乳汁突然很少，過了 5 天，感冒痊癒，但已無點滴乳汁，經針灸、按摩、服中藥數劑仍無乳，來診時已缺乳 30 餘天。

檢查其精神尚好，營養良好，精力充沛，兩乳充盈膨脹，手擠壓無乳汁溢出，而乳房可觸及兩個結節，給予升麻飲：升麻 6 克、桔梗 10 克、通草 10 克、黨參 10 克、穿山甲 15 克、雲苓 30 克，第 3 劑服完後乳汁增多。第 6 劑服後嬰兒足夠吃，再不用增加牛奶和乳品。過了十餘天乳汁有外溢。病人歡喜萬分，並把升麻飲處方當寶貝似的收

藏起來，以備以後缺乳時再服用。

【按】升麻飲下乳方劑是介休縣中醫科名老中醫馬生昆老師真傳，本方為下乳絕方。

1970 年春天筆者跟隨馬老先生抄方實習中醫半年，深深感到馬老用藥獨到，效果奇特。有一次馬老因出外會診，沒有上班，我遇到一位缺乳的病人，診斷屬於肝氣鬱結，氣滯血瘀，因為兩乳充盈膨脹，脈弦有力，又觸及兩乳有小的結節，給予舒肝理氣、活血通絡的下乳方：柴胡、枳實、鬱金、香附、當歸、白芍、王不留行、穿山甲、絲瓜絡、桔梗等，我認為診斷無誤，對症下藥，服藥後肯定乳汁增多。

不料服了 4 劑，乳汁未下，使得嬰兒哭叫，大人著急，又來找馬老。馬老問到開的什麼方子，用的哪幾味藥，馬老點點頭，同意前次開的處方，只是在原方中加了升麻 6 克，果然服 4 劑後乳汁增多了，後來又一位病人來找馬老開了下奶方子。馬老問以前吃的什麼藥，病人把別的醫生開的藥方抄了一遍，馬老又讓加了 6 克升麻，服了 4 劑，乳汁增多了。

關於缺乳的病理生理，學過中醫的人人皆知，缺乳不外於脾胃虛弱、氣血不足、生化乏源所致，在治療上以疏肝解鬱、活絡理氣、大補氣血，則能通乳。學習過中醫的人也都知道王不留行、穿山甲，不下奶非用它，但這些都是常法。可是為什麼氣亦補，血亦生，乳管亦通，還是缺乳呢？補的氣血生乳聚在乳房，而補在膻中、生化在上焦才能增多乳汁。

《醫學啟源》曾論述到，升麻行陽明胃經，是厥陰肝

經藥，善提精氣於胸中，補氣血必與升麻同用，補脾胃非升麻不可。因此，馬老積多年的研究下乳之經驗，升麻為下乳之引經藥，非此不能增乳也。

這一經驗在山西省中醫理論提高班授課時，傳授了升麻增乳之理論，經學生再三驗證，升麻確有催乳之功效。

六、縮乳湯治療漏乳症

漏乳是指未哺乳期，乳汁從乳房溢出，或溢出血汁，中醫認為衛氣虛而不固，氣虛失密，則統攝無權，營陰不能內守，故乳汁隨化隨溢。偏方縮乳湯有較好療效。

縮　乳　湯

【組成】益智仁30克　烏藥20克　桂枝6克　白芍20克　五味子15克

【用法】上藥水煎煮，1日1劑，1日2服。

【病案舉例】

楊××，女，39歲，職工，1988年9月3日就診，自述1988年1月分娩，產後6個月，嬰兒已不吸吮，乳汁不斷地從兩乳房溢出，其質清淡而稀，兩乳無脹痛感覺，有時全身疲乏，少氣懶言，汗出不止。視其內衣如水淋，兩乳溢汁如滴泉。曾服炒麥芽、補中益氣丸、人參歸脾湯等療效不顯著，乳溢如故，給予縮乳湯：黃芪、白芍、益智仁、烏藥、桂枝、黨參等藥，服6劑汗止，溢乳已好大半，又原方服11劑，乳汁自溢止。隨訪再未復發。

雞蛋偏方治病錄

　　雞蛋與中藥配成單方或複方，治療各種疾病，在民間流傳甚廣，其效果也很顯著。雞蛋可分雞子殼、雞子黃、雞子清、鳳凰衣等，其性味功用是：味甘微，有滋陰潤燥、養血安胎、清熱除燥、解毒息風、潤下降逆等作用，配上幾味中草藥，就可起到治療大病的作用。我在農村工作期間，積累了一些雞蛋偏方，經過驗證確有療效。

一、雞蛋酒治療感冒

　　感冒是相當普遍的疾病，每個人一生中都會遇到，許多人甚至年年感冒，所以感冒為多發病、常見病。感冒容易引起其他疾病的發生，所以人們稱之為「萬病之源」，既然如此，決不能把感冒視為小病而掉以輕心。

　　民間治療感冒的方法很多，在山西呂梁山區，傳播較為廣泛而且代代相傳的是雞蛋酒治療感冒。

雞　蛋　酒

　　【製法】酒25毫升，倒進鍋裏煮，蒸發掉酒精，再打入一個雞蛋，攪散後，加一匙白糖，服用時兌開水沖淡而飲。

【按】村裏人都有這個經驗，每當身上出現惡寒、鼻塞的感冒症狀時，即配雞蛋酒，這時喝上一杯雞蛋酒，蓋被休息，第二天起來，鼻塞、流涕、喉嚨痛等症狀就可以大部分消失。有些家庭發現氣候變化，遇上風雨，不管三七二十一都要喝一杯雞蛋酒預防感冒。

1985年有一位工業局長和我一起下鄉，每次患感冒都很重，不是吃藥就是打針，即便痊癒後未隔幾天感冒便又會發生。有一天下地勞動淋雨感冒，房東趕緊端來一杯雞蛋酒，他喝下後第二天就好了。

二、雞蛋醋治動脈硬化症

動脈硬化，簡單地說，就是動脈血液通行不順。發生原因有兩條：一是由於促進血液循環的動脈擴張或收縮的彈性喪失所致；二是血管內側脂肪或微栓子阻塞，致使血管變窄。一般來講，高血壓和動脈硬化很相關。日久嚴重的高血壓就會發生腦出血和腦血栓，引起癱瘓等後遺症，所以後果是可怕的。解除的辦法，就是在每個季度口服一段時間的雞蛋醋。

【製法】陳醋100克，放入帶蓋茶杯，放一個新鮮雞蛋，蓋上蓋密封4天後，將雞蛋殼取出，把雞蛋和醋攪勻，再蓋上蓋密封3天後即可服用。一劑可服7天，第一劑藥服到第3天可製作下一劑。

【服法】一次口服5毫升，一日3次。

【按】此方流傳甚廣，傳至日本、臺灣、東南亞、香港等地，香港報曾刊登雞蛋醋治療動脈硬化和高血壓，出

現過一段雞蛋醋熱。日本東京北里研究所，研究報導雞蛋醋可以改變老年人細胞內的酸鹼平衡，使血管周圍細胞呈酸性，解除血小板的聚積，此偏方具有防治動脈硬化的作用。

【病案舉例】

李×，男，61歲，家住北京市朝陽門外三里屯。患者患高血壓8年，經常頭暈、目眩，行走時眩暈加重，血壓波動在 21.33～24/12～14.67kPa（160～180/90～110 mmHg），曾服過脈通、降壓靈、羅布麻，膽固醇 9.89mmol/L、β脂蛋白 560mg%。心電圖顯示：冠脈供血不足。後來服雞蛋醋三個月，自覺症狀減輕，血脂恢復正常。

三、雞蛋黃朱砂治冠心病

冠狀動脈粥樣硬化性心臟病稱為冠心病，主要分為「心絞痛」和「急性心肌梗塞」兩大類。

冠心病的發生原因有二種：一是脂肪類物質聚積在冠狀動脈上；二是纖維性的組織阻塞了冠狀動脈，引起心肌缺血。心絞痛發生很突然，都在胸骨後或胸部左緣產生，呈扭絞性和壓縮性的尖銳性胸痛。可放散到心前左肩、下頜、牙和心窩部，其誘因為情緒激動、勞累、嚴寒、飽食，疼痛時間甚短，一兩分鐘到十分鐘。

中醫所稱的「胸痹」、「心痛」等症與此病相似，《巢氏病源·胸痹候》云：「胸痹之候，胸中幅幅如滿，噎塞不利，甚者心裏強否急痛，肌肉苦痹，絞急如刺，不得俛仰，胸滿氣短，咳唾引痛，煩悶自汗出，或微背脇，其脈浮而微者之也。不治，數日殺人。」又云：「心痛

者，風冷邪氣於心也，其病發，有死者，有不死者。心為五臟之主而藏神，其正氣也可傷，傷之而痛，如真心痛，朝發夕死。」此與冠心病發病相符合，冠心病心絞痛的治療，可試用雞蛋黃朱砂油。

【製法】取雞蛋約 25 個，煮熟後去殼，剝去蛋白，將雞蛋黃放入鍋裏用文火炒（不可放油），用鍋鏟不停地翻動，炒至變黑，出黑煙為止。然後放在雙層的紗布裏，用壓榨法取蛋黃油，第一次榨出後，可再炒，榨壓第二次，油是一滴一滴的滾出，榨到第三次為止。

榨出的油約有一小杯的三分之一容積，將朱砂 3 克、珍珠粉 3 克一併放入蛋油內攪勻，每次服 1 劑，連服 10 劑。

【病案舉例】

溫××，男，66 歲，山西文水縣雲周村人，北京市供銷總社幹部。主因心前區疼痛、胸悶一年，近日加重。於 1981 年 9 月 1 日求診，曾有冠心病心絞痛病史，於 1980 年 8 月 5 日突然胸痛氣憋加重，心悸氣短，大汗出，急查心電圖，Ⅱ、Ⅲ、avF、ST 段下降 0.75mV、T 波倒置，經住院治療好轉。這次入院前一天因洗澡勞累又發生胸痛，入夜為甚，一日發生八九次，持續五六分鐘，西醫診斷為：陳舊性心梗，穩定性勞累性心絞痛。中醫根據其胸痛、氣憋、痛有定處、苔白、脈弦遲，辨證為胸陽不振，氣滯血瘀。用雞蛋黃朱砂油 3 劑，胸痛減輕大半，痛疼由持續十幾分鐘，縮減為一二分鐘，心電圖顯示：ST 段回升，T 波倒置變淺，隔一週後繼用蛋黃朱砂油 2 劑，胸痛一週未發，下降的 ST 段由 0.5mV 回升至平基線。

四、蛋黃淫羊藿湯治健忘症

人到中年以後記憶力逐漸減退，這是自然現象。但若在患病之後，或患有動脈硬化者，記憶力就十分的差，有的在馬路上碰到熟識的人，覺得好像以前見過面，卻一時想不起來是哪個人。曾遇一人他右手拿菸吸菸，左手拿一根紙菸還和別人對火，連自己正在吸菸都忘了。有的人在寫信或寫文章時，有些最簡單的字也給忘了。在病房住過的一位病人，讓他填個表，填到他愛人的姓名時，他一時竟想不起來。

日常生活中類似這些例子經常可以碰到，這些人都很想索取個靈丹妙藥，我在這裏就推薦雞黃淫羊藿湯。

【製法】淫羊藿 40 克，加水 300 克，煮到 100 毫升後，與煮好的蛋黃調和，即成蛋黃淫羊藿湯，每次服 100 毫升，一日服 3 次，連服半個月。

【按】人的記憶細胞有一種重要成分是乙醯膽鹼，乙醯膽鹼是由卵磷脂供應，而蛋黃中含有記憶細胞中所需卵磷脂，所以多吃蛋黃可提高記憶力。

淫羊藿有滋補肝腎，益氣強志，壯精力、益智力之功效，對於老人昏睡，中年人健忘，元陽衰敗而不能上升者，皆可使用。

五、雞蛋配蜈蚣草治療肝硬化

肝硬化是一種全面性、進行性、變質性、破壞性及慢

性的肝細胞性疾病，伴以活動性的代償性變的結締組織的收縮和增生。此病早期多因胃腸道阻塞性充血，以及肝硬化後影響胃腸道分泌和吸收功能，會有食慾不振、腹脹、噁心、嘔吐、大便秘結或瀉泄，且感到上腹部不適。

此病到後期，則有腹部膨脹，腹壁靜脈怒張，下肢浮腫形成腹水，早期治療可阻止代償期的發生。治療的偏方可用雞蛋配蜈蚣草。

【製法】蜈蚣草 30 克，以清水 500 毫升，先放三個雞蛋，燉好湯藥，當茶飲用，不拘次數，飲湯之前將燉好的雞蛋吃掉。

【按】蜈蚣草在學校的運動場上和墓地很多，夏天開花結子，有大葉和小葉者，以小葉為最好。

治癒標準：服雞蛋燉蜈蚣草湯 4 天後尿如茶褐色，表示已有藥效，如果繼續服用，尿液恢復正常顏色，表示肝硬化有好轉，可繼續服用蜈蚣草 120 克、雞蛋 12 個。

六、蛋黃油膠囊治療心臟性哮喘

氣喘原因有二：一是心臟病引起的氣喘；二是支氣管氣喘。心臟病引起的氣喘與支氣管氣喘不同，當心臟有病時，心臟在收縮期輸出的血液減少，不能把血管內的血液順暢地向前推進，於是有些血液便散佈在肺部或肢體各部為患，血液在心臟排出不多。在勞動時便感心跳，血液散佈在肺裏，便會由神經反射引起大小支氣管收縮，空氣通過困難，兼之肺裏積有瘀血，肺的呼吸面積縮小，會發生呼吸困難而氣喘。

支氣管氣喘是因過敏或感染引起支氣管痙攣而氣喘，可用擴張氣管的氨茶鹼治療。

心臟性氣喘急性發作時，用嗎啡可緩解，但不可根治。此病民間有一偏方治療效果較好，那就是蛋黃油膠囊。

【製法】先煮好20個雞蛋，取出蛋黃，放入較厚的平底鍋中，先用文火，不斷地攪動蛋黃，一面用鏟子壓迫，約10分鐘左右，火勢增大到中火，蛋黃由茶色變成黑褐色，此時會冒出黑煙和蛋臭味，繼續攪動後，會有油質冒出來。

一直到蛋黃變成焦炭為止，把做好的蛋黃油放入玻璃容器中保存，同時，將蛋黃油裝入膠囊。

【用法】一次兩粒，一日3次。

【按】此方對心臟性氣喘和心悸病均有效。

【病案舉例】

李某，男，67歲，山西省洪洞縣郭堡村人。於1986年就診，該患者從1968年開始心悸、氣短，上樓時上氣不接下氣，以前被診斷為支氣管哮喘，後來定為心臟性喘息，查腎臟有尿蛋白（++），肝功能輕度異常，血壓12/8kPa（90/60mmHg），心臟可聞II級收縮期雜音，肺部有哮喘音，心下及肋下腹肌緊張有壓痛。

曾用嗎啡有效，因買嗎啡困難，家屬來問，有無偏驗方治療，投以雞蛋黃油膠囊，一日3次，一次兩粒，服藥3天後心悸、氣短基本好轉，體力增加，患者甚感此方有效，連服兩個月，一年內哮喘未發作。

七、蛋黃冰糖散治支氣管哮喘

支氣管哮喘是支氣管本身引起的疾病，發作時表現為上氣不接下氣，不僅呼吸困難，且帶喘聲，喉中絲絲作響，頑痰淤積阻塞，咳嗽嚴重。有的發作時，面色蒼白，甚至發青發紫，眼球突出，冷汗淋漓，坐臥不寧，睡眠不安，有的因呼吸困難而語言不便。還有的人聞到某一種氣味，就能反射到支氣管痙攣從而引起哮喘；有的人聞到某種花味就喘息，叫花哮；聞到油大發作叫油哮，這都是敏感性症狀。

有的人因自身上的某種慢性病分泌出來的毒素，也會引起敏感作用，於是便引起支氣管的痙攣而呼吸困難，形成哮喘。此哮喘用西藥治療只能起到暫時的作用，若想終身控制，宜用雞蛋黃冰糖散治療。

【製法】取蛋黃 10 個、冰糖 100 克，混合打散，使蛋黃和冰糖溶和，用米酒 500 克沖入混合，放置 10 天後即可取出。

【用法】每晚服 1 次，每次服 30 毫升，可根據個人的酒量而增減，服至痊癒為止。

八、雞蛋蜂蜜醋治療糖尿病

糖尿病有「三多」症狀——多食、多飲、多尿。中醫稱為「消渴」。又依症狀分為「上消」（多食）、「中消」（多飲）、「下消」（多尿）。一個人如果突然特別

能吃，常常口渴，喝下就尿出，晚上睡眠不穩易醒，常感肢乏，體重減輕，偏吃糖食，就應該檢查一下血糖，看是否患了糖尿病。

此病西醫認為是胰臟機能退化的結果，主張用胰島素治療，而中醫認為是肺、脾、腎燥熱傷陰引起的，主張「同物同治」，多吃些動物胰臟以補胰臟的功能不足。近年來醫學家治療糖尿病以甜味治療，效果還好，打開了糖尿病不能食甜食的「禁區」。如在香港流傳一個偏方，用「甜菊」治療糖尿病，甜度比糖還高，這似乎是不可思議的。現在擇一甜味藥為代表治療糖尿病的偏方，叫雞蛋蜂蜜醋湯，向大家作一介紹。

【製法】取生雞蛋5個，打碎置碗中，再加入醋150毫升調和，泡約36小時，再用醋、蜂蜜各250毫升與原有的蛋醋液和勻。

【用法】每日早晚口服15毫升。

【按】根據實驗報告，此方可改善機體酸鹼平衡，促進人體分泌機能，使各腺體分泌正常，加強抗毒能力，連續服用便有效果。

【病案舉例】

范某，女，41歲，幹部，1979年7月2日就診。

該患者患糖尿病5年，雖經幾個月的住院治療，屢治屢犯，聽見哪個醫生會治糖尿病，不是把醫生請到家中，就是乘車去讓醫生配方開藥，吃藥數十種，幾乎所有治糖尿病的成藥都吃遍了。

最近身軟無力，心跳氣短，汗出口渴，善饑夜尿多，精神萎靡，面色潮紅，舌質紅，苔薄黃，脈弦數，空腹血

糖 10mmol／L，尿糖＋＋，證屬「消渴」。

治以滋陰清熱，生津止渴，處方為：花粉 15 克、葛根 30 克、麥冬 15 克、紅參 6 克、茯苓 30 克、烏梅 15 克、甘草 6 克、生黃花 15 克。患者一看此方，便說你和北京某名醫開的處方一樣，我吃過，要求開個偏方，因為她聽說偏方曾治療王某人的糖尿病。

於是我給她開的是雞蛋蜂蜜醋方，連續服了 5 劑，症狀確實減輕，血糖＋，過了一段時間復查血糖為 5.56mmol／L，尿糖 －，基本恢復正常。

九、雞蛋蜈蚣治腎炎蛋白尿

偏方治大病合編

腎炎發生到嚴重期，出現下肢浮腫，高血壓，檢查小便含有多量蛋白尿，其病變發生在腎臟的腎小球或發生於腎細小管的腎變性。

明‧李中梓提到：「腎病少腹腰脊痛，骨引酸，三日背身弓筋痛，小便閉，三日腹脹，三日兩肋肢痛。」就是說，腎有病時，其本病就會出現腰痛，腰冷如冰，足腫氣寒，少腹滿急，大便閉塞，水液澄澈，清冷不禁。其標病會出現發熱惡熱，頭眩頭痛，咽痛舌燥。此描述與腎炎的症狀頗為一致。

關於腎炎的蛋白尿，西醫治療以激素和免疫療法為主，而中醫採用「補」、「攝」、「固」、「澀」之法也頗有效。至於腎炎的某一階段無自覺症狀，而尿中蛋白尿存在，這是目前治療上一個棘手的問題。這裏介紹一下雞蛋蒸蜈蚣治療腎炎蛋白尿。

【製法】將新鮮雞蛋打一小口，把蛋清和蛋黃攪勻，將蜈蚣一條搗末放入有口的雞蛋內，再攪勻，蒸 15 分鐘即可，取出食用。

【用法】一天服 1 個蜈蚣雞蛋。

【病案舉例】

王×，男，32 歲，山西省臨汾市劉村人。1981 年 3 月 20 日就診，該患者在 1980 年 5 月出現下肢輕度浮腫，經某醫院診斷為急性腎炎，經服中藥及激素好轉，今年 2 月上山拉煤遇上大雪，回家後感冒發燒，不幾天全身浮腫，腰膝酸軟，尿量減少，噁心，納差，尿蛋白+++。經住院治療一個月，浮腫減輕，仍頭暈，耳鳴，尿蛋白+++，顆粒管型 1～3 個，白蛋白 31.8g/L，球蛋白 29.3g/L。服濟生腎氣湯後頭暈、耳鳴等症狀消失，查尿蛋白+++，接著又服六味地黃湯加五苓散去桂枝加減，服 15 付後，除尿蛋白+++外，無其他症狀，血壓、血沉、血生化檢查未見異常。囑患者服雞蛋蜈蚣偏方，每日早晚各 1 個雞蛋蜈蚣。服 20 天後，來院復查尿蛋白+，全身症狀好轉，患者講到去年用強的松和環磷酰胺治療，蛋白尿始終沒有消失，雞蛋蜈蚣能否使尿轉陰，囑患者貴在堅持，後來他一共服雞蛋蜈蚣 80 個，兩次查尿蛋白呈陰性。

十、雞蛋黃酒治胃痙攣

胃痙攣也稱神經性胃運動功能障礙，在胸部和腹部發生激烈的疼痛，有時對食物的急性過敏性反應也會引起胃痙攣。

一般的胃痙攣十有八九並非真正的胃部痙攣,因胃痙攣並不會有如此劇烈的疼痛。若經過雞蛋黃酒和冰糖治療後仍有劇烈的疼痛,就應考慮膽石症和膽道蛔蟲症。

【製法】用新鮮雞蛋 3 個,打碎攪勻加冰糖 200 克,黃酒 150 克,共熬成焦黃色,每日飯前服 15 毫升。

十一、雞蛋紅花治療不孕症

不孕症不能算是一種病,目前還沒一個好的定義。一般來說,夫妻結婚 3 年後,未能懷孕的稱之為不孕症。

但是,曾經懷過一次孕,而後再也沒有懷孕的,也算不孕症。不孕與男女雙方都有關係,在女性導致不孕的原因較多,如子宮發育不全、子宮內膜炎、子宮後屈症、卵巢功能不全或卵巢發育不良、子宮炎症造成的不孕原因較易治,而子宮發育不全就較困難了。

這裏介紹雞蛋紅花治不孕症的妙法。

【製法】取雞蛋一個,打一個口,放入藏紅花 1.5 克,攪勻蒸熟即成。此名又叫紅花孕育蛋。

【用法】經期臨後一天開始服紅花孕育蛋,一天吃 1 個,連吃 9 個。然後等下一個月經週期的臨後一天再開始服,持續 3～4 個月經週期,若服後下次月經未來就暫停,去醫院做妊娠試驗,陽性者已告懷孕。

【按】紅花雞蛋是治不孕症的有效偏方,在民間流傳很廣,此方來自平遙縣著名中醫郭智老先生。他用此方治癒幾百例不孕症患者,此方為健身強壯之佳品,無副作用。為調經安胎之妙方。

【病案舉例】

李××，女，28 歲，山西大寧縣割麥公社割麥村人。婚後 5 年一直不孕，先生身體健康，作過精液化驗正常。平素胃腸虛弱，經來腹痛，婦科檢查子宮及卵巢功能亦趨正常，曾服藥達 200 餘付，對治療已失去信心，聞聽服偏方可懷孕，報著試一試的態度來求診，囑她服了 4 個週期的紅花雞蛋，痛經治癒，胃腸功能好轉，於去年 2 月份懷孕。

十二、艾葉煮雞蛋治流產

妊娠後，有下墜感或輕度腰酸腹痛，以及陰道內有少許血液流出，或陰道經常有血漏出，淋瀝不止，都是流產的先兆或者有習慣性流產的既往史，皆可試用艾葉煮雞蛋治療。

【製法】艾葉 20 克，清水洗淨後放入藥鍋，加水 300 毫升，煎 10 分鐘，放新鮮雞蛋兩個，煎 10 分鐘取出雞蛋，剝殼後再放入艾葉湯內煮 5 分鐘。

【用法】每日清晨吃兩個艾葉雞蛋和服 15 毫升艾葉湯。

【按】此方對胎動不安、先兆流產、習慣性流產確有一定療效。曾用此方保胎 60 餘人次，保產率達到 45%左右。本方在流產後也可服一段，起到培損補虛、康復再孕之目的。服此方應注意以下幾點：

（1）有習慣性流產病史者，月經超過 3 天就可服艾葉雞蛋。每日兩個雞蛋，服至以前流產時間的後 15 天。

（2）懷孕後有下墜感、腰酸腹痛，即服艾葉雞蛋，每日兩個，服至症狀消失為止。

（3）妊娠陰道有少量出血、腹痛者，立即服艾葉雞蛋，血多者停止服用。

（4）有胎動不安、腹脹、心悸、胸悶呃逆等現象，立即服艾葉雞蛋，服至症狀消失為止。

【病案舉例】

何××，女，33歲，山西省臨汾鋼鐵公司燒結工人，結婚六年，懷孕3胎，均在妊娠3～4個月時流產。曾多次用過黃體酮和中藥泰山磐石飲，保胎丸，都以流產而告終。懷孕第4胎時，服艾葉煮雞蛋1個月而停用，妊娠7個月又流產了。一年後在經後第3天又服艾葉雞蛋，一直吃了7個月，足月生1女嬰，十分健康。

賀××，女，29歲，山西洪洞縣左家溝人。結婚後第二年懷孕，不到兩個月流產，第二胎不到3個月又流產了。精神較差，納呆神疲，給予並解湯：砂仁10克、黃芩12克、寄生15克、杜仲10克、菟絲子10克、黨參12克、白朮15克、甘草6克，服15劑精神好轉。次年懷孕，服艾葉雞蛋80個，胎動正常，患者怕再流產，又繼續服兩個月，圍產期檢查，血壓、血沉、生化檢查指標正常，尿蛋白－，於1976年8月3日足月順產一男孩。

十三、雞腹蛋芪湯治血崩

血崩指行經期間或不在行經期間，大量出血或持續性出血崩漏，其來勢猛如山崩的叫「崩」，其來勢緩緩而淋

漓不斷叫「漏」。崩與漏在發展過程中可互為轉換，如久崩不癒，病勢日輕可轉為漏，如漏而不止，病勢日進可轉為崩。崩漏都是指子宮出血，若崩漏久治無效者，可選用雞腹蛋芪湯治療。

【製法】用雞腹內未成熟之黃色小雞蛋一副，大蔥根、薑各 50 克，用麻油在鍋內同炒去蔥、薑，同黃芪50克煎湯為引，頓服。

【按】此方有大補氣血之功，有升氣止血之能，如唐容川血證論提出「崩中雖為血症，而實因氣虛也，大氣下陷而無力弦帶，又無管制之能，故血順流而下，服補氣之藥，以升其氣，氣升則血升矣」，故雞腹蛋黃可止血升氣，調理氣機，康復身體。

十四、酒精燒雞蛋治癲癇

癲癇俗稱「羊癇瘋」，可分內因性和外因性癲癇。

內因性癲癇發作時，全身痙攣，失去意識，一般認為與遺傳有關，稱為真性癲癇；外因性癲癇則由腦外傷、腦腫瘤和腦內小膿腫、腦炎、血管病變等引起，稱之為症狀性癲癇。

真性癲癇大都得自幼年，每因脾胃不和，外感風寒，即時暈到，口吐痰沫，作羊馬叫之聲，不省人事。此症治法雖有，但根治困難。如患此症不妨試用一下酒精燒雞蛋。

【製法】用酒精 100 克，放入磁杯內點火，放入兩個雞蛋，當酒精燃燒完後，雞蛋已熟。每日吃兩個，每當發

作之後睜開眼，立即吃酒精燒雞蛋，便可延長發作時間或停止發作。

【病案舉例】

郭××，女，19歲，家住山西省太原市迎新街三樓，自7歲時癲癇頻繁發作，曾經用過撲癇酮、大侖丁，採用過割治療法，均無效。

在北京某醫院作過腦電圖和CT，都診斷患的是癲癇，為了得到有效治療，多方求醫，其結果都無濟於事。近幾年發作頻繁，發作時不省人事，尖叫，抽風，後來從香港捎來一治療癲癇的偏方，酒精燒雞蛋熱服或發作後立即服，每日早晨吃兩個，越吃發作次數越少，有時間隔一兩個月，患者從不間斷的吃了兩年，再未發作。

十五、雞蛋巴豆治耳聾

【製法】取一枚雞蛋先開一孔，將巴豆一粒（去皮、去心膜）兩分，由孔放入雞蛋中攪勻，取汁滴於耳。

【用法】一日滴二三次，連續滴三個月。

【按】此方來自清宮醫案，對神經性耳聾、鏈黴素所致的兒童性耳聾均有效。

十六、桃樹枝煮雞蛋治宮頸癌

【製法】取當年新發的桃樹枝70～100公分，葉柄不用，剪成3公分長的小棒棒，約有250克，放砂鍋中加水同三個雞蛋同煮，約煮三個小時至雞蛋皮呈深褐色、蛋清

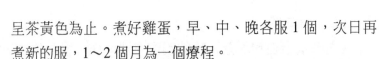

呈茶黃色為止。煮好雞蛋，早、中、晚各服1個，次日再煮新的服，1～2個月為一個療程。

【按】桃樹枝必須是當年新枝，只可用磁片和手折斷，切忌用鐵刀切斷，煮雞蛋必須用砂鍋，避免與鐵器接觸，才能保證療效。

十七、雞蛋粉治面部皺紋

臉面上出現了小皺紋，這是皮膚老化的徵象，特別對女性來說，臉上有了皺紋就有些著急。女性二十五六歲皮膚的生長就會停止，而漸漸老化起來，這時皮膚水分和脂肪就會減少，就好比氣球放了氣的狀態。年齡越大，皺紋就越多。小皺紋首先從眼尾紋開始，爾後在額頭和嘴角處相繼出現。

在門診經常有些愛美的女性來問皺紋有辦法治嗎？皮膚乾燥怎樣才能變得又光又嫩？我給她們介紹的方法是蛋黃粉敷面和蛋白粉敷面。

（1）蛋黃粉

【製法】將一個雞蛋黃打入容器內，加一匙蜂蜜和一匙半麵粉，如果皮膚乾燥就加入數滴橄欖油，充分攪拌即成。

【用法】將蛋黃粉直接敷在臉上，經過10至15分鐘，以溫水洗淨，洗淨臉後上冷霜，用雙手對小皺紋成直角的方向按摩5分鐘，然後再用紗布擦掉，大約3個月左右皺紋就會消除。

（2）蛋白粉

【製法】蛋白粉與蛋黃粉的製作方法一樣，攪勻後待用。

【用法】第一天用蛋黃粉敷面，第二天休息，第三天用蛋白粉敷面，第四天休息，如此交替使用，效果很好，3～4個月可使所有的小皺紋都消失。

【按】蛋白粉治療面部皺紋來自民間，其消除皺紋的機理是蛋白能使鬆弛的皮膚繃緊，蛋黃則能給予皮膚營養，如此交替進行，效果確實卓著。

【病案舉例】

王×，女，32歲，太原市晉劇團演員，患者患肺結核半年，經過治療，結核已鈣化，重新登台表演，隨後面部的皺紋縱橫而起，最新化妝品也無濟於事。每當唱腔和道白時，眼角的皺紋和額部皺紋是遮蓋不住的，面孔比以前老了一半，給她帶來了煩惱。後來給她介紹蛋黃粉和蛋白粉，耐心而堅持不懈的敷面，4個月後重新登臺演出，面部表情不減當年，觀眾讚不絕口。

十八、雞蛋壁虎治腫瘤

【製法】壁虎一條，放入去了蛋清的雞蛋殼內，封口蒸熟，烘乾研粉；或者將壁虎焙乾為末，與雞蛋黃攪勻蒸熟，再烘乾研粉。用此粉調香油，敷於腫瘤部位。或將藥末裝膠囊，一個膠囊裝0.3克，每次服3粒，一日服3次。

【按】壁虎是壁科動物，又名守宮，梁《本草經集

注》上將它附於石龍子下，未載功用，說明當時尚未入藥。唐《新修本草》又稱其為蠍虎、壁宮。至明《本草綱目》始稱其為壁虎，性寒味鹹有小毒。主治中風癱瘓，手足不舉或歷節風痛、血積成痞，「守宮所治風痙驚痛諸病亦猶蜈、蠍之性，能透經絡也。且入血分，故又治血病瘡瘍。」《四川中藥志》說其「驅風，破血積包塊，治腫瘤」，民間偏方用其治腫瘤。臨床驗證，壁虎有祛風、止痛、鎮痙之功，又有破血、散結而抗腫瘤的專長。

【病案舉例】

張××，女，42 歲，山西省河津李村人，1982 年 3 月 28 日初診。患者於 1981 年上半年開始經常性頭痛，1982 年 1 月在西安某醫院經 X 攝片檢查，發現左額板障內有約 1 公分大的透光區，邊界清。診斷右額骨板障內良性病變，因頭痛劇烈，西藥止痛無效，前來就診。

自述經前乳脹，行經時量少，形體漸豐，頭部兩側及右邊前額時脹痛，9 個月前在右邊頭額上發現有一圓形腫塊，直徑 1.5 公分，皮色不變，不硬不軟。舌苔薄，脈弦細。此屬於氣滯血瘀，肝氣鬱結，痰聚血阻，血行不暢，投以破血散結抗腫瘤的壁虎雞蛋粉裝膠囊，一個膠囊 0.3 克，每次 5 粒，一天 4 次，堅持不停。

初服即有效果，穩住病情，患者增加了服藥信心，經服一個多月後，頭痛停止，右額部腫瘤已消十之八九。

十九、雞蛋半夏酒治咽喉結核

【製法】先將生雞蛋打一小孔，分別倒出蛋清、蛋

黃，把 10 毫升酒稀釋至 30 毫升，倒滿蛋殼的三分之一，再放半夏 2 克，另以細鐵絲製成刀環狀，把雞蛋殼置於其中，然後加火煮 3～4 分鐘，取出半夏，隨後加入該雞蛋清的一半，加火煮二三沸備用。

【用法】病人將上汁一口一口喝，就像漱口一樣，慢慢地濕潤咽喉。

【按】雞蛋半夏酒對咽喉部結核有特效，對喉頭結節及聲音嘶啞皆有良效，教師、播音員、演員經常服用可以保護嗓音，對咽喉癌有治療作用，亦可幫助喉癌術後的聲音恢復。

【病案舉例】

李××，男，42 歲，山西省洪洞楊堡村人。1972 年 11 月 10 日初診，一年前開始咽部乾燥，咽物疼痛，曾用過一些潤燥之中藥，但咽痛不見好轉。又去太原某大醫院診斷，確診為咽喉結核。後來病情加重，咳嗽劇烈，咳出大量白色痰，咽痛以咳嗽和咽唾液時為甚。咽乾澀，聲音嘶啞，速配製雞蛋半夏酒，含而不咽，一口一口的漱口，服一劑後疼痛減輕，服兩劑不覺疼痛，發紅的咽喉結節也一掃而光。

宋××，男，53 歲，山西省大寧縣幹部。因患喉癌在北京醫院作根治手術後，聲音嘶啞，咽喉發癢，咳嗽、咽食即疼痛發作，在該醫院以消炎之劑，抽管吸痰、吸霧等措施仍感不緩解。後接受治療，乃投以雞蛋半夏酒，經過一個半月的治療，拔掉喉管，語言恢復。1985 年復查咽喉部恢復正常，癌症痊癒。

二十、癩蛤蟆雞蛋治慢性氣管炎

【製法】取活癩蛤蟆1個（大者為佳）、生雞蛋1個，將雞蛋從癩蛤蟆口裏塞進腹腔內（若癩蛤蟆口小，雞蛋塞不進去，可將癩蛤蟆口角兩邊剪開一些），其嘴巴用普通的白棉線縫好，勿使雞蛋滑出，外用黃泥塗裹，再把它放在燒柴草的灶膛裏燒烤，以外塗的黃泥開裂為度。

【用法】取出泥團，待冷卻剝開，癩蛤蟆也隨之剝去，將烤熟的雞蛋去殼，趁熱吃掉，每天按此法吃一個雞蛋，一般兒童連吃3個雞蛋，成人連吃5個雞蛋即可見效。

【病案舉例】

王××，男，25歲，山西蒲縣白家莊村人。從小有咳嗽、咳痰病史，曾多次治療未癒。每遇冬季發作，夏季用過貼背治療，也不見好轉，X光攝片顯示為慢性氣管炎，輕度肺氣腫。最近遇寒冬又發作，發作時咳嗽氣喘，胸部憋悶，紫紺，呼吸困難，每次發作需要氨苄青黴素和鏈黴素及止咳劑才能緩解。

此次就診，囑其按上述方法吃四個蛤蟆雞蛋而癒，隨訪冬天在野外勞動築路，至今也未復發。

二十一、全蠍雞蛋餅治頸淋巴結核

【製法】取全蠍6個，黑蜘蛛6個，蛇蛻1克，上藥焙乾搗末後，調入兩個去殼的生雞蛋內，用芝麻油煎成雞蛋餅。

【用法】每晨空腹食用 1 劑，7 天一個療程。

【病案舉例】

楊××，女，28 歲，山西省臨汾市屯里村人。主因前 5 年患肺門結核，經用抗癆藥，肺部病已基本鈣化，自因生二胎後，消瘦，疲乏，右頸與頷下淋巴結瘰癧如串，疼痛，左頸前下方有破口潰爛，流出乾酪樣分泌物。經用鏈黴素和乙胺丁醇久不收口，往某醫院檢查，確診為淋巴結核。給予服全蠍雞蛋餅後，7 天潰爛處收口，不再溢出分泌物，又服兩個療程，右頷下淋巴結消散，治癒後已 2 年未見復發。

【按】曾用此方治療 18 例，有 10 例在一週後獲效（個別病人曾用抗癆藥），8 例因病程長，於服藥 15 天左右獲效。

二十二、威靈仙蛋湯治胃寒痛

【製法】取威靈仙 30 克，加水 200 毫升，煎半小時去渣取汁，加生雞蛋 2 個，去殼，兌入藥汁，再加紅糖 5 克，共煮成蛋湯。

【用法】每日服 1 劑，約 30 分鐘見效，若無效可連服兩劑。

【按】威靈仙蛋湯適用於胃寒痛，如胃腹惡寒，手足冷，噯氣嘔惡，不思食，舌苔白，脈弦細，診斷為萎縮性胃炎，服之有效；若診斷為胃十二指腸潰瘍者無效。

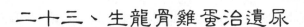

二十三、生龍骨雞蛋治遺尿

【製法】取生龍骨 30 克水煎，用此藥汁荷包雞蛋 2 個，第二次亦用龍骨 30 克，同前一次煮後之龍骨同煎，仍用此藥汁煮兩個雞蛋，第三次煎如此逐日加入。約有 200 克龍骨煮 12 個雞蛋為一個療程的劑量。

【用法】3 歲以下每日吃一個龍骨煮雞蛋，8 歲以上每日吃兩個龍骨煮雞蛋。

【病案舉例】

王××，女，20 歲，吉縣百貨公司職工。自述從小尿床，每晚 3～4 次，用麻黃素、激素及中藥治療，效果不明顯。思想煩惱，精神不振，後來給服龍骨煮雞蛋，按上法服用，第 8 天晚上不再尿床，唯恐再犯，堅持服了 20 天，終未再犯。

二十四、馬錢子雞蛋治結核病

【製法】取馬錢子 12 克，砸碎，用開水浸泡一小時，再放入雞蛋 7 個，文火煮 1 小時，將雞蛋撈出，用冷水浸泡片刻，再放回藥液中泡 1 小時，即成馬錢子雞蛋。撈出放涼備用，煮雞蛋過程中謹防雞蛋弄破，破雞蛋應棄去，絕對不可食，因馬錢子有毒。

【用法】每日早晨空腹吃一個馬錢子雞蛋，7 天一個療程，間隔 7 天，再繼續下一個療程。

雞蛋偏方治病錄

【病案舉例】

楊××，女，33歲，患肺結核一年，消瘦，閉經，五心煩熱。經 X 光攝片診斷：右上肺結核，經用鏈黴素引起耳聾、耳鳴，停用抗癆藥，服用馬錢子煮雞蛋 4 個療程，右肺陰影消失，症狀好轉。復查血沉在正常範圍，月經始來兩次後，停經懷孕。

二十五、蛋清溶液治下肢潰瘍

雞蛋清治病在葛洪的《肘後方》就有記載：「面瘡膿以雞蛋清浸入酒三宿，待軟取白塗之，」蛋清治表面糜爛和潰瘍的原理，據現代藥理研究，蛋清中有溶菌酶，對細菌有抑制作用，下肢潰瘍、龜頭糜爛用蛋清溶液有效。

【製法】新鮮蛋清 40 毫升，生理鹽水 420 毫升，蒸餾水 40 毫升。

三種配好混勻，用 6～8 層紗布或 0.5 公分的脫脂棉墊在蛋清溶液裏浸泡，取出敷於局部。

【用法】每隔 1～2 小時交換一次或連續濕敷即可。

煙劑偏方治驗案

煙霧之劑治療疾病在民間早有流傳，古代一些醫書也有記載，如《本草從新》上講到吸煙能宣陽氣、引經絡，治山嵐瘴氣。又說：「明時征滇，深入瘴地，軍中皆染病，獨一營以吸煙免危。」《本草綱目拾遺》也記載說，常山有面煙，性疏利消痰如神，凡老人五更咳嗽吐痰者食之，咳嗽止，痰也消。煙劑治病在農村也被廣泛使用。以中草藥作為煙末，自捲自吸，不花錢能治大病。

為了發掘中國古代醫學遺產，我曾深入山莊窩鋪，採集民間煙劑偏方，驗證有效者介紹如下：

一、喘可息煙治哮喘

【組成】洋金花 40 克　火硝 3 克　貝母 30 克　半夏 24 克　澤蘭 18 克　冬花 15 克

【製作方法】將上藥共研細末，用生薑 500 克，搗爛取汁，將藥末和勻，取有蓋茶杯，盛貯封閉，隔水蒸 1 小時，取出。以熟菸絲 500 克和勻，放在通風之處，吹至八成乾時，貯於香菸罐內備用，每日以旱菸筒或水菸袋或自捲菸卷，以尋常吸菸法吸之。

也可按此法將處方擴大倍數，在菸廠加工製作成菸捲

或製成過濾嘴香菸，直接吸之。

【使用方法】哮喘發作時吸 1/3 支。每隔 4～6 小時吸一次，療程 3～5 天。

喘可息香菸治療支氣管炎和哮喘症，經過 321 例臨床觀察，有效率達到 81.2%，顯效率 73.2%，說明它有較好的止咳平喘作用。對肝腎及骨髓造血系統的功能無損害。

二、桔梗白散吸煙治冠心病

【組成】桔梗 0.94 克　貝母 0.94 克　巴豆 0.31 克

【用法】將上藥搗末，用時取上藥裝入旱煙鍋內，點火吸煙，每次吸 1～2 鍋兒。

【按】桔梗白散是一古方，出自於《傷寒論》和《金匱要略》，將其作為煙劑使用來自於民間，在山西呂梁地區流傳，初發現用此方治療小兒肺炎。1969 年，我在大甯縣割麥一帶下鄉，遇一小兒肺炎喘症發作，其父用此三味藥配菸絲點火，小兒不到半時，病情大減。當場有一位縣上的幹部，平時患有冠心病，聞到此煙味，深感舒暢。

由此我受到啟發，回縣後即配藥試用，以治療冠心病心絞痛。先後觀察治療 28 例，其中對消除胸痛、氣憋等自覺症狀尤為顯著，心電圖改善者占 53%。

【治驗舉例】

（1）治療變異性心絞痛案

劉××，男，57 歲，幹部，住北京某醫院。主因胃脘痛如刀割，呈陣發性，曾按胃病治療無效。每日晚七八點、早五六點疼痛發作。近月餘，一日發作八九次，持續

2～3分鐘，痛時胸悶氣憋，少言懶動，舌紫暗，脈沉數。心電圖 ST 段 I a，V F，V$_{2-5}$ 抬高 9mV，心電監測 C$_1$CS 導聯 ST 段抬高 7mV，西醫診斷為冠心病、變異性心絞痛。曾用通經活血化瘀的冠心 II 號靜脈點滴和擴張血管的冬毛青劑，又因疼痛甚劇而服芳香溫通的寬胸丸和芳香開竅的蘇冰滴丸，同時還配合潘生丁、消心痛等藥。經過兩個月治療，疼痛減輕甚微，心電圖改善不明顯。

中醫辨證，胸痛憋氣，痛如刀割，遇寒加重，服番瀉葉作飲，仍然大便乾燥，胸痛更甚。此屬寒實結胸，乃給予桔梗白散吸煙，一日3次，配合硝苯吡啶一日 20mg，連用兩週後，疼痛一日二三次，發作時疼痛可忍。繼以硝苯吡啶減量一日 10mg，繼吸桔梗白散煙劑，疼痛月餘未發。

（2）心梗型心絞痛

漁××，男，66歲，幹部，山西省文水縣雲周西村人。因心前區疼痛胸悶一年，近日加重而求診。該患者曾有冠心病心絞痛病史，於 1981 年 8 月飽餐後突然胸痛，氣憋加重，心悸氣短，大汗出。曾作心電圖 II III aVF 有 Q 波，ST 段下降 0.75mV，T 倒置，經住院治療好轉。

這一次就診係因前一天洗澡勞累又發生胸悶疼痛，入夜尤甚，一日發作七八次，持續五六分鐘，西醫診斷：陳舊性心梗，勞力型心絞痛。中醫辨證：胸痛氣憋，痛有定處，入夜而甚，苔白，脈沉細遲，屬於寒實結胸。

用桔梗白散吸煙，一日三四次，經 3 天治療，胸痛減輕大半，胸痛時間由 5 分鐘減為 1～2 分鐘，心電圖顯示：ST 回升，只下降 0.5 mV，T 倒置變淺。

後繼用桔梗白散，疼痛減輕，病情穩定。曾作動態心

電圖，發現心電圖在用桔梗白散吸煙時，下降的 ST 可由 0.5mV 回升到基線，維持 30 分鐘，說明此方可改變冠狀動脈供血不足。

三、消瘰煙治淋巴結核

淋巴結核中醫稱「瘰癧」，經現代醫學研究，淋巴結核的發生原因是由肺門淋巴結核轉移而來，亦有因其他病灶結核菌隨血行流入頸部淋巴腺後而形成，清·皺玉峰著《外科真論》一書提到：「受病之原，雖不外痰濕風熱氣毒結聚所致，然未有不兼患怒念鬱謀慮不適而成者，故瘰癧者，肝病也。肝主筋，肝經血燥有火，則筋急瘰癧。」

這就說明瘰癧雖然在皮膚表面，而病根則在臟腑內部發生。

《外科真論》談到此症時也說：「小者為瘰，大的為癧，當分經絡，如生於項前屬陽明經，名為痰瘰，項後屬太陽經名為溫瘰，項之左右兩旁屬少陽，名為氣瘰，若連綿如貫珠者，即為瘰癧。」總而言之，其最大特徵是結核累累如串，故以瘰癧為名。

【組成】人言 1.5 克　蜈蚣 2 條　當歸 15 克　皂刺 10 克　山甲 15 克　麻黃 10 克

【製法】從紅白人言中，將白人言取出，切不可把紅人言混入白人言之中，以上藥為細末，與白人言和勻，放上煙絲，裝入水煙袋吸之，一日 3 次，每次可吸 1～3 鍋兒。

消瘰煙在治療瘰癧的未潰與潰爛需配以下兩法：

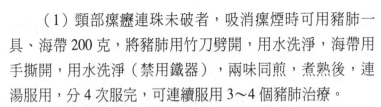

（1）頸部瘰癧連珠未破者，吸消瘰煙時可用豬肺一具、海帶200克，將豬肺用竹刀劈開，用水洗淨，海帶用手撕開，用水洗淨（禁用鐵器），兩味同煎，煮熟後，連湯服用，分4次服完，可連續服用3～4個豬肺治療。

（2）瘰癧潰爛者，除吸消瘰煙，可配油紗條治療。方用別甲50克，研製細粉，先在清潔鋁盒底放適量的醫用白凡士林，上撒少許別甲粉，然後放上紗布條80塊，再將剩餘的別甲粉全部撒在上面，蓋好飯盒蓋，蒸沸滅菌30分鐘即得。

換藥方法：對結核性潰瘍病灶常規消毒，清除壞死組織，然後用探針把此紗條輕輕填塞入病灶底部，隔日換藥一次。對未潰有波動者，切開後再用上藥處置。

【治驗舉例】

王××，男，21歲，農民。於3年前發現右頸部有一棗核大腫物，質硬，不紅，不痛，也不癢，推之活動，診斷為「右頸部淋巴結核」。給予雷米封治療。因患者忙於農活，未堅持服藥，腫物漸大，有脹痛感，中心部發軟，經某醫院外科門診切開引流後，給予肌注鏈黴素、口服雷米封和土黴素等。雖經月餘治療，傷口仍潰爛流膿不止。後投以消瘰煙一料，每日3次，一次吸2～3水煙袋。並用別甲紗條換藥，不到2週傷口癒合。

伊××，女，12歲。其父代述，患兒4歲時患過「肺門淋巴結核」，用抗癆藥治癒。一年前於左頸部發現兩個分別為小指頭大和黃豆大之硬核，因無自覺症狀從未就醫。後逐漸增大，大的約2公分×1.5公分，小的約1公分×1.2公分，皮膚正常，摸之不熱，表面光滑，質硬，活

動且不粘連。投以消瘰煙，內服海帶豬肺湯。大的腫物消之黃豆大，小者已不見，即停藥，後自癒。

四、羅布麻煙治支氣管炎

羅布麻產於大西北，叫野麻，新疆、青海一帶的農民在夏季集收貯存，到冬天嚴寒季節支氣管炎病人增多，那一帶的農民即用羅布麻吸煙來防治支氣管發炎，很有效果。1961年，一親屬給其父寄來1千克羅布麻葉作煙劑，治癒了幾位親屬的支氣管炎。實踐證明，羅布麻煙有鎮咳平喘、祛痰、改善症狀的作用。

【組成】羅布麻300克　煙絲300克

【製法】將羅布麻葉粉碎成末與煙絲混勻，用旱煙和水煙袋裝煙斗吸，每次5～8煙鍋，一日4～6次。或自己捲成香煙捲一次一支，1天3～4支，5～8天為1個療程。

【按】羅布麻煙劑，觀察81例，病程在10年以上者有效率39%，5～7年者有效率31%，5年以下者有效率26%。由此可見，病程越長，療效越高，故羅布麻對慢性支氣管炎效果好。

【治驗舉例】

李××，男，42歲，臨汾縣食品公司幹部，入院診斷為慢性單純性支氣管炎。咳喘已有七八年之久，每年入冬加重，咳嗽，氣短，發怒，痰多而稠。平素每天吸紙菸1盒，已經28年。

自1981年用自捲自吸的羅布麻煙治療，經過一個半月的時間，自覺症狀減輕，發怒消失，痰少而稀，次年暑天

連續吸羅布麻煙 30 天，1982 年再未有發作性氣喘和咳嗽，仍堅持工作。

　　【注】羅布麻先粉碎成末，與煙絲調勻亦可自捲自吸，可代替羅布麻葉。

偏方治疼痛

　　疼痛不是一個單獨的病，而是一個證，是經常遇到的一個重要而痛苦的症狀，差不多百分之百的人都嘗試過疼痛的滋味，疼痛一遇到自己的身上總想馬上把它解除。

　　作為一個醫生能把劇烈的疼痛很快緩解，可夠的上是一個「神醫」。然而事情往往並不那麼簡單，臨證需要仔細分析、認真判斷其疼痛的原因、性質和部位的深淺，從而對症下藥。應該手術的，不得遲疑，就必須開刀。有些病即使動了刀，疼痛仍然不能解除。雖然有些疼痛的原因非常明確，疼痛也是纏綿不休。

　　多年來，我注意搜集了一些治療疼痛的偏方，結合現代醫學的研究驗證，對確實有效的加以整理、提高，供病人使用。我總共搜集治疼痛的偏方一百餘種，而真正有效者只有 30% 多，茲將有效者依次披露於下。

一、治頭痛偏方

　　頭痛是一個最常見的自覺症狀，差不多每個人都患過頭痛，不過疼痛的程度不同，部位不同罷了。頭痛表現的錯綜複雜，其疼痛的部位或發於一側，或發於兩側，或頭頂，或前額，或頸項等不一，有的還可波及眉棱骨和鼻梁

骨等。疼痛的程度也不一樣，有的劇痛難以忍受，頑固不休；有的則是昏痛、隱痛；有的頭痛伴有噁心、嘔吐、眩暈；有的頭痛是嚴重疾病的警報，如高血壓病，除頭痛劇烈外兼有手指麻木、腦血管痙攣，是將要發生腦血管意外的徵兆。

積多年臨床經驗，不管是治內傷頭痛，還是治外傷性頭痛，不管屬虛實寒熱的一種頭痛，在用藥上有一條規律，那就是離不開川芎和白芷。偏方治頭痛確實有效，茲分類介紹如下：

1. 芎腦芷湯治頑固性頭痛

芎腦芷湯

【組成】羊腦 1 個　川芎 6 克　白芷 10 克

【製法】將羊腦熱水燙之，使腦質變硬，挑淨其中的筋血，放入砂鍋內，加入 500 毫升水，放入川芎和白芷，蓋上蓋煎煮，一小時後除去藥渣，吃腦渴湯。

【用法】一天服 1 劑，服兩三劑為宜。有時 1 劑就可治好年久不癒的頑固性頭痛。

【病案舉例】

賀××，女，56 歲，山西省大寧安古村人。1972 年 5 月初診，自述患陣發性頭痛，反覆發作近十餘年，起初怕寒頭痛，迎風則頭痛劇烈，故常年戴帽子而防頭痛發作。十幾年來，帽子戴的越來越大，就診時她戴的帽子如做飯的大鐵鍋，直徑有 0.5 公尺。她的帽子一年比一年的大，每月每年都往帽子上加一層，一共九層，最外三層有棉花

一層，毛毯一層，狗皮一層。

她戴上大帽子，在大寧城內趕集，人們認為她是「精神病」，圍著一圈人看她。她曾到臨汾、太原等地看病，有的醫生還真的按精神病治過。

頭痛還是頭痛，帽子的層數不但沒減少，又加了一層。為了減輕頭痛，曾採取過許多措施，據統計她吃鎮痛片總計 1 萬 8 千片。

西醫診斷為神經性頭痛，曾服過健腦汁、谷維素、卡馬西平等，未曾控制住頭痛，有位名中醫按陰虛陽亢，氣血俱虛辨證，以滋陰潛陽、養血補血治療，頭痛仍不減輕。來診時已是夏天，穿著棉背心，自述頭頂怕風，不戴帽子不行，診見畏寒怕冷，兩足不溫，舌淡，薄白苔，脈弦沉緩，按脾腎陽虛辨證施治，投以吳茱萸湯加減：吳茱萸 10 克、黨參 12 克、乾薑 15 克、川烏 10 克、升麻 12 克、川芎 40 克、白芷 20 克，服藥 10 劑，頭痛有減，但仍感腦海空虛，怕寒，怕風。

改用芎腦芷湯，一天 1 劑，三天後突然頭痛大減，第二天棉帽子換成夾帽子，也不覺頭痛得厲害，第四天就大膽地把帽子給摘了，也沒有什麼感覺。

這真是偏方氣死名醫的一個實例。治好她的頭痛病，一傳十，十傳百，方圓幾十里地的親友都來祝賀，都說偏方治了大病。

2. 偏痛散治偏頭痛

偏頭痛的部位以額前耳上最多，也有發生在額上和額部，痛的性質為週期性發作，痛的時間由幾分鐘到數日之

久，常伴有焦慮、不安、噁心、便秘等症。

發作之前面頰潮紅，頭暈，來勢兇猛，不過一般無生命危險，治療也較容易。

偏　痛　散

【組成】川芎 40 克　柴胡 10 克　香附 10 克　牛膝 10 克　白芥子 6 克　白芷 6 克　鬱李仁 10 克　白芍 10 克　甘草 6 克　荊芥穗 12 克

【用法】每日服 1 劑，水煎分兩次服。

【按】曾用偏痛散治療偏頭痛 35 例，取得滿意效果。一般服 10 劑頭痛發作停止。其中，完全消除疼痛者占 13 例，服藥 15 劑以內頭痛發作緩解者占 16 例，服藥 15 劑偏頭痛仍反覆發作為無效者占 6 例。

本方在山西省呂梁山區傳播廣泛，經大寧一名醫師明理老先生驗證所傳，他講到本方演變於清孟文瑞所著的《青腳集》一書，叫散偏湯，後來在此方基礎上進行加減。因為有效，才傳播下來。

最早是從病人手中得到的，他還講到此方止偏頭痛得心應手，在於用川芎必須量大，白芷量少，川芎和白芷比例應為 6 比 1，川芎和牛膝的比例應為 4 比 1，此方通上通下，調和升降，平肝清目，通經止痛。

3. 柳枝散治眉棱骨痛

柳　枝　散

【組成】柳枝 40 克　薄荷 12 克　白芷 6 克　防風 12

克 羌活 12 克 苦參 10 克

【製法】上藥曬乾研末,過籮裝膠囊,每個 0.3 克,可裝 200 粒。

【用法】一次服 4 粒,每天服 4 次。痛時可加服 1 粒。

【按】此方為治療眉棱骨痛偏方,此種頭痛未婚青年男女多見;有人稱「戀愛痛」,此證多屬陽明風熱,有虛實之別,虛者見之即發,實者眼不可開,晝靜夜劇。

《素問・生氣通天篇》說:「陽氣者,一日而主補,平旦人生,日中而陽氣隆,日西而陽氣已虛。」病人感受風熱,風熱係陽邪,兩陽相持,故頭痛始於日出,劇於日中,失於日落,這是情緒激發和陽氣相持的天人相應所致。眉棱骨為高天顛之上,遇情而變,遇風而發。

方中的柳枝,《本草綱目》記載,用其煎服可清黃疸、白濁;酒煮,可去風,止痛消腫。經現代藥理研究,柳枝含有水楊甙,而水楊甙等成分可促進血管的微循環改善,配羌活、防風,擅長祛風止痛。白芷善治頭面諸痛。諸藥相配,無禁忌,無偏性,治痛每取卓效。

【病案舉例】

余××,女,24 歲,某醫院護士。1980 年 3 月 2 日就診。該患者因談戀愛發生爭執而心情不暢,又遇大雨,回家後睡到半夜,壯熱,畏寒頭痛,經用解表發汗、瀉火、解毒中藥,熱退食增,唯有兩眉棱骨痛不能緩解。由於思想煩亂,寐差,失眠,自認為得了腦瘤,到北京某醫院作 CT 掃描,排除顱內占位性病變。

西醫診斷為:額竇炎、血管神經性頭痛。中醫見證,心煩意亂,隱屈不得言,食、中兩指按壓兩眉中心疼痛可

減輕，口乾，腹脹，四肢乏力，舌紅，苔薄白，脈弦緊，屬感冒後餘熱未清，肝陽上擾，熱陽相持，擾亂上清，清氣不升，濁氣不降。投以柳枝散1劑，服7天後痛減，心情舒暢，上班工作。

4. 細沙荊酒治頭腦痛

細 沙 荊 酒

【組成】細辛3克　沙參30克　蔓荊子10克　川芎30克

【製法】上藥加水1000毫升，煎至700毫升，再加酒300毫升調勻備用。

【用法】每日服細沙荊酒30毫升，1日3次，7日為1個療程。

【按】頭腦痛如發於女性，不僅頭痛，還主述腦子裏痛，發生在病後和產後及高燒感冒未癒的病人。頭痛以空虛感為特點。本偏方治頭腦痛妙在用沙參，因沙參補陰可入腦，細辛、蔓荊子直走入腦，川芎為頭痛中之引經藥，共載沙參入腦，只上不下，不得不入腦中，所以此方為治腦痛的專方。

5. 清上痛湯治三叉神經痛

清 上 痛 湯

【組成】白芍50克　甘草30克　當歸10克　木瓜10克　炒棗仁20克　白蒺藜30克　花粉10克　桑枝10克

【用法】每日服 1 次，用 5 碗水煎，取半碗的量，去渣，分兩次服，連服 5 天。

【病案舉例】

邰××，女，60 歲，1982 年 6 月 2 日就診。患者左側面頰陣發性抽搐樣痛，反覆發作 3 年。面部極度過敏，不敢讓風吹，遇冷面部拘攣性疼痛，痛時不能觸摸，甚至說一句話疼痛就發作。

在某醫院神經科診斷為三叉神經痛，也稱頭痛拘攣症，曾服過卡馬西平和純酒精 0.5 毫升，承泣穴封閉。疼痛有緩解，但停藥後四五天又疼痛如故。最近疼痛劇烈，四肢發涼，出汗多，血壓 10.67／5.33kPa（80／40mmHg），一天發作四五次，每次 3～5 分鐘，面頰灼熱，眩暈，心煩易怒，口乾，舌紅有裂紋，無苔，脈數。

投以清上痛湯 5 劑，頭痛明顯減輕，又服 8 劑，疼痛消失，隨訪兩年未再發作。

6. 五花飲治療週期性頭痛

五 花 飲

【組成】菊花 10 克　金銀花 15 克　桃花 10 克　月季花 12 克　旋復花 6 克

【製法】上述諸花洗淨水煎服。

【用法】每日服 1 劑，分兩次服用。

【按】我在巡迴醫療時，碰見一位患週期性頭痛的女病人，每日中午端一碗花兒茶飲個不停，後來告訴我說，她服的是五花飲，治頭痛較好。

我問她這是什麼道理。她說一位老中醫告訴她：花之藥輕如羽毛，諸花性開，輕揚向上。菊花味甘，性平，利五脈，調四肢，清肝、明目、止頭痛，走瀉下降利大便，涼血、活血、順經、止痛；月季花月月開，止痛調經月月來。旋復花通血脈，益血澤，流動氣血無環無端，週而復始，氣血通暢，所以五花飲治週期性頭痛有特效。

【病案舉例】

曹××，女，38歲。自訴8年來有週期性頭痛病史，每遇月經來潮前四五天就有劇烈的頭痛發作，尤其兩太陽穴明顯，清晨頭痛為甚，頭痛發作時伴有噯氣，兩脅疼痛，悶悶不樂。待月經來後，總要蒙頭持續睡眠3天，處於絕食狀態，從第四天後如常人一樣，作腦電圖、心電圖、腦血流圖、CT掃描均未發現異常。

因最近幾個月頭痛週期性縮短，不僅月經來潮前四五天疼痛，在月經期間也發作，追問以前治療情況，言服過鎮肝熄風湯、桂枝茯苓丸、川芎茶調飲及當歸四逆湯等方，仍不見好轉。綜合分析，患者每遇月經即頭痛發作，呈週期性演變，應以清肝、柔肝、疏養肝、通五脈、利五臟的五花飲治療。

服此方28天後，等下次月經來潮，繼續服藥不中斷，頭痛未再發作，又服15劑，第二次月經前頭痛亦未發作。

7. 化瘀沖劑治高血壓性頭痛

化瘀沖劑

【組成】當歸10克　桃仁10克　紅花15克　牛膝20

克　川芎 20 克　生地 15 克　元參 40 克　枳殼 15 克　柴胡
10 克　黃芩 25 克　白芷 15 克　甘草 5 克

【製法】上藥約有 200 克，為 20 包原藥量。

（1）取以上 12 種藥，加水浸泡，煎服 4 小時，收集
煎液，藥渣再煎 3 小時，合併兩次煎液靜置，取上清液經
絹篩過濾，濾液濃縮成膏。

（2）取以上濃縮膏加適量輔料，按處方配比，藥浸膏
26.2%，澱粉 34.3%、白砂糖 39.5%、白糊粉適量混勻，經
製粉機製成顆粒，於 80℃乾燥（含水量不能超過 5%），
用 10 目及 40 目篩選粒，噴香精加蓋密封 3 小時以上，每
包裝 10 克，相當於生藥 20 克。

【用法】沖劑用溫開水沖開，每日早晚各服 1 次，每
次服半包。

【按】高血壓在臨床上症狀較多，但以頭痛最為痛
苦，其病機為久病入絡，血瘀化風而致。化瘀沖劑治療高
血壓引起的頭痛，曾觀察過 32 例，有效率達 62%左右，同
時觀察到對舌質瘀斑（點）、舌下靜脈瘀血、眼底動脈痙
攣及甲皺微循環均有改善，血壓也恢復到了正常範圍。但
也觀察到病程較長的，雖然頭痛可以減輕，但血壓降不下
來，此類情況可占 35%以上。

方中的桃仁、紅花等為活血化瘀之品，當歸、生地養
血滋陰；柴胡、枳殼舒肝理氣；牛膝通絡，行瘀，引血下
行；川芎入肺心，肺朝百脈，使諸藥通達血脈，甘草通百
脈以緩急止痛，諸藥互相配合，能直達血脈，以活血、通
經、祛瘀、除風。

【病案舉例】

鄒××，男，58 歲，臨汾商業局幹部。1979 年 9 月 20
日就診，自述顳部眼周疼痛十餘年，近二三年常感眩暈，
耳鳴，心煩易怒，晚上睡眠不好，不是整夜不眠，就是睡
而易醒，或者睡到四點鐘再也睡不著。尿頻，夜尿量多，
大便乾結不爽，口乾而苦，舌苔薄黃少津，舌質暗紅，右
側×斑約黃豆大小兩處，舌下靜脈粗紫瘀血，球結膜靜脈
迂曲，延長而增多。脈弦澀而細數，血壓 21.32 / 13.3kPa
（160 / 100 毫米汞柱），眼底檢查屬 II 級眼底，心肺正
常，尿蛋白++，膿細胞少許。

　　屬中醫久病入絡，經脈瘀阻，血瘀化風，瘀熱化火，
擾亂清竅，投以化瘀沖劑，每次 5 克，一日 3 次。連服 5
天後頭痛、頭脹減輕，夜寐較好，血壓降至 20 / 12kPa
（150 / 90 毫米汞柱），又繼續服用。舌質瘀斑及舌下靜脈
瘀血未見變化，有時血壓仍有反覆，加服複方降壓片，並
連續服化瘀沖劑後，隨訪觀察未見復發。

8. 腦靈康治神經性頭痛

腦　靈　康

　　【組成】醋龜板 30 克　龍骨 30 克　蓮子心 15 克　茯
神 3 克　麥冬 12 克　炒棗仁 12 克　川芎 15 克　熟地 24 克
　　【製法】將上藥洗淨、切碎、曬乾，研製細粉滅菌，
過 10 目篩裝膠囊備用。
　　【用法】每次服 4 粒，每日服 4 次。
　　【按】腦靈康在芮城的黃河岸邊一帶民間流傳，此方

可煎湯，也可作成丸藥，也可裝成膠囊。此方有清腦益智的作用，對無明顯原因的神經性頭痛有效，並能使青少年聰明益智，增加記憶。

在芮城的一個村子裏，每年都要讓孩子們吃幾付腦靈康，代代相傳，有人統計他們考上大學的人多，出的高才生多。

9. 柴精湯治腦震盪頭痛

柴　精　湯

【組成】柴胡 10 克　黃精 30 克　土鱉蟲 10 克　雲苓 20 克　白芷 6 克　細辛 3 克　牛膝 30 克　丹皮 20 克　薄荷 3 克

【用法】上藥水煎服，每日服 1 劑，連服 7 劑。

【按】頭部有外傷後，都要導致瘀血阻滯，造成清陽不升，濁陰不降，從而出現頭悶頭痛，記憶力減退。

此方來源於一位姓蘇的病人，他是洪洞縣西池村人，因騎摩托車撞傷頭部，當時昏迷，清醒後肢體無障礙，就是頭痛不能緩解。

後來聽說河南林縣上莊有個老婆婆的偏方能治腦震盪頭痛，他找到後，老婆婆就給了他 50 個丸藥。他吃了一半頭就不痛了。後來他的妹妹被人打傷，頭痛兩個月，又去林縣找到那位老婆婆，老婆婆讓他抄回原方自己配藥，他妹妹服後亦好了。他在找我治病時，遂將此方告訴我，經過驗證的確有效。

分析本方之義，土鱉蟲活血化瘀，通經生血，續血通

經；黃精補諸虛，填精髓，除風濕，安五臟；柴胡升清陽，除肝熱，清肝風；雲苓降濁陰，調和陰陽；細辛散風，通經止痛；薄荷引藥入腦，明目止痛。

【病案舉例】

劉××，男，28 歲，1974 年 3 月因汽車肇事將頭部撞傷，額部頭皮撕裂，縫合後痊癒，因噁心、嘔吐曾服用中藥旋復花代赭石湯，服藥後嘔吐減輕，唯頭痛不減。疼痛加重時有撕裂感，在牆上碰一下才舒適，或用手撞幾下疼痛才能減輕，一日發作十幾次。就診時投以柴精湯 7 劑後，頭痛大減，連續服用十餘劑頭痛消失。

二、胃寒散治胃脘痛

俗話說：「十人九胃、十胃九寒，」意思是說 10 個人當中就有 9 個人患過胃痛，而 10 個胃痛病人當中就有九個是因為寒而引起。在中醫上把胃脘痛稱之為「心痛」、「心下痛」、「真心痛」，《醫學正傳》云：「古方九種心痛，詳其所由皆在胃脘，而實不在心。」

從現代醫學的角度來看，胃脘痛是指消化系統疾病，包括急慢性胃炎、胃潰瘍、萎縮性胃炎等病，治療胃脘痛的偏方民間流傳很廣，不下百餘方，按其胃脘痛係胃寒所致，經過反覆驗證，胃寒散確是治療胃脘痛的一個有效偏方。

胃　寒　散

【組成】附子 6 克　肉桂 4 克　乾薑 10 克　蒼朮 10 克

厚朴 6 克　　白芍 15 克　　紅花 10 克　　元胡 12 克　　枳殼 10 克
米殼 4 克　　吳茱萸 10 克　　黃芪12 克

【製法】上述生藥研細，過 10 目籮成粉，裝包，一包 4 克，每次服 1 包，每天服兩次，或煎服。

【按】上世紀 40 年代末和 50 年代初，在洪洞的古樓街，有位魏老先生治胃痛很出名。他在街上擺個小攤，並掛著一張紙上寫著：「胃寒痛吃一包，一時三刻管保好，有錢沒錢捎一包，十人九胃少不了。」逢會趕集的人寧肯不吃不喝，也要買幾包胃寒散拿回家。

我父親就買過幾包胃寒散。記得有一次我上學趕上大雨著涼，胃痛得特別厲害，喝了一包，不一會痛就消失了。我們家一下買過十幾包，鄰家有胃痛的就送給他們幾包，至今還保存著幾包胃寒散。

後來是一位縣長得知胃寒散的成分，並將這個方子傳給我使用，經過反覆觀察驗證，胃寒散對急慢性胃炎、胃痙攣、胃癌等有效。

屬於脾胃陽虛或陰寒痼冷者，用之頗見奇效。從 1972 年到 1981 年經過臨床觀察 112 例，其中有 43 例在服 3 至 9 劑後症狀消失，69 例在服 20 劑左右疼痛消失。還觀察到不論年輕人和老年人發生的胃脘痛，凡屬寒痛者，繼服胃寒散而痛不緩解，則應懷疑是胃癌的早期階段。同時還證實，胃寒散對 43 例作鋇餐造影龕影消失。

【病案舉例】

喬××，女，39 歲，幹部。1980 年 6 月初診。該患者胃脘疼痛十餘年，反覆發作，時輕時重，痛時放射至背部，遇冷加重，有時感到有冷氣撞心，噯氣吞酸，納呆少

食；每日能吃四五兩飯，經過地區醫院鋇餐造影有 1.5 公分×2.1 公分的龕影。胃鏡檢查，胃底可見 1.4 公分×2.3 公分的潰瘍，底白薄，邊緣潮紅，診斷為胃潰瘍（活動期）。口服胃寒散 23 包疼痛減輕，未有大發作，食慾增加，連服一個半月，造影復查，鋇餐造影龕影消失。

三、芥籽泥冷敷與膽通舡治膽囊痛

膽囊痛是由多種疾病引起，膽囊內有結石稱膽石症；膽囊感染稱膽囊炎；膽囊內長有新生物稱膽囊腫瘤。膽囊內有異物或蛔蟲或結石都會引起疼痛，膽囊內有結石按西醫的方法開刀取掉，或者把它溶掉排出。

而中醫治療膽囊痛則採取舒肝解鬱，理氣止痛，消炎排石等方法，都可緩解疼痛，然而有一部分膽囊痛吃上利膽醇、亮菌片、膽石通、去氧膽酸、鵝去氧膽酸，還有消炎排石沖劑，都吃遍了還是疼痛，不妨使用治膽囊痛的偏方芥籽冷敷方與膽通能方。

1. 芥籽泥冷敷方

【製法】芥籽 5 克泡於 30℃溫水中，攪拌成泥狀，塗在一塊 20 公分長、15 公分寬的布上，貼在患部，上面再蓋上一條乾毛巾。

【用法】冷敷時應貼在膽區和肩胛骨斜內方，切不要兩處同時貼，按照順序交替貼敷，貼敷時間約 5 分鐘至 10 分鐘。芥籽泥刺激性強，貼 10 分鐘疼痛即可消失。若還繼續疼痛，就不必再貼敷，以防皮膚發炎。

【病案舉例】

王××，女，39歲，鄉寧縣台頭煤礦職工，膽囊痛七八年，每遇勞累或飽食肉、油食後，膽囊部位隱隱作痛。最近因感冒發燒發冷、噁心嘔吐而來診。

診見膽囊部位拒按，發現 0.6 公分×0.8 公分和 0.4 公分×0.25 公分的結石兩塊，因患者作過子宮切除手術，對再作手術心裏懼怕，拒絕手術。聽說有貼敷法可祛痛排石，前來就診。給予芥籽泥冷敷，每天上午和下午及睡前各敷 10 分鐘，並服膽通能湯，經過 15 天治療疼痛緩解，以後疼痛再未發作。B 超提示尚有 0.6 公分×0.8 公分的一塊結石，另外已證實排出體外。

2. 膽通能

【組成】枳殼 15 克　厚朴 12 克　蒲公英 20 克　金錢草 40 克　青皮 12 克　白芍 20 克　烏梅 20 克　檳榔 20 克　柴胡 10 克　茵陳 10 克　川軍 6 克　木香 10 克

【用法】水 300 毫升煎服，分早晚空腹服，每日服 1 劑。

【按】膽為六腑之一，以通為用，以清為順。濕熱阻滯，肝鬱氣滯，均可使膽腑通降失常，使膽失疏泄而作痛。膽通能湯中的金錢草、烏梅、檳榔有疏通膽道、排石、排蟲的作用；枳殼、木香理氣擴管、利膽、排空；柴胡、茵陳疏肝、益膽；蒲公英清熱、解毒除濁、淨膽；大黃通利膽腑，促進膽管蠕動而排石。

現代實驗證實，烏梅能促進膽囊收縮，有排泄膽汁的作用，檳榔增強腸蠕動及其平滑肌的收縮，促進膽汁排

出。服檳榔和烏梅 50 克 1 小時左右，在 B 超的觀察下膽囊有明顯的收縮作用。

四、中堅湯治胰腺痛

胰腺痛是由胰腺炎引起的，膽道疾病、蛔蟲進入膽道、胰管狹窄、外傷性胰腺疾患、十二指腸所致的胰腺穿孔、血循環障礙、植物神經功能失調、過敏性疾病、急慢性感染，以及過食過飲、精神刺激都會引起胰腺痛。胰腺痛雖然原因複雜，但發病特徵十分明顯，即第 11 胸椎脊帶，從胰臟部位開始轉過背面至第 10～12 胸椎附近即為過敏帶。

從中醫的經絡角度來講，即肝、膽、脾俞的部位，因此再下兩個穴位即三焦俞。此外左上腹部尚有一條叩打過敏帶。兩個過敏帶為陽性而按其他疾病治療無效者，即可考慮為胰腺痛，可用中堅湯治療。

【組成】白芍 30 克　甘草 10 克　半夏 12 克　茯苓 15 克　生薑 3 克　大棗三個

【用法】水煎服，早晚各服一次。

【病案舉例】

解××，女，41 歲，隰縣解頭牆村人。1975 年 3 月 2 日就診。半年前右上腹疼痛，某醫院疑為胃潰瘍，住院治療。經過服中藥，右脇下疼痛減輕，而左上腹和臍旁上下劇烈疼痛，每在半夜疼痛發作，有時持續三四小時，注射強痛定也不減輕，嘔吐頻繁，將胃內容物全部吐乾淨，疼痛才稍覺緩解。

內科會診為胃痙攣，由於疼痛放射於左輸尿管部位，泌尿科診斷為泌尿係結石，拍片予以否定，投以柴胡龍骨牡蠣湯，服後稍有減輕，但左臍下胰腺過敏帶有叩擊痛。排除其他疾病的可能，診為胰腺痛，改服偏方中堅湯 12 劑，疼痛消失。

五、養肝湯治夜間肝痛

肝痛者係右上腹及肝區疼痛，右背部也常作痛，表現為持續脹痛或隱痛。只有少數病呈陣發性似刀割樣痛，其肝痛的特點是清晨較輕，午後及夜間加重。右側臥位疼痛增劇，引起疼痛的原因有慢性肝炎、膽周圍炎、膽囊炎、膽道炎、膽囊周圍炎、肝癌等。肝痛給患者帶來很大痛苦，因為多發生在夜間，常常影響睡眠。有的病人常以枕頭墊於右肋，取右側臥位，否則難以入睡。這樣的肝痛可用偏方養肝湯治療。

【組成】白芍 30 克　甘草 6 克　生地 15 克　木瓜 20 克　旱蓮草 12 克　丹參 15 克　元參 20 克　首烏 20 克

【用法】水煎服，每日 1 劑，連服 20 劑。

【按】肝痛多發生在晚上，是以陰虛所致，以虛致虛，加重了夜間的肝痛。

另外晚間流入肝的血增加，加重了肝的負擔，《素問·五臟生成篇》說：「人臥血則歸於肝。」「人動血則歸於諸經。」現代醫學也證明，白天肝血流量 1085～1845 毫升，而晚上比白天流入肝臟的血多兩三倍。

【病案舉例】

方××，男，57 歲，霍縣辛置煤礦工人。自述患肝炎四五年，轉氨酶反覆波動，最近三四個月以來因肝痛不止，四處求醫，後慕名來診。因肝痛劇烈，不能直立行走，平時常以右手壓迫肝區使疼痛稍緩解，但每到三更半夜，肝痛難忍需頂住肝區而入睡。

查 GPT300 單位，在某醫院作肝臟同位素肝掃描疑有占位病變。因為肝痛較重，須先治痛，因投以養肝湯，病人一看處方當中沒有木香、元胡、青皮、米殼等理氣止痛藥，持懷疑態度，抱著試一試看的態度，經服 6 劑後，疼痛果然減輕。

第二次來診時再不用壓著肝區，接著又繼續服 6 劑，疼痛基本消失。第三次來診自己已能騎自行車，查肝功 GPT 恢復正常。再作肝掃描，已排除肝癌的診斷。

偏方治疼痛

偏方治血證實驗錄

凡血液不循常道，上溢於口鼻諸竅，下出於二便或滲於肌膚的疾病，中醫統稱為「血證」。

血證的範圍相當廣泛，現代醫學中急慢性疾病所引起的出血，均屬於血證的範疇，中藥和西藥止血都有某些特殊的療效。而偏方止血有它特殊的作用，對血證的治療也是個補充。

下面介紹腦出血、舌衄出血、鼻出血、喀血、吐血、便血、尿血等常見血證的偏方治療。

一、水蛭粉治腦出血、腦內血腫

【製法】取水蛭 100 克曬乾，研細末，每包裝 3 克。

【用法】每次服 1 包，一日 3 次，溫開水送下。

【病案舉例】

李××，男，54 歲，北京市供銷總社幹部。1981 年 2 月 3 日就診。主因左側肢體偏癱、語言不利，半天後住院治療。平素有高血壓病史，在中國中醫研究院西苑醫院住院治療，診為冠心病心絞痛，高血壓Ⅲ期。經用冠心Ⅱ號治療兩個療程，心電圖報告 ST 段抬高、心肌供血好轉、血壓穩定，出院後照常上班。

後因陪同國外友人參觀遊覽十三陵，在回家的路上突然發病，口眼歪斜，語言不清，呼之答應，神志清楚，大小便失禁，左側肢體癱瘓。急診再住醫院，入院檢查，神清，口眼歪斜，右鼻唇溝消失，語言不利，吐字不清，血壓 24 / 15.5kPa（180 / 116 毫米汞柱），左側肢體活動受限，肌力 0 度，心肺正常，腰穿脊液呈血性，心電圖報告 P 波倒置，ST 段下降。

診斷：腦出血、腦內血腫、高血壓Ⅲ期，在周教授指導下用水蛭粉治療，一次服 3 克、一日 3 次，經服用第四天，語言清晰，左側下肢開始活動，肌力Ⅱ級，作 CT 掃描，提示腦內血腫減小，連用水蛭粉治療第 12 天，神經系統症狀和體徵基本消失，可扶杖步行。第 22 天再次作 CT 掃描顯示，腦血腫縮小，活動可自理。

【按】水蛭粉治療高血壓腦出血、腦內血腫係某醫院使用的一個偏方，觀察到水蛭粉治療腦出血引起的偏癱有較好的療效。經過實驗觀察，腦出血而不昏迷的病人在出血的第二天就可服用。

二、枇杷葉煮肉止鼻出血

【製法】取枇杷葉 30 克，去毛，切成適當小片，與瘦豬肉 150 克切成小塊，一塊加水燉，待肉熟後吃肉喝湯，連服 10 天。

【病案舉例】

申××，男，21 歲，1984 年 2 月 3 日初診，自述鼻出血 10 餘日，開始因和孩子逗玩，碰了一下鼻子就出血不

止，曾用濕毛巾貼額部 10 分鐘，緩解鼻出血。後來又用這個方法就不靈了，有時晚上流鼻血，醒來後枕頭上一片血漬。到醫院檢查說是克氏區血管糜爛，止血海綿也塞過，出血時頂用，過上一段又出血。

來診時想找個根治的辦法，給予枇杷葉煮肉，結果吃了 10 餘天，隨訪半年未復發。

三、花茅須含漱治牙齦出血

【組成】花粉 15 克　白茅根 30 克（或新鮮茅根 100 克）　石膏 40 克　玉米鬚 25 克（新鮮玉米鬚 50 克）

【製法】先將石膏煎半小時後，再放其他三味藥，水煎 15 分鐘，取汁 450 毫升，備用。

【用法】用花茅須液含漱，每日 1 劑，2～6 劑為一個療程。含用 2～6 天即有明顯效果。

【病案舉例】

彭××，男，44 歲，幹部，鄉甯縣毛則渠人。因患肝炎、肝硬化而住內科治療，經常反覆齒齦出血，經用維生素 K 和止血敏，牙齦出血不見好轉。後請中醫會診，給予花茅須含漱液，每日頻頻漱口，治療肝硬化的中西藥仍繼續服用，經用 6 天後牙齦出血停止。

【按】肝炎、肝硬化患者因凝血酶元低下及其他凝血機能的缺損而造成出血，按中醫的理論為「肝不藏血」所致。而此方皆為涼血清熱、滋腎養肝、益精生津之妙品，故對肝病引起的牙齦出血甚效。

四、地榆湯止喀血

喀血一證，多發生在支氣管炎、大葉性肺炎、浸潤性肺結核、播散性肺結核、空洞性肺結核、支氣管擴張、肺癌等病。不論出血多少，時間多長，在採用中西醫結合治療本病的同時，服用地榆湯治療喀血可收到意想不到的療效。

【製法】取地榆 30 克，水煎兩次，取汁頻服。

【按】地榆味苦澀，性甘寒，入肺、腎二經，有清熱、涼血、止血的功能。

經動物試驗，地榆煎劑使凝血時間明顯縮短，地榆止喀血對原發病灶的中西醫治療沒有影響，但服地榆液止血時，不必使用鎮咳劑和鎮靜劑，因為地榆就有鎮咳和祛痰作用。

【病案舉例】

單××，男，23 歲，1978 年 9 月 2 日就診。自述平素咳嗽、咳痰、咳喘三四年，反覆發作頻繁。每遇季節更換時症狀加重，在感冒後咳、痰、喘加重，發燒，盜汗，食慾欠佳，痰量增加。在臥位和睡眠時痰量更多，痰咳出後自覺氣憋輕鬆，若痰咳不出則感胸悶不適，有時咳嗽帶血絲，有時咳血量多，約有 600 毫升左右。

此次乾咳少痰，但咳血量多，已咳血三四天。X 光拍片顯示有肺氣腫和透光陰影。診斷：支氣管擴張並喀血。

用丁胺卡那靜脈點滴並用地榆液止咳血，治療一週後，喀血停止，咳嗽、咳喘減輕。

五、四黃湯止吐血

止消化道出血，經口而出者，統稱吐血。一般血色較暗，夾有食物殘渣，常見於胃潰瘍、十二指腸潰瘍、慢性胃炎、肝硬化食道靜脈破裂、胃癌、胃粘膜脫垂等。儘管見於不同的疾病，但都是直接或間接導致胃絡受傷而吐血。這裏介紹止血、吐血的偏方四黃湯。

【組成】黃芪15份　黃連9份　生地黃30份　大黃15份

【製法】上述四味藥研末，過20目篩後混合分30克1包，備用。

【用法】用時取四黃粉30克，加水200毫升，煮沸25分鐘，過濾去渣涼服，每天2包分4次服。

【病案舉例】

趙××，男，38歲，洪洞縣左家溝煤礦工人。1984年4月20日初診，主因黑便三天急來就診，該患者患B型肝炎6年，肝功異常，二維超聲波提示早期肝硬化，食道靜脈造影正常。

經過服中藥和雲芝肝太、聯苯雙脂，肝功能恢復正常，還能堅持上班。最近兩三個月工作勞累，因飽飲飽食後發生胃脘不適，一頓飯吃水餃400克，當夜胃痛噁心，第二天疲乏，第三天發現大便發黑，突然暈倒廁所，馬上抬來醫院就診。

體檢：面色蒼白無華，神清，心悸，血壓12/8kPa（90/60毫米汞柱），心肺－，肝不大，可捫及1.5公分，

血色素 4 克，大便潛血＋＋＋，診斷：上消化道出血，立即輸血 1000 毫升，並服四黃粉，每次 1 包，每天 3 次，5 天後大便潛血呈弱陽性。

【按】四黃湯具有清熱涼血、補氣活血、化瘀止血的作用，大黃清熱下瘀血，黃連、生地涼血止血，黃芪補氣攝血。

此方對胃出血有療效，對食道靜脈破裂和胃癌引起的出血無效。對吐 400 毫升以下出血有效，而對大量的出血無效。

六、明礬灌腸治便血

血從大便而下，均稱便血。其色暗紅及鮮紅為下消化道出血；柏油樣便，為上消化道出血。若為上消化道出血即服四黃湯；下消化道出血即用明礬液灌腸。

【組成】明礬 10 克　地膚子 30 克　鴉蛋子 10 粒

【製法】上藥加 200 毫升水煎至 100 毫升，保留灌腸，每日 2 次。

【按】這一偏方原來只是用來坐浴治療肛門、直腸出血，後來施用灌腸的方法止血效果滿意，如果條件不允許，仍可坐浴止血，用量需要多一些，煎至 1000 毫升，每味藥量需加大 3 倍。

其方義：地膚子味甘苦性寒，有清熱利濕的作用；鴉蛋子味苦寒，涼血止血，去瘀生新。明礬酸澀，性寒，有收斂心血作用。三藥相配，為止血之妙方。

七、生地龍汁治尿血

【組成】活地龍（即從地裏剛刨出來的活蚯蚓）40 條　生大薊 150 克　白糖 150 克

【製法】把活蚯蚓洗去泥土，置清水內加入 3～5 滴食用油，讓蚯蚓吐出腹中泥土，如此反覆兩次，至腹中黑線消失呈透明狀為止。

然後將蚯蚓放置乾淨缽子內，撒上白糖，不久蚯蚓即化成糖汁，另取生大薊 150 克，加水煮沸約 10～15 分鐘，趁滾沸時沖入活蚯蚓化成的糖汁即成，備用。

【用法】讓病人空腹服，趁熱儘量多飲。

【病案舉例】

閻××，男，48 歲，臨汾地區二建幹部。於 1983 年 6 月 4 日就診，自述無痛性尿中帶血，有時全部尿血，尿化驗蛋白＋，膿細胞少許，血壓不高，無浮腫，腎盂造影正常，腰椎及骨盆拍片正常，未發現結石及結核，形體消瘦，食慾不振，每次解小便後盆中有血塊，當尿出血塊後尿血停止。

某醫院考慮腎炎，在太原某醫院用相差顯微鏡觀察細胞變形，也無明顯改變，一時確診不了。由於體瘦納差，只好靠輸血、輸液維持。

我診後給予偏方生地龍汁內服，並停用其他中西藥。第一天儘量飲了一杯半地龍汁，尿血減少，在晚上又飲了一杯，尿中血暗已不鮮紅，晨起尿液變成淡紅，第二天又連服了 2 次，每次 1 杯，尿液變黃，但化驗尿中仍有紅細

胞，第三天又服 1 杯，肉眼看尿液正常，隨訪觀察一年，再無尿血。

【按】此方治尿血有特效，臨證用之，越用越靈，並觀察到對腎炎和腎結核尿血也有一定的效果。特別對不明原因的尿血，效果更佳。

分析方中大薊甘涼、能涼血、活血、補血，白糖甘甜，健脾補肝，對脾統血、肝藏血起到促進作用。地龍和白糖作用變化成水解蛋白成為一種特有效的止尿血因數，所以本方對因熱、因虛、因瘀而產生的出血的傷有修復的作用，提高了凝血機製的作用，因而有止血作用。

八、牛膝馬蹄治功能性子宮出血

將牲畜掛掌時所削之蹄屑，收集後用清水泡淨，曬乾，放瓦片上焙成乾研末，每次服 3 克，每日 2 次；或裝膠囊 0.3 克，每次 6 粒，每天 4 次。服時以牛膝 50 克煎湯分兩次為引，送服馬蹄粉，連服 7 天。

偏方治汗症

　　汗症包括多汗和盜汗二症。多汗的病人，不管天冷、天熱總是滿身大汗，或局部出汗。盜汗俗稱冷汗，即睡眠中出汗，既無鹹味，又冷，故得此名。

　　此症不論大人和小孩都可發生，患者大都面黃肌瘦，疲乏無力，甚至貧血，並發生嚴重疾病。所以多汗者應及時診斷和治療。

　　西醫多採取調節神經的藥物治療，如用顛茄類和盜汗片等藥。中醫認為汗者，為五液之一，有生理性出汗，也有病理性出汗。陰陽、氣血、營衛調達為生理性出汗。屬病理者，為陰陽營衛氣血失於調和之見證，如肺腎兩虛、陰陽不調、肝陽偏亢均可導致自汗，素體陽虛，陽衛不固亦可自汗；而陰虛不能潛陽則在睡中盜汗，凡此種種皆謂陰陽、氣血、營衛失於常度之故。

　　關於汗症有自汗不止的頑固性汗症，有局限性的多汗症，如手汗、半身汗、足汗等。盜汗有體虛盜汗和病後盜汗。這裏介紹一些常見的偏方止汗法。

一、五金膏貼乳治頑固性自汗

　　【組成】五倍子 30 克　鬱金 10 克

【製法】上藥共研細末，貯瓶備用。

【用法】取上藥 15 克，用蜂蜜調成藥膏，貼在兩乳頭上，用紗布固定，每日換藥 1 次。

【按】中醫認為出汗的多少，是由肝氣調節的，當肝調節失司時，汗液就失去控制。

方中鬱金可疏肝解鬱，五倍子可收斂止汗，雖然藥味簡單，收斂止汗之功甚著。

【病案舉例】

鄭××，男，幹部，因患糖尿病而住院。

經過服中藥消渴丸和金津玉液湯及 654—240mg 靜脈點滴，血糖由 15.55mmol／L 降至 7.78mmol／L，尿糖±，經治療月餘後出院。

此次就診係因全身汗出嚴重，夜間汗流浹背，每當醒後被單及褥單可擰出水滴，內衣、內褲更濕，每夜總得換 1 次方可再寐。精神疲倦，心慌，失眠，多夢，腰酸無力，尤其是精神緊張時汗出更多，納食尚可，二便調和，舌質淡，有齒痕，苔薄，脈沉細弦。

開始我認為是糖尿病日久導致氣虛，用玉屏風散加牡蠣 50 克，連服 3 劑，依然汗多如浴。重溫歷代醫家論著，自汗多為衛陽不固，營衛不和，復用調和營衛的桂枝湯和龍牡、浮小麥治之，服後亦只是睡眠好轉，汗出依然如故。細心揣摩，補虛不靈，調和營衛無效，而且血糖上升至 9.92mmol／L。追問病史，因病後免職，心情不暢而汗出加重，其汗多不止乃為肝失調節、開合失司之故，速配五金膏敷貼乳頭 3 個夜晚，並服用山萸肉茶 5 劑，汗出大減，血糖恢復正常，請症悉除。

附：山萸肉茶

【組成】山萸肉 20 克　地骨皮 3 克　黃芪皮 3 克

【製法】將地骨皮、黃芪皮切碎，山萸肉研粉，放在茶杯內代茶飲之。

【用法】每日服 1 劑，連續服 5 劑。

【按】山萸肉性酸而澀，酸者收斂止汗，生津止渴；黃芪皮性甘溫，固表止汗；地骨皮性甘而涼，能除消耗之熱，配黃芪為滋補良藥，助山萸肉補而止汗，是治消渴止汗之良方。

二、龍牡湯止頭汗

【組成】龍骨 30 克　牡蠣 30 克　黃芪 15 克　白朮 12 克　防風 10 克　浮小麥 20 克

【用法】水煎，每日 2 次分服。

【病案舉例】

皇甫××，男，32 歲，幹部，1976 年 2 月 15 日就診。緣於 1975 年 4 月患感冒後開始頭汗出，以後頭面部汗流浹背，上額汗出如洗浴，汗珠經常往外滲出，每遇講話時出汗更多，若遇急事簡直是大汗淋漓，白天較黑夜為重。怕冷，精神疲乏，大小便正常，舌淡，苔薄白，兩脈細緩，屬陽虛出汗。頭為諸陽之會，用益氣溫陽、固氣止汗的偏方龍牡湯而癒。

三、柴桂芍湯治半身汗出

【組成】柴胡6克　黃芩12克　半夏10克　桂枝3克
白芍12克　紅糖30克　大棗5個

【用法】每日服1劑，每劑煎兩次分服。

【病案舉例】

宮××，男，31歲，1974年4月8日就診。診見左半
側臉部潮紅有汗，左側軀幹前後上下肢及足部皆有汗，其
分界線從鼻中部至兩肩間，鼻唇溝中部至下頜中部至胸骨
中線和腹中線底恥骨聯合中點為界，右側無汗。曾多處奔
波求醫，服中藥150餘劑，寐差發脫，汗出仍如舊。

察脈緩弦，屬陰陽失調，營衛不和，乃投柴桂芍湯，
服10餘劑，汗出已止大半，又繼服7劑而癒，隨訪半年未
復發。

四、養心湯治手汗淋漓

【組成】柏子仁30克　炒棗仁30克　荔枝仁15克
首烏30克　黃芪60克　茯苓30克　龍牡各30克

【用法】每日1劑，水煎兩次分服。

【病案舉例】

熊××，男，42歲，1976年4月因受驚過度而發生兩
手汗出不止。經過中醫、西醫、中西醫結合醫多方治療，
用中藥100餘劑，內服西藥，並採用封閉、外搽、輸液等
辦法，皆告無效。

患者既往有高血壓、肝炎等病史。現形體消瘦，面色無華，兩掌紅熱，大小魚肌有紅瘀斑，兩掌心潮紅，汗流如雨，淋漓不斷，手掌粗裂。平素心悸，怔忡，失眠多夢，舌淡，舌尖紅，苔薄白，脈細數弦。

投以偏方養心湯，每日 1 劑，水煎 2 次兌勻分 2 次服。前後共服 18 劑，掌汗過多之症獲癒，再未復發。

【按】掌汗過多一症在中醫門診中並非少見，但如此嚴重者實屬不多，歷代醫家認為汗大出為氣虛不固或陰虛陽亢而迫津外泄。局限性大汗出卻與經絡氣血有關，汗主心液，掌心係心經所行之處，為心經所養，故益心陰、養掌心而止汗。

偏方養心湯中首烏、棗仁益心陰、養心神，柏子仁養心斂汗，龍牡潛陽、寧心、斂汗，黃芪補心止汗，茯苓健心脾、利水、祛汗，故為治手汗之妙方。

五、硝礬散治腳汗

【組成】白礬 25 克　芒硝 25 克　萹蓄根 30 克

【製法】將白礬（或枯礬）打碎，與芒硝、萹蓄根混合，水煎兩次，兩次煎出液約有 2000 毫升，放盆內備用。

【用法】把腳浸泡在藥液內，每日 3 次，每次浸泡的時間不得少於 30 分鐘，晚間適當延長浸泡時間，浸泡之前，溫一下藥液，以不燙皮膚為宜。每次可外洗兩天，6 天為一個療程。

【按】腳汗症，不僅鞋和襪子經常很濕，還發出一股刺鼻的臭味，日久易患腳氣病。消除腳汗臭味的西藥有烏

絡托品，用中藥明礬粉撒在鞋內，亦可去濕，抑制汗液分泌。但經過試驗，明礬配芒硝、萹蓄根煎水泡腳，效果快，很方便。

【病案舉例】

劉××，男，23歲。自述腳汗七八年，不管春夏秋冬，總是腳汗如洗。冬天為甚，一天得換兩次襪子，後來聽說香港有個偏方，用防風11克、白芷15克、細辛6克、川芎6克四味藥研成粉，撒在鞋內，可除腳汗。

起初使用有效，過上一段仍出腳汗。後用腳汗粉也無效。才改用硝礬散4劑，外洗一個療程，腳汗減少。怕再反覆，就繼用了兩個療程，隨訪半年未復發。

六、元肉蜜枇杷治盜汗

【組成】桂元肉15克　蜜枇杷15克

【製法】上藥加水500毫升煎至300毫升。

【用法】臨睡前半小時溫服，1劑2服，連服4日。

七、朱芷粉治頑固性盜汗

【組成】朱粉15克　白芷30克

【製法】上藥混合，共研細末，備用。

【用法】每次服藥粉5克，溫白酒送下，每晚1次，連服5個晚上，盜汗自癒。

八、七黃湯治肺結核盜汗

【組成】黃芪20克　麻黃根6克　生地黃6克　熟地
黃6克　黃芩6克　黃連6克　黃柏6克

【用法】加水煎至200毫升，早晚2次分服。

【按】肺結核的症狀是午後低熱，消瘦，五心煩熱，
乾咳少痰，屬於陰虛盜汗。此方治之甚效。

偏方治療肥胖

在閒談話語中往往可以聽到議論肥胖這個問題，有的人認為肥胖是「發福」或者「心寬體胖」，有的人還以胖為美，形容為「雍容華貴」，那麼何為肥胖呢？除了自覺現在比過去胖，或者以前比現在胖的自我比較和自我感覺之外，還應該有標準，才能得出胖與瘦的結論。

一、標準體重

在一定條件下，年齡和身高與體重的關係甚為密切，但季節、氣候變化，體重也在變化，冬天比夏天重，空氣濕度大比乾燥時要重，晚上要比白天重。

按國際上規定，人體的標準體重有一個計算公式：

1. 成人標準體重

成年男子標準體重（公斤）＝身高（公分）－100

成年女子標準體重（公斤）＝身高（公分）－105

例如：男子身高 183 公分，按公式計算 183－100＝83 公斤

女子身高 165 公分，則體重為 165－105＝60 公斤。

2.嬰幼兒標準體重

兒童2歲以上標準體重（公斤）＝年齡×2＋8

例如：3歲的兒童體重＝3×2＋8＝14公斤

新生兒平均體重約3.2千克。

3～5個月的嬰兒的體重是出生時的2倍，約6.4公斤。

1歲的孩子為新生兒體重的3倍，約9～10公斤。

人體的體重波動在標準體重的10%上下範圍內，均屬於正常。

二、肥胖的劃分

判斷肥胖要根據不同年齡、性別、身高，每個人都有一定的標準體重。對正常人來說，身高與體重有一定關係，而且是成正比的。按照國際上規定的標準體重計算，如果你的體重超過10%為偏重，超過20%為肥胖。其中超過20%～30%為輕度肥胖，超過30%～50%為中度肥胖，超過50%以上為重度肥胖。

還有的按照體內脂肪的多少來確定肥胖，也就是體重超過標準體重20%，體內脂肪超過全身重的30%，可定為「肥胖症」。

最簡單測定體脂的方法是在受試者的臍旁選取3公分腹部皮膚，用食指、拇指兩指輕輕抓起（抓到皮下脂肪深度），測定食指、拇指兩手指的寬度，若超過1公分以上者，為皮下脂肪過多，再參考體重測定。若超過標準體重

20%以上者，可作為「肥胖」對待。

三、肥胖的種類

肥胖有單純性肥胖和繼發性肥胖兩種。

1.單純性肥胖

這一類肥胖症占肥胖者總數的98%以上，一般除了肥胖造成行動不便、體形臃腫之外，還會造成與肥胖有關的疾病。肥胖多數由於攝入量過多，儲蓄脂肪過大，而體內消耗量又少而引起的。

另一種是上了年紀的人，由於生活安逸，營養過剩，熱量攝入過度，脂肪過剩，再加活動少，這部分肥胖者稱為獲得性外源性肥胖症。

2.繼發性肥胖

這一類肥胖數量不多，是由於疾病和藥物引起的，如內分泌疾病引起的甲狀腺功能減退，皮質醇增多症，腦下垂體病變均可引起肥胖。

還有新陳代謝障礙，如糖尿病引起的肥胖，又有的因為風濕病、腎病服了維生素藥物引起的肥胖等等。

四、肥胖的原因

肥胖的原因可歸納為飲食過多，消耗過少，消化酶的失調，大腦的指揮失調，心理上的習慣，基因的遺傳，活

動量的減少等，都會造成體重增加、脂肪的堆積。

有的人認為民以食為天，生存只是為了吃，1日三餐，餐餐不離肉，糖果、瓜子不離口。中醫早有關於肥胖的論述，「肥類人，則膏粱之疾也」，「脾腎氣虛，運化輸布失司，清濁相混，不化精血，膏脂痰濁內蓄，而致肥胖也」。《內經》還指出肥人多痰，多濕，多氣虛。

由於年齡偏大，久臥久坐，缺少活動，納進的熱量和能源不能自消，反而過剩，造成「脂肪庫」的脂肪堆積，身體越來越肥胖。

我們做過調查，單純性肥胖者在30～40歲以婦女為多見，而50%的胖子與「坐月子」有關，大多數由於大補、大吃，造成營養過剩、脂肪堆積而造成的肥胖為多數。

五、肥胖的危害

1. 死亡率高

俗話說：「褲腰帶長一寸，壽命短十旬」，「有錢難買老來瘦」，這就說明肥胖可縮短壽命，體瘦可延長壽命。日本有位學者龜山宏平提出：超過正常體重每1公斤，就會使您壽命縮短8個月，還有美國一位科學家波波教授講到45歲以上的男子，體重如果超過了正常體重的10%，那麼每再超過一磅，壽命就要減少29天。

已經有資料統計證明，肥胖人與正常體重人的死亡率有明顯差別，在肥胖人中，死亡率為正常體重人的3～4倍，在冠心病、高血壓、肝硬化、糖尿病等死亡中，肥胖

者占 45%以上。

2. 肥胖會引起嚴重疾病

（1）高血壓

肥胖患者高血壓發病率遠遠超過正常體重的人，肥胖患者耗氧量、心輸出量、循環量增加，收縮壓就會升高。肥胖會引起鈉儲蓄，腎上腺皮質亢進，醛固酮增加，又進一步促進了高血壓的發生，高血壓可發展為腦出血、腦缺血和心肌梗塞等。

（2）高血脂

正常人的血脂中膽固醇在 4.67～5.96mmol／L，甘油三酯在 0.23～1.47mmol／L，β 脂蛋白在 240～480%，高血脂時，其中血脂三項都超過正常值，高膽固醇是動脈硬化的危險因數，而高甘油三酯更是動脈硬化的重要因素。

（3）高尿酸血症

肥胖者易患痛風症，而高尿酸血症是其重要原因。

（4）脂肪肝

脂肪在肝內沉積，肝解毒功能低下，肥胖者易發生脂肪肝，又促進高脂血的形成。

（5）糖尿病胰腺炎

胰腺內脂肪增加，容易引起胰腺炎，阻止胰島素分泌，血糖升高而引起糖尿病發生。

為什麼糖尿病人 80%的人是肥胖者？因為肥胖人的脂肪細胞對胰島素不敏感，為了滿足代謝上的要求，胰腺必須分泌比正常人高出 5～10 倍的胰島素，才能使葡萄糖得到正常利用。久而久之，胰臟產生疲勞，最後不能生產胰

島素，這就是 40 歲以上肥胖者發生糖尿病的原因所在。

（6）膽囊炎、膽結石

男性肥胖者膽囊炎、膽結石發病率較正常人多 2 倍，女性肥胖者較正常人多 3 倍，大多數屬膽固醇結石。

（7）呼吸功能不全

肥胖者胸腹壁脂肪沉積，增加了肺的負擔，表現為通氣不足，容易氣短、四肢無力，出現嗜睡、紫紺等症狀。

（8）腰痛，變形性關節炎

肥胖直接帶來體重增加，使腰和下肢負擔過重，引起腰及下肢的損傷，出現坐骨神經痛、變形性關節炎等。

（9）性功能障礙

人體脂肪過多，不論男女都會有明顯的性功能衰弱，這是內分泌失調引起的，男性表現陽痿，女性表現為月經過少、閉經、不孕等。

（10）乳腺癌

有人認為，體重超過正常標準的婦女，乳腺癌的發生率明顯增加。因為肥胖後體內脂肪堆積可刺激內分泌系統，使雌激素和催乳素含量增加。因此，某些對兩種激素特別敏感的婦女，可能是發生癌症的因素。

六、減肥的益處

1. 減肥可延年益壽

俗話說，「有錢難買老來瘦」，意思是說人老活動少，體肥身重，若能瘦一些，體重減輕，可以延長壽命。

有人作過調查研究，超過體重的 25% 時，死亡率增加70%，而低於正常體重 15% 的人，死亡率最低，因而減肥可減少死亡率，減少疾病發生，延長壽命。

2. 減肥可減少疾病

因為肥胖緊接而來的就是種種疾病，如高血壓病、糖尿病、心腦血管病，而這些病都是死亡率最高的病，減肥後可使多種疾病發生率減低，這些已被有關資料所證實。

3. 精力充沛、行動敏捷

肥胖易嗜睡，易疲勞，工作能力低下，動作遲緩。減肥後精力充沛，記憶力增強，步履輕鬆，精神抖擻，朝氣蓬勃，工作效率明顯提高。

4. 減肥亦健美

肥胖的肢體，厚厚的脂肪，圓圓的大肚皮，走路氣促，動作遲緩，行動呆板，可引起種種疾病，給肥胖者帶來極大的精神痛苦。

肥胖使青年人失去苗條的身材，女性肥胖失去異性的求愛，女性肥胖不能穿著漂亮的服裝，為了健美應該尋求減肥的方法和手段。

愛美之心，人皆有之，減肥的目的是為了健美，而健美是為了身體發育良好，內臟器官功能正常，骨骼系統發育成比例，肌肉、脂肪比例適當等等。

七、偏方治肥胖

肥胖的原因是飲食過多，消耗過少，脂肪儲蓄過大，因而從古到今皆宣導「節飲食，勤運動」，為控制和預防肥胖的大法。但如何能做到少吃多消耗，少儲蓄脂肪呢？除了氣功、針灸減肥之外，筆者用中藥偏方減肥治肥胖取得較好效果。

1. 決明子代茶飲

決明子茶

【組成】決明子20克　大棗3枚

【製法】用一暖壺水泡決明子和大棗2小時後備用，或者炒熟決明子加大棗沖服。

【用法】1日可飲數次代茶。

【按】我們地區有位老專員，他德高望重，辛苦工作了50餘年，到了晚年他患了高血壓、高血脂、脂肪肝、冠心病和老年性便秘、耳聾、白內障、雙眼黃斑裂口。他身高163公分，而體重82公斤。讓其買了決明子，以決明子大棗湯代茶喝，因為該茶味道香甜可口，他持之以恆堅持飲用了2年餘，經全身檢查，便秘也好了，1日1次，雙眼黃斑裂口痊癒，聽力、視力也有好轉，血清膽固醇下降，血壓下降趨於穩定，特別是體重下降了11公斤。

這位老專員把這偏方傳給了不少老幹部，有的是眼病，有的是便秘，有的是高血脂，有的是肥胖高血壓，經

過服用一段時間，都有不同程度的效果。

後來有人問這個偏方為什麼這樣靈呢？

從中藥的藥理來講，決明子又名草決明，味甘微鹹，其性微寒，入肝腎二經，為瀉肝火、明目之佳品，還有益腎陰、利尿、潤腸、通便之功效。現代科學證實，決明子含有大黃粉、大黃素、蘆薈大黃素、決明素、決明松、維生素 A，對葡萄菌、傷寒桿菌、結核桿菌有抑制作用，對頭暈、頭痛、腰酸少尿、便秘均有效，具有減肥、降血壓、降血脂的顯著療效。

決明子藥源豐富，價錢便宜，服用方便，無毒副作用。

炒熟決明子代茶飲用，有咖啡樣香味，使用方便，不用煎服，加上大棗真是美味可口。

2. 清代宮廷減肥三花茶

清宮三花茶

【組成】玫瑰花 1 克　茉莉花 3 克　玳瑁花 5 克　川芎 15 克　荷葉 3 克　通草 1 克　鬱李仁 15 克　火麻仁 15 克　玉竹 12 克　三七參 12 克

【製法】上藥混合後加工成細末，備用。

【用法】1 次 2 克，開水沖服。

【按】該方係從清宮醫案採集，本方是御醫為光緒皇帝試擬，據考究三花茶在宮廷流行一時，不少文武大臣飲之。本方能寬胸利氣、化痰祛痰、潤腸通便、抑制食慾、利水消腫、降脂提神，長期服用無任何副作用。

經由對 32 例單純性肥胖症為期半年的治療和觀察，有

明顯的減肥者 24 人，占 60%以上，平均減輕體重 3～5 千克。

3. 偏方抑食湯治肥胖

少食能減肥，也能長壽，節飲食已被肥胖者所重視。

清朝的乾隆皇帝，號稱「長壽天子」，他講到長壽之道：「節飲食，慎起居，實祛病之良方。」又講道：「老年人，飲食宜淡，每兼蔬菜則少病，於身有益，所以農夫身體強壯，至老而健者，皆此故也。」

有位叫托馬士佩普的人在貧窮時，粗菜淡飯活到 154 歲，一進皇宮就不要清貧，開了「食戒」，落了過飽而死的下場。

中醫《內經》說，「飲食自倍，腸胃乃傷」，代敖英在《東谷贅言》中寫道：多食之人有五患，一者大便數，二者小便數，三者擾睡覺，四者身重不堪修養，五者多患食不消化。以上論述多為食不節、多食的害處。那麼怎樣才能節飲食，有時因心理作用和大腦飲食指揮失控，不能由自己支配少食，而研究的偏方抑食湯可做到飲食減肥。

抑 食 湯

【組成】柴胡 6 克　玉片 12 克　鬱金 10 克　枳實 12克　萊菔子 10 克　白朮 15 克　大黃 3 克　石膏 40 克

【製法】水煎服。

【用法】1 日 1 劑，2 煎 1 次服。連續 5 劑，隔 15 天後服 5 劑，3 個月為一個療程。

適應證：體肥身健，性情急躁，大便秘結，消穀善

饑，多飲多食者。

【按】本方可降低食慾，使肥胖者不能耐少食而不致饞，所以是一種食慾抑制的偏方，服後對多穀善饑有改善。經實驗觀察，還可減少人體對脂肪的合成和吸收，加速對葡萄糖的利用，促進皮下脂肪的分解，從而達到減肥的目的。

服藥1個月平均下降體重2.5公斤，2個月後可降體重4公斤，4個月可降體重6公斤，腹圍平均縮小10公分。

4. 消肥防己湯治虛胖

消肥防己湯

【組成】防己15克　黃芪20克　白朮20克　甘草6克　生薑3片　大棗3枚

【製法】上藥按劑量配齊，用涼水500毫升浸泡，文火煎服半小時即可。

【用法】1日1劑。連續服10劑，其間休息5天，再服10劑，這樣連續服用3個月為一個療程。

【按】消肥防己湯是從漢代張仲景《金匱要略》中而來，本方原名是防己黃芪湯，因為該方減肥有效，故改名為消肥防己湯。

本方具有健脾、利水、消腫之功。適用於皮膚皖白，肌肉鬆軟，屬於虛證的肥胖人。防己黃芪湯減肥，國內已有很多報導，日本東京大學及大阪的漢方醫學院、十幾個醫院和十幾位專家教授對本方作過動物實驗和臨床研究。

日本大敬節教授認為，防己黃芪湯適應於婦女肥胖

者，其表現為皮膚色白而無華的虛胖，身體沉重，懶於動作，很少活動，或關節疼痛，下肢浮腫，但查尿正常而無蛋白。全腹肥滿，脂肪較厚，稱為虛胖者，用防己黃芪湯消肥較好。

日本東京大學教授野地次郎用防己黃芪湯減肥的結論是：60%的肥胖者體重可減輕 10%，胸圍和腰圍可顯著縮小。由此可見，該方有分解脂肪的作用，從而達到減肥的目的。

5. 通腑排脂湯減肥

減肥的方法，一個是控制飲食的納入，另一個是增加消耗，或者把進入體內的蛋白質、脂肪變成能量消耗，或者把脂肪排出體外，抑制脂肪的吸收，或把脂肪加速分解，都可以達到減肥的目的，通腑排脂湯有這方面的作用。

通腑排脂湯

【組成】柴胡 6 克　枳實 15 克　大黃 6 克　黃芩 12 克半夏 12 克

【製法】上方用涼水浸泡後用文火煎煮，煮沸時放入生薑 3 片和大棗 3 枚，煎後溫服。

【用法】1 日 1 劑，連服 10 天，間隔 15 天再服用，45 天為一個療程。

【按】根據臨床觀察研究，本方適應於體力充沛的肥胖者，其表現為體形肥胖，軀體魁梧，腹壁肥厚，季肋部有飽滿感，稱為實胖者。

這種人過食肥肉，運動不足，又不能控制飲食，只有採取抑制脂肪吸收或把脂肪排出體外，從而達到減肥目的。凡是肥胖者，尤其是實證，皆可服用。

6. 防風通聖散減體重

防風通聖散具有上下分消、減輕體重的作用。該方表裏雙解，清潔臟腑，外開皮毛，邪從汗出，裏攻腸道，邪從下泄，宣散邪熱，令從肺出，對脂肪蓄積性肥胖從幾路分解，以減輕體重。

防風通聖散

【組成】防風　荊芥　麻黃　薄荷　生薑　連翹　桔梗　川芎　當歸　白朮　山梔　大黃　芒硝　石膏　黃芩　滑石　白芍　甘草

【用法】防風通聖散各市場藥店均有銷售，不必自製，買上即可，1次1包，1日2次。

【按】防風通聖散減肥國內已有較多報導，療效比較肯定，日本的高橋道史、平井隆子教授，報導該藥減肥達到75%，其結論總述如下：

用於腹部皮下脂肪充盈，即以臍部為中心的膨滿肥胖。適應於便秘而且有高血壓的肥胖者，在體內有食毒和水毒等淤滯狀況下用防風通聖散，可以把異常的肥胖物質，透過發汗、利尿、瀉下的作用進行排泄、發散、消炎、解毒。經動物實驗研究，該藥有抑制糖和脂肪的代謝作用。所以防風通聖散減肥既有物理基礎，又有理論根據，因而有較好的效果。使用方便，不用煎煮，1次1

包，1天2次，可以長期服用。

在日本使用該藥減肥者較多，也比較流行。

7. 降脂湯治療高血脂症

肥胖與脂肪密切相關，而肥胖與脂肪成正比關係，脂肪越厚，越肥胖。高血脂症占肥胖的60%以上，降脂是減肥的前提，減肥必須降脂。

高血脂症既是動脈粥樣硬化性心腦血管病的重要因素之一，又與缺血性心臟病的發病率有密切關係，如果高血脂症長期得不到治療，就會導致動脈硬化、高血壓症、膽囊病、心血管病，其後果是嚴重的。

降脂的中藥不下50餘種，方劑不下數十個，經研究觀察，降脂湯的降脂率在78%以上。

本方來自於中國中醫研究院、中醫學部委員、世界衛生組織的醫學顧問、中西醫結合醫學博士研究生導師陳可冀老師所研究的處方。

降 脂 湯

【組成】生首烏30克　決明子20克　澤瀉30克　大黃6克　山楂30克　靈芝15克　蒲黃10克　丹參20克　三七粉2克　薑粉15克

【製法】上藥用涼水1500毫升浸泡1小時，煎至500毫升。

【用法】1日1劑，1劑分2次服用，30天為一個療程，隔2月再服一個療程。

藥理作用：首烏味甘，性微溫，潤腸通便，消腫散

結，含有豐富的卵磷脂，有助於脂肪的轉運，還含有大黃素，使腸蠕動增強，抑制脂肪滴和膽固醇的吸收，阻止脂肪和膽固醇在肝內沉積，使血液內膽固醇和甘油三酯下降。

決明子味甘，性微寒，入肝腎，潤腸通便，含有大黃根粉及大黃根酚酮等大黃素成分，降低膽固醇有效率達到89%，降低甘油三酯總有效率達到88%。

澤瀉味甘，入膀胱經，利水消腫，用同位素追蹤證實，澤瀉可使小白鼠對膽固醇的吸收控制在 34%，澤瀉在體內可降低合成膽固醇原料——乙酰輔酶A 的生成，並且有抗脂肪肝的作用。

薑黃味甘，入肝腎，祛風利濕，可增加膽汁的形成和分泌，使糞便中排泄的膽酸和膽固醇增加，還可增加纖維蛋白的溶解活性，可抗血栓形成。

大黃味苦性寒，入脾胃大腸經，具有攻積導滯、瀉火涼血、逐瘀通經、利膽退黃的作用，能使腸蠕動增強，從而促進膽固醇的排泄，減少膽固醇的吸收，為減肥降脂的首選藥。

山楂味酸甘、性微溫，消食化積，活血化瘀，對降低膽固醇、甘油三酯、脂蛋白均有效。

靈芝有降脂、降膽固醇作用。

丹參苦，微寒，活血化瘀，有除煩安神、降脂祛濁的作用。

降脂湯經過對 48 例單純性肥胖，並有高血脂患者觀察治療，有效率為 70.2%，降三脂率為 78%，體重減輕 1 公斤，最多 12 公斤。服藥者大部分感到身體有輕快感，大便

通暢，便稀軟而瀉泄。其中有 20 例腹圍有不同程度的縮小，最多縮小 12 公分。16 例下肢浮腫有 9 例消失，血壓穩定在正常水準。

8. 輕身湯消腫除胖

輕　身　湯

【組成】黃芪15 克　防己 15 克　白朮 5 克　川芎 15 克　首烏 15 克　澤瀉 30 克　山楂 30 克　大黃 6 克　水牛角粉 30 克

【製法】水煎煮湯備用。

【用法】水煎 100 毫升，每次服 50 毫升，若體重超過 25%以上者可增至每日 2 劑，每次 100 毫升，1 個月為一個療程，口服前後測量體重。

【按】本方專治氣虛性單純肥胖症，尤其是中老年婦女，疲倦乏力，胸悶氣促，腹脹肢重，腰脊疼痛，便溏浮腫，體重肥胖。該方具有益氣健脾、利水消腫、減輕體重的作用。

用此方治療單純性肥胖 33 例的臨床觀察，有 27 例體重減輕，其中輕度、中度、重度肥胖者有效率分別為 80%、70%、60%。

9. 半夏湯減肥

半　夏　湯

【組成】半夏 30 克

【用法】將半夏煎煮 300 毫升，每晚飲之。

【按】肥胖者是體內儲蓄脂肪和水分過多，而長期服用一味半夏湯就可減肥。

1980 年春天筆者在呂梁山的永和縣、隰縣下鄉巡迴醫療，遇到一位農民姓和，他身高不到 160 公分，而體重為 90 公斤，走路氣短，行動遲緩，肚子如柳罐，他得了個偏方就一味半夏。一天 30 克，煎湯晚上服，喝了 3 個月，體重下降了 11 公斤。碰到他時體重還有 72 公斤。他告訴我，服 3 個月胖子就要變成瘦子了，人們再也不叫我「和尚胖官」了。

為什麼半夏能減肥？《本草綱目》寫到，半夏苦而澀，煎湯服後，有飽滿感，而少食可分解脂肪，使酸性變成鹼性，使體內的多餘水分排出體外。所以，半夏能減肥是有道理的。

10. 內服外貼藥治肥胖

使用偏方減肥粉貼敷和服用硫酸鎂配紅糖治療肥胖取得了較為滿意的效果。

（1）外敷減肥粉

減　肥　粉

【組成】礞石 20 克　山楂 20 克　番瀉葉 20 克　澤瀉 15 克　白芥子 15 克　荷葉 15 克　小紅豆 15 克　防己 15 克　川軍 30 克　冬瓜皮 15 克

【製法】將上藥研細末。

【用法】取減肥粉末加適量的甘油調成硬糊狀，每晚

攤於臍部約 2 公分×2 公分，用 2.5 公分×2.5 公分的布蓋住，再用膠布固定，以免粉劑露出，隔 1 日貼敷 1 次，貼 30 次為一個療程。

（2）內服硫酸鎂糖粉

硫酸鎂糖粉

【製法】取硫酸鎂 500 克和紅糖 250 克混勻，分包待用，即每包裝硫酸鎂 2 克加紅糖 1 克待用。

【用法】每次用硫酸鎂 2 克、紅糖 1 克開水服下。1 日 1 次，3 個月為一個療程。若大便乾可用硫酸鎂 3 克、紅糖 1.5 克，若大便稀薄次數也增加，硫酸鎂可減量，服此粉必須保持大便稀，1 日 1 行為適當量。

【病案舉例】

李××，女，19 歲，自幼身體健壯，發育良好，10 歲時就如同大姑娘，後來漸漸胖起來，經過醫院檢查，有內分泌疾病。13 歲時，在初中讀書時跑步氣短，行動遲緩，體重 60 公斤，學習成績優秀，16 歲考上高中，和其他女孩子相比她的體重相當於一個半人的體重，穿的衣服大了像判官，小的穿不上，後來考上大學，體重 76 公斤，然而對她 153 公分的個頭，顯得太胖了。

考上大學能夠繼續深造，對於一名農村出來的姑娘在心理上是個安慰，而肥胖又帶來極大痛苦，肥胖使她失去了苗條身材，也失去了男性的求愛。肥胖不能使她穿著漂亮的衣服，更失去了健美的心理。愛美之心，人人皆有，然而肥胖又使她失去生活的信心。和同齡人相比，肥胖帶來極大的生活壓力，失去了生活的信心，曾服過減肥藥，

由於煎藥麻煩，不能堅持，也沒有減少體重。經介紹來院求診，給予內服外貼的辦法來治療肥胖。

每晚在臍部貼 1 次減肥粉，堅持了 2 個月，每天口服硫酸鎂 3 克，加紅糖 1.5 克，服 2 個月，體重下降了 5 公斤。又堅持服藥 3 個月，體重又下降了 4 公斤。堅持服硫酸鎂 1 年，體重下降了 16 公斤。在服藥期間精神旺盛，飲食正常，大便稀，1 日 1 次，隨訪減肥效果比較理想。

偏方與美容

一、龜板酒治白髮

為什麼黑頭髮會變白呢？當然與老化有關，黑頭髮之中是空心，當其中的水分散失，色素逐漸消失時，黑髮就變成了枯乾的白髮了。

那麼，能否使變白的頭髮變黑呢？提出這個問題的人不僅有青少年，而且也有老年人。愛美之心，人皆有之，青春長駐誰人不想？根據我的經驗，消除白髮可採用一打、二擦、三服藥的辦法。

一「打」，就是每日早晨用髮梳輕輕地叩打頭部，每次10分鐘，稍稍用力就可以使血流好轉，促進老化的頭髮吸收營養，增加水分而變黑。

二「擦」，就是為了促進老化的頭髮新陳代謝，給予輕微的刺激，把兩瓣蒜和二片薑搗成泥狀，於入睡前擦頭髮，再用清水洗掉，灑上一些酒精。

三「服藥」，那就是服龜板酒。現介紹如下：

【組成】龜板30克　肉桂10克　黃芪30克　當歸40克　生地15克　茯神15克　熟地15克　黨參15克　白朮15克　麥冬15克　五味子12克　陳皮15克　山萸肉15克

枸杞 15 克　　川芎 15 克　　防風 15 克　　羌活 12 克

【製法】以上各藥研為粗末，放入布袋，浸在酒內，酒的多少，以淹住布袋為宜，封閉半天。早、午、晚各飲 1 杯，連服 2 劑，不但會使白髮變黑，而且身強力壯。

【按】提起龜板酒方，還有一段來歷。山西省大寧縣野雞垣村有一位姓賀的老人，他高壽 108 歲，身體十分健康。1981 年《山西日報》特約通訊員報導了他。

當我們採訪他時，他端出一罐子龜板酒，自述從 70 歲開始，每天喝 3 杯，至今耳不聾，眼不花，腿不酸，手不抖，頭髮也不白。據說這是道光皇帝路遇大寧縣時贈給縣官的偏方，流傳到這位老人手中。於是我將這個藥方記下來，披露於此。

二、絲瓜水除皺紋

當今美容藥物化妝品很多，如人參霜、珍珠霜、美容霜等紛紛問市，大部分是用滋補劑和添加劑製成的。這些化妝品或多或少都有一些不利於人體的副作用。這裏介紹一種無副作用的天然美容消皺紋佳品，那就是絲瓜水。

【製法】把正在生長著的藤高出地面 60 公分處的絲瓜藤攔腰切斷，棄上面的藤不用，把下面這段藤切口朝下置於一玻璃瓶口中（不要滲入雨水、土石及鑽入蟲子），瓶子在土裏埋半截以免傾倒，即可採集其汁液。

【用法】採得的絲瓜水要放置一夜，用紗布過濾，然後就可直接擦於皺紋處。也可加適量的甘油硼酸和酒精，這樣可增強面部的潤滑感。

【按】此方來源於日本東京大學野龍教授，絲瓜水有清熱化痰、涼血活血、解毒益肺的作用，對美容有獨特的療效。

三、黑紅糖牛奶治皮膚黑

俗語說：「生就的皮膚長成的肉」，其實不然。黑皮膚是可以變白的。人們常說「一白遮百醜」，可見，皮膚尤其是面部皮膚的顏色直接關係到一個人的俊醜。那麼到底怎樣才能使皮膚變白呢？

黑紅糖牛奶確有卓效。

【製法】取20克黑紅糖加熱溶化，加入15毫升牛奶，充分攪拌均勻待用。

【用法】將備好的黑紅糖牛奶直接塗於臉上，過10～15分鐘再用溫水洗淨。每天1次，連續30～50天，臉上的黑色素就會脫落一層，面色就會漸漸變白。

黑紅糖加牛奶塗臉確實會使臉變白，正因為如此，一位外商得知此方後，製造了一種「漂白皮膚的黑沙糖肥皂」，暢銷東南亞各國。黑紅糖能漂白皮膚，牛奶使皮膚白嫩，兩者結合變得既白又光滑。

【病案舉例】

李××，女，23歲，從小皮膚黑一點，找對象時受到了挫折，因此很煩惱，臉變得更黑了。中醫辨證屬氣滯血瘀性痛經，給予活血化瘀、舒肝理氣之中藥治痛經，外用黑沙糖牛奶治面黑，堅持了近兩個月，她完全變成了另外一個人：面白細嫩，容光煥發。

四、白芨粉治青春痘

青春痘在醫學上叫粉刺,也叫面疱,青少年發病率達70%,有的在青春期就有,甚至延續到30歲左右。

其原因係因體內激素分泌不平衡,促使臉上部分毛孔的皮膚增厚,脂肪不能順利排出而形成青春痘,治療時分兩個階段:

(1)初期:用鹽水洗臉,臉盆中放15克食鹽,用很熱的水使之溶化。此方法在剛剛開始時洗幾次就好了。

(2)臉上已長滿青春痘時,這時可擦白芨粉。

【組成】白芨6克　白芷6克　辛荑6克　黃芩3克

【製法】將上藥磨至很細的粉末,放入瓶中蓋好,並用膠布封好蓋,以免藥物和空氣接觸而氧化失去效果。

【用法】每晚睡覺前,把臉洗乾淨後,將藥末倒入掌心,放適量的水調成糊狀,擦於患部。

一般擦7~10天面疱即可消失,7~15天黑跡也可退去而痊癒,癒後一週內搽1~2次,以保養皮膚和預防再生。

五、甘松粉治黑斑

黑斑是因肝臟或腸胃過勞而產生的,中年婦女長滿黑斑,那也是過度疲勞所引起,此種黑斑用甘松粉為佳。

【組成】甘松　三奈　香薷　白芷　白蘞　防風　藁本　僵蠶　白附子　天花粉　綠豆粉　肥皂各15克

【製法】把上藥研細末，過篩為細粉。

【用法】每日晨起後洗完臉，將上述甘松粉放少許香脂調勻，其比例為香脂 5 分、甘油粉 1 分，調之塗面。

六、七白粉治雀斑

雀斑中醫認為是風邪搏於皮膚、氣血不和而致。《外科論治全書》中講到：「初起斑點，遊走成片，久之可蔓延全身。」雀斑是黃褐色或咖啡色，很像麻雀卵殼上的斑點，在男女青年臉上或脖子上、肩膀上最為常見，最易感染的部位是眼眶及雙額，治療雀斑的最佳偏方當屬七白粉了。

【組成】白蠶僵 10 克　白附子 10 克　白硼砂 10 克 白石膏 10 克　白滑石 3 克　白丁香 3 克　白冰片 1 克

【製法】上藥共為細末，睡前將上藥末和少許水調勻擦臉，晨起洗掉。週而復始，堅持月餘，雀斑即消。

七、硫苦糖治肥胖

【製法】硫酸鎂 5 克、紅糖 20 克為一份，包成 100 包，放在避陰乾燥的地方備用。

【用法】每日晨起服 1 包硫苦糖，連服 100 天，體重可下降 3 公斤。

【按】硫酸鎂有強烈的苦澀味，有分解脂肪的能力，可使體內酸性物質變成鹼性，把體內的鹽排出體外。能減少脂肪的吸收，可排出過多的水分。只要堅持每日服 5 克

硫酸鎂糖，就可使臃腫肥胖的身體改變。

【病案舉例】

薛××，男，72 歲，山西省洪洞羊解村人。體重超重，氣促，動則氣急，邁步困難，日漸肥胖，體重 91 公斤，身高 168 公分，查血：膽固醇 10.36mmol/L，β 一脂蛋白 680mg%，心及肝膽 B 超正常，X 光拍片肺部正常。以後每日口服硫酸鎂糖 5 克，連服 5 年後，體重降至 64 千克。雖年過 80，還能騎自行車。

八、番茄汁治過瘦

過胖使人煩惱，力求減肥；而過瘦也使人憂愁。

體重過瘦的主要原因是消化和吸收不正常，營養攝取不足。而主司這些功能的是肝、脾、腸、胃。番茄汁含有大量的酵素成分，能使不消化的脂肪和蛋白質轉為易消化的物質。故過瘦患者飯後服一杯番茄汁可使體重增加。

【按】據一專家報導，一位體重 32.5 公斤的女性，每日堅持喝 3 杯番茄汁，一個月後體重就增加了 4 公斤。

附：讀者來信選

一、一書備在手　有病不用愁

「氣死名醫」一語是廣大群眾對偏方的高度評價，因為偏方經濟簡便、療效顯著，最近拜讀了高允旺大夫編著的《偏方治大病》一書，有以下幾點感受：

1. **精承醫傳，巧治大病。**

書中諸多偏方均為教師親授作者，並在臨床上仿效驗證，收到過意想不到的療效，如岳美中教授所傳的玉米鬚代茶飲，用於治療慢性腎尿蛋白等病即為例。

2. **偏方治癌，療效確實。**

作者在臨床上運用偏方治療多種癌瘤。如消痛散治療腦部腫瘤，祛噎丹治療食道癌，五葉湯治療肺癌。在消除證狀、縮小癌塊、增強體質、延長生命等方面均有明顯效果。

3. **肝病血證，亦有效驗。**

作者所取治療肝炎偏方，不但針對中醫證候，而且還結合現代醫學指標，如「豬肉煎」治療肝胃熱毒氣盛的轉氨酶升高持續不降等等。至於血證，如用地黃湯治咳血、生地龍汁治尿血等，均為行之有效的簡便之法。

4. 雞蛋爲藥，療疾廣泛。

雞蛋是廣大群眾喜愛食用的營養滋補品，同時雞蛋又有較多的藥用價值。據該書介紹，雞蛋經過配伍其他藥味可廣泛用於治療各個系統的許多疾病，所收偏方主要用於治療以下疾病：

（1）**呼吸道疾病**：如用雞蛋酒預防和治療感冒，癩蛤蟆雞蛋治療慢性氣管炎，蛋黃冰糖散治療支氣管哮喘等等，皆為其例。

（2）**心血管疾病**：如用雞蛋醋治療動脈硬化，雞蛋朱砂治療冠心病等，皆為其例。

（3）**消化系統疾病**：例如用威靈仙雞蛋治療胃脘寒痛，每日1劑，約30分鐘見效，雞蛋蜈蚣草治療肝硬化等。

（4）**其他疾病**：如用蛋黃淫羊藿湯治療健忘症，雞蛋蜂蜜醋治療糖尿病，酒精烤雞蛋治療癲癇。

（5）**腎及泌尿系統疾病**：如用雞蛋蜈蚣治療腎炎蛋白尿，連服3個月即可治癒。

5. 汗痛美容，名不虛傳

除上述各方面之外，作者所錄偏方還應用於汗症（自汗、頭汗、偏汗及盜汗等）、痛證（頭痛、胃痛、膽痛、關節痛等）及美容等方面。

陝西中醫雜誌

郭教禮　宋宇虎

（本文登於《上海書訊報》、《陝西日報》）

二

高醫生：

　　您好！您接到我的來信，肯定感到陌生，但您的姓名對我們全家是很熟的。您助人為樂的精神，讓我們無不為之感動。您的名字是從青島鐘錶廠一位姓王的工人師傅那裏打聽到的。

　　我是在去北京的一趟車上閒談中聞聽您的大名，王師傅的父親患腦血栓1年餘，不能行走，經服您給配製的「癱瘓康復丹」，3個月已經能徒步而行，還可做點家務。在路途中，王師傅拿了一本您編著的《偏方治大病》讓我看，特別是看到您遵照鄭老先生的偏方治療半身不遂的經驗，研製成功的癱瘓康復丹，效果不錯，消除了我好長時間的心頭痛，豁然眉開眼笑，我對王師傅說：「我媽的病有救了，我媽的病有救了。」

　　高醫生，我母親今年58歲，患腦血栓1年半了，睡在床上不會翻身，不能坐起，連大小便都不知道，我為媽的病不知流過多少眼淚，我每天為她換尿布、餵飯，總想讓母親再站起來，享受人間的歡樂。伺候了她1年，為了治她的病，曾去過濟南省人民醫院，也求過名老中醫，吃過中藥幾百劑，還是睡在床上起不來。我發愁，哥哥、嫂嫂流淚，媽哭著不想活了。

　　在走投無路之際，見到了王師傅，真好比天陰見了太陽，在這種心情下，我給您寫信，請您救一救我的媽媽，我們總想盡一點心，請您給配1劑「癱瘓康復丹」，我們

全家盼望您的來信。

　　此致

　　　　敬禮

王玉華

1990.6.3

（來信地址：山東省經濟管理學院基建科）

高醫生：

　　您好，上次寫信後，沒有給您寄錢，您就將藥捎來，今日去信，又麻煩您了，我母親吃了您配製的「癱瘓康復丹」，效果很好，原來大小便不知道，在床上不能翻身，現在已能控制大小便，也能坐起來。在我們的攙扶下能站起來，但還不能走，不過確實比過去好多了，我們看到這些變化，心裏真是高興極了。

　　我們十分感謝您 6 月份寄來的 800 粒藥，這些藥馬上就要吃完了，再麻煩您了，請您為我母親再配製 1 劑藥寄來，我們定會去山西臨汾登門拜訪。謝謝！！

　　此致

　　　　敬禮

王玉華

1990.1.25

三、我父親能騎自行車上班了

高大夫：

　　您好！我父親左側肢體癱瘓 1 年多，在南京市醫院診

斷為腦血栓形成，左半身不遂，經過醫生治療，上肢有所好轉，但抓東西沒有勁，下肢行走跌跛，經過多方治療無效，他身癱志不癱，總想再騎上車子去上班，但事與願違，想總歸不是現實。

有一天，我去新華書店買了本高允旺編著的《偏方治大病》一書，一口氣讀了一遍，特別是名醫鄭卓人先生給郭沫若治療癱瘓的經驗，十分令人敬佩。又看到高醫生根據鄭老偏方研製成功的「癱瘓康復丹」，經過幾個大醫院的臨床觀察，效果很好，為了治我父親的病，求醫心切，當天我就給您寫信，信寫完了，又不知您的位址。後來看了序言是山西省衛生廳廳長續恩嵐寫的，就把信寄給續廳長，讓他轉給您，萬萬沒想到，您接到續廳長轉到的信，沒有幾天就把配好的藥也捎來了。我父親吃了藥激動得幾個晚上睡不好覺。

經過吃高大夫配製的「癱瘓康復丹」1個月後，下肢有力，左臂也可舉起，還能抓東西，並可獨自行走三四里路，而且已經能騎自行車上班了。

高大夫醫德高尚、醫術精湛，父親的病治好了，全家十分感激，配製藥連錢也沒收一分。不知怎樣感謝您這位大醫家。

此致

敬禮

李玲

（南京市紡織公司）

四

高允旺大醫家：

去年 7 月份去合肥市新華書店，購買了您編著的《偏方治大病》一書，真使我一飽眼福，回來後，針對偏方的一些處方進行應用，治了十幾位病人，收到了一些效果，借此機會代表用過偏方的病人對您表示感謝。您為編著此書花了不少心血，吃了不少苦，走了許多鄉間陡坡，為尋求偏方歷盡艱難，並將搜集的偏方一一進行試驗，這種求實的精神難能可貴。

偏方確能治大病，我們村有一位姓孫的小孩，小時候活潑可愛，說話口清耳靈，在 4 歲時一個夏天的中午，一不小心掉在小河裏，上身浸泡到臉部，又倒置在水中，撈出來經搶救脫險後，隔了半月後大人和他說話，他不理不睬，經醫院檢查，發現耳聾。經多方治療無效，今年 12 歲了，說話不清楚，經用偏方雞蛋巴豆治好了他的耳聾病。

還有一位半身不遂的病人，經用鄭卓人先生的桑枝酒，效果很好，已能棄拐杖獨自行走。一位青年白髮，人叫他「小老頭」，服用龜板酒 3 個月後，白髮變黑了。

高老師，我們南方不知道治肺癌方子中的玉菱葉是什麼葉子？請老師告訴學生，待使用於病人，望來信告知。

此致

敬禮

學生：陳七坤

（來信地址：江蘇省張家港市，港區星港市場）

五

高允旺大夫：

我榮幸拜讀您編著的《偏方治大病》一書，受益匪淺，其中有幾個偏方，我又經過驗證，確實靈驗，有出奇制勝之功。例如「癱瘓康復丹」、益肝湯、雞蛋紅花治不孕症、雞蛋蜈蚣治腎炎蛋白尿等，不勝枚舉。病人互相傳抄，我這個門外漢倒成了名醫，有的說我有祖傳秘方，可治痼疾頑症。

我感到你編著的書不但為中國醫學理論體系上開闊了視野，特別在療效上擴大了治療範圍，發揚了中醫特色，為繼承發揚中國醫療事業作出了應有的貢獻。我有個問題想請教您，您在用四神煎治療鶴膝風的醫案中，黃芪24克，我看了《名中醫治病絕招》一書中，黃芪240克，是哪個劑量準確，請復函。

此致

敬禮

讀者：蒲世茂

（來信地址：新疆阿克蘇地區，農團司令部財務處）

六

山西省科教出版社編輯部：

首先向貴社的工作人員和領導致敬，向《偏方治大病》的編著者高允旺同志致敬，該書深受廣大群眾的喜

偏方治大病合編

愛。

　自我出差買回《偏方治大病》一書，經過幾位病人和醫生的實踐，效果令人滿意。我朋友的父親在 1989 年 9 月因進食困難去陽泉腫瘤所進行反覆造影，發現食道中上部癌症，我給他試用本書的祛噎丹治療食道癌的偏方：紫砂 6 克、礞石 15 克、火硝 30 克、沉香 10 克、冰片 3 克、硼酸 60 克，按書中的要求，治成丹丸，含化了 1 月餘，自覺吞咽食物大有好轉，一般食物都能進。半年後，突然又感進食困難，每日痰涎溢上，家裏著急，打聽作者的工作單位在何處，是否還有良方秘藥，亟待佳音，萬分火急，特此求救。

崔連順
（河北省榮城縣煤礦）

七

高醫生：

　喜愛你編著的《偏方治大病》一書，受益殊深，知你學識淵博，醫道精通，有「妙手回春」之譽，我萬分敬佩。

　本書一來我市新華書店，很快銷售一空。我幾經周折，才買到一本。我用書中介紹的驗方應用到病人身上，收到滿意的效果。

　依照書中介紹的胃寒散方藥配製而成，給予患有胃炎、胃痛、胃潰瘍的親友服用，效果甚佳，經過 20 餘人試用，有效率達到百分之百。在我們這一帶人們稱這種藥為「神藥」，他們紛紛催我寫信向你表示感謝，有的老胃病

患者，還準備到山西親臨拜訪學習，望你接受我們的要求。

請你介紹一下減肥藥硫酸糖是什麼藥，產於何地，能否買到，你是否還有減肥的好偏方。我們這兒有幾位肥胖朋友，想叫你捎個方子，請來信，深深地謝謝你了。

　　此致

　　　　敬禮

趙根英

（黑龍江省里河市公安處政保科）

八

尊敬的廳長：

你好，前些日子我科的一位同事買到《偏方治大病》一書，這本書寫得很好，很受工人們的歡迎，急需和作者高允旺取得聯繫，但怎麼也查不到他的工作單位和住址。後來有位同事說，這本書是你寫的序，有的同事說給你寫信，也有的說，人家是廳長，別給人家找麻煩，但我們也想不出個辦法，還是給你寫信聯繫。

我們是日用化工廠技術科幹部，看到《偏方治大病》的書中有一節用雞蛋粉消面部皺紋，經過 30 餘人的實踐觀察，效果很好，想用這一思想和方法，研製成一種高效美容粉，打開銷路，銷往國際市場，將對國家做出很大貢獻。接信後請轉給作者，或把地址寫來以便取得聯繫。

　　此致

　　　　敬禮

黑龍江日用化工廠技術科

九

敬愛的高大夫

　你好！

　看到你編著的《偏方治大病》一書，非常高興，我作為日報社的編輯工作了近 20 多年，很少看到這樣的編著作品，在寫法、編法上很新穎，富有知識性、趣味性，它有很強的實用性。方法簡單，一目了然，一用則靈，作為一名普通讀者，我向你表示衷心的祝賀和真誠的感謝。

　另外，我從書中介紹得知，你對中醫中藥的研究頗深，又有高尚的醫德醫風，作為一名醫務工作者，是很受人尊敬的。因此，我冒昧求你幫助，我妻子 40 歲，1988年 7 月 18 日在本單位上班時發生工傷，胸口骨折，造成高位截癱，雖然做了手術，還是癱瘓臥床不起，境況慘不忍睹，我們上有父母，下有三個小孩，生活十分困難。因此，求你千方百計，把你研究的中醫中藥、針灸的絕招拿出來，我相信你有辦法，救我妻一命，受你滴水之恩，定當湧泉相報。

　此致

　　敬禮

　　　　　　　　　　　　　　　　　　　　　陳文章

尊敬的高大夫：

您好，今天給您寫信，您可能感到稀奇。是的，我們彼此不相識，我是從《偏方治大病》這本書中得知你的大名，又透過江蘇省衛生廳與山西省衛生廳聯繫，方知你在山西臨汾地區醫院工作。

您為解除廣大病人的疾苦，不惜嘔心瀝血拜訪名醫，請醫問難，求得秘訣，搜覓偏方，並反覆驗證，編著了這本簡便實用，又速效節省的《偏方治大病》一書，由此可見，您醫德高尚、醫技精湛，為此，本人謹向您表示感謝。

我是江蘇省軍區司令部的幹部，因患肝病久治不癒，到處求醫，去年 9 月份在偶然的機會中，有幸買到了一本你編著的《偏方治大病》一書，當時真像如獲至寶，其中「偏方益肝湯」我服了後取得可喜的效果，治療前肝功能一直不正常，TTT23 個單位，TFT（+++），經過 1 個多月的服藥，目前肝功能已恢復正常。

看了您研製的「復肝能膠囊」獲山西省科技進步獎，因當地買不到復肝能膠囊，我想透過你給買一個療程的藥。

另外，你根據我的病情（化驗單，B 超單和病歷全部寄去），請你分析我是否是肝硬化，怎樣預防，給開個處方，我以軍人的身份向您致敬。

此致

敬禮

十一

高大夫：

您好！

偶見您編著的《偏方治大病》一書，如獲至寶，收益匪淺，有好多心裏話要和你說一說。

我的女兒在 1988 年 10 月份得了腎小球腎炎，治療長達 7 個月之久，尿蛋白（＋＋＋＋），持續不降，在汲縣醫院，巧遇北京醫科大學某教授會診，也沒說出個所以然，白白花費 60 元會診費。對孩子的病，我們夫婦非常苦惱，花了不少錢，吃了 200 劑中藥，病越來越重，醫生說是貧血性腎炎，在我們沒有辦法的情況下遇到了救星。一個偶然的機會，我太太在別人家看到了《偏方治大病》一書中寫到「蜈蚣雞蛋治療蛋白尿」的偏方，立即按照書上寫的方法試治，吃了 15 個蜈蚣雞蛋，去醫院一化驗，尿裏再無蛋白，連續化驗幾次，尿蛋白都是陰性。哎呀！這一下可把我們高興極啦！見人就說，逢人就講，曾在一塊住院的人推薦我們吃蜈蚣雞蛋。我費了九牛二虎之力，買到了《偏方治大病》這本書。所以我把該書視為珍寶，愛不釋手，感謝您這位素不相識、也未收分文醫診費的大夫，我花了兩元錢就把小孩的病治好了。

我父親 67 歲，從去年 7 月開始感到胃部不舒服，用藥也不見好轉，後來在安陽醫院診斷為食管鱗狀上皮增生，

胃賁門分化性癌。醫生說需要動手術把胃切除，把腸子與食道接通。

如果開腹後有轉移，就不能手術。就是能手術，也只能活半年，我們經過商量，認為還是不動手術為好。回來後配了1劑「祛噎丹」，效果不錯，病情也沒有再發展。只是吃的不合適就反胃。

我們寫信想求一求你，除祛噎丹外，是否還有治療食道癌的好偏方。請來信告知，實在感謝不盡。

此致

敬禮

張進堂

（河南省汲縣縣委政策研究室）

十二

高大夫

您好！

感謝《偏方治大病》一書，使我與您相識，我在你的著作裏得到收益。今日去信又要麻煩您了。我懇求您，再賜一偏方，使我女兒的病完全康復，萬分感謝。

我曾有過一個幸福美滿的家庭，丈夫身體健壯，百八十斤的重東西抱起來一溜煙地就走了，兒女更是健康活潑，令人喜愛。然而在3年前，丈夫一直肚子痛，女兒整天咳嗽、氣喘，經醫院檢查，丈夫患了胃潰瘍，女兒得了支氣管哮喘病。為了他們的病，我走遍了本市的大小醫院，藥吃的不少，就是不見好轉，可真把我急壞了。

1989 年夏天，我去新華書店，在茫茫的醫學書面前，尋覓著，尋覓著……《偏方治大病》那醒目的書名映入我的眼簾，我如獲至寶。第二天就照書上寫的「胃寒散」治療胃脘痛的偏方配了 1 劑藥，其中有附子 6 克、乾薑 4 克、蒼朮 10 克、厚朴 10 克、白芍 10 克、紅花 10 克、元胡 12 克、枳殼 10 克、米殼 10 克、吳茱萸 10 克、黃芪 12 克，將上藥研細末，過極細籮子籮成粉。1 次 2 克，1 日 3 次。按照用法服藥，吃了 7 天藥疼痛好轉，以後又按照劑量配了 5 劑，經過 2 個月，到醫院檢查，胃潰瘍完全癒合。醫生對我說，以前的造影懷疑是胃癌，沒告訴我，我聽了又驚又喜，喜的是服藥治好了病，驚的是十分可怕，難怪他腹痛不止，消瘦少食。真不知怎樣感謝您才好。

　　丈夫的病治好了，女兒的病治的也不錯，用書上寫的蛋黃冰片散治療支氣管哮喘，配了 2 劑藥，吃了 20 天後氣喘漸漸好轉，過了一段時間就不喘了。我想這可把我的千斤重擔給卸了。

　　女兒的病好了不到 3 個月，過了寒露季節，她的氣喘病又犯了，越來越重，我這做母親的就像掉進了萬丈深淵。望著女兒痛苦的表情，聽著女兒絲絲的喘聲，我的心如刀絞，淚如雨下，在痛苦和絕望中，苦苦掙扎，在萬般無奈的情況下，我才打擾你，尋求治病藥方，我想你一定會理解我這愛女之心和對你無限信賴之情，望你用妙手回春的高超醫術拯救一下我那被病魔纏身的而不能上學的女兒吧！

　　最後，讓我再次向你表示衷心地感謝。

　　此致

　　　　敬禮

李淑雲

（河北省唐山自來水公司物資經銷處）

十三

敬愛的高醫生：

　　我向您報喜，你收到我們的信，肯定會莫名其妙，一不沾親，二不帶故，素不相識，報的哪份喜呢？

　　我們結婚 5 年了，一直沒有孩子，去過大大小小的醫院，有的說是子宮發育不良，不會生孩子。吃過幾百劑中藥，醫生也給刮宮檢查化驗，總是懷不上小孩，我和先生都有些失望了，有一段時間還產生過離婚的念頭。

　　有一天，我們去縣城，在新華書店想買一本科學養雞的書，看到《偏方治大病》一書，有「雞蛋紅花治療不育症」的偏方，書上舉的例子，也是婚後 5 年不生孩子，經服用「雞蛋紅花」偏方後生了孩子，我也連續使用 5 個療程，反正雞蛋是營養品，吃了總不會是壞事吧。我們是養雞專業戶，有的是雞蛋，在吃雞蛋紅花的過程中，愛人的月經就再沒有按時來潮，等了 1 個月，認為有了病，去醫院一檢查，說是懷孕了。10 月份生了一個男孩，你說這喜該不該給您報呢？

　　我愛人生了孩子不久，又出現了腰痛、發熱症狀，到醫院一檢查，確診為腰椎結核，請你開個偏方治一治。我們非常感謝你。

朱運華

（江蘇省北里村）

十四

高主任：

　　我是《偏方治大病》的讀者，也是用你的「益肝湯」治好病的患者，早想與你聯繫，但不知道你的工作單位。今天看了《工人日報》頭版消息，刊登了「六十公斤雞蛋」的專題報導，就像磁鐵一樣緊緊地吸引著我的心，連日來真是叫人日不能食，夜不能眠，我敬佩高主任的崇高醫風、醫德，也為你獨特的醫術而傾倒，更為許多肝病患者而激動。

　　我太太於 1988 年患 B 型肝炎，近兩年多的時間裏疲乏無力，口乾口苦，不想吃飯，肝功能化驗，GPT200 單位，TTT18 單位，TFT（＋＋＋）。我從《偏方治大病》一書中選用了「益肝湯」，喝了 40 餘劑，肝功能化驗完全正常。但表面抗原還是陽性，真是人有悲歡離合，月有陰晴圓缺，我太太 31 歲，按人生的價值來講，正是風華正茂的年齡，可偏偏染上 B 型肝炎，真叫人百思不得其解，確屬現實太無情，太不公平。

　　為了解除病人的痛苦，希望能找到「仙丹」、「神醫」。幾次到重慶、下成都求醫求方。盼望 B 肝能轉陰，肝炎能治癒。寄託於華佗再世……

　　我看了你的專題報導，使肝炎病人由危轉安，由陽轉陰，就像黑夜見到光明，久旱遇甘露，我們想去山西再給我太太治療，想你不會介意，能滿足我這遠隔千山萬水的異鄉人一個小小的夙願，我將感恩不盡，且盼佳音。

此致

　　敬禮

　　　　　　　　　　　　張大明

　　　　　　　　（四川省隴縣食品公司）

十五

高醫生：

　　我是一位農民，去年種了 3 畝棉花，早晨去棉花地裏整枝，因著露水又受潮濕，於 10 月 15 日發現手足麻木，右下肢癱瘓，臥床不起，請醫生看後，說是腦血栓，吃了不少藥，打了不少針，中藥吃了 100 多劑，還吃過抗栓丸、再造丸、活絡丹、天麻丸，用過丹參液，雖然經過多方的治療，還是不能下地活動。

　　我娃兒給我買了一本《偏方治大病》的書，是你編著的，其中鄭卓人老醫生治好梅蘭芳的癱瘓病吸引了我，在沒有醫生同意的情況下，自己配製了 1 劑桑枝丸，吃了 20 多天，大有好轉，能下地站起來了，托住牆可走幾步，但仍感到下肢麻木。

　　看了你根據鄭卓人先生治療半身不遂的偏方，又研究成「癱瘓康復丹」，經過 200 多人的治療，效果很好，我想請您配製 1 劑，麻煩您了，請來信告知。

　　另外，我的兒子患關節炎，用五枝煎治療，腫痛好轉，最近雙手關節腫痛，我怕兒子癱了，他再癱瘓，我就沒法治了。請你再給想個辦法，速來信。

　　此致

敬禮

劉來福

（河北省故城互子莊鄉湖心寺）

高大夫：

　　真想不到，你能看得起我們莊戶人，沒寄一分錢，就把「癱瘓康復丹」和「玄駒散」捎來，你真是「菩薩救命人，濟公又在世」，服藥後病好了一多半。服「癱瘓康復丹」後下肢疼痛消失，已能下地活動走路，兒子吃完你配製的藥，很頂事，疼痛好多了。你是莊戶人的醫生，偏方治大病，花錢很少，我有一個秘方，今捎去。

劉來福

十六

高大夫：

　　你好，一日在京，光顧書店，偶買《偏方治大病》一書，如獲至寶，捧回急閱，此真乃為民除害之劍，歡呼你做了一件解除民難的大好事，這本書非常好，我用偏方治療好了醫生治不好的幾種病，所以對偏方產生興趣。

　　我的頭痛就是用偏痛散治好的。

　　最近我有一位親屬得了食道癌，我用偏方祛噎丹給他治療，但對製作方法上不太懂。紫硇砂這味藥也買不到，在萬般無奈的情況下，寫信求你，你能否配製一劑祛噎丹給寄來，目前病人只能吃稀的不能吃乾的，吐涎很多，一次可吐兩罐頭瓶。病人正在危難之中，急等來音。

　　此致

敬禮

　　　　　　　　　　　　田中剛
　　　　　　　　　　　　1989.12.7

高大夫：

　　你的來信洋溢了一片誠摯之心，從信中知道你是一位醫德高尚、為人正直、技術精湛的大夫。

　　你寄來的祛噎丹，一天在舌下含 5 次，1 次 1 粒，口含 12 天後，晚上吐了兩塊咖啡色血塊，家裏人有點害怕，讓我去看一看，病人穩定，無不適感覺，讓他喝了幾口稀飯，自感舒服，又詳細看了一下，服用祛噎丹的反應，吐出血塊、爛肉是好事，是食道癌好轉的象徵。又過了 20 天後，病人已經能進半流食，食道造影顯示壁軟，上段擴張部位縮小，鋇劑通過食道通順，現在仍在治療當中，有何情況再告知。

　　此致
　　　　敬禮

　　　　　　　　　　　　田中剛
　　　　　　　　　　　　1990.3.2
　　　　　　　　（安徽省穎上縣供銷社）

十七

高老師：

　　我在北京密雲食品批發部上班，拜讀你的《偏方治大病》的寶書，使我認識了您，你在廣大群眾的心目中，不愧是當代神醫，是一名最值得尊敬的好大夫。

你所編著的《偏方治大病》一書，深受廣大群眾和讀者的讚賞和歡迎。由實踐你書中披露的偏方，真正解除了病人的疾苦，說明偏方治病有確切的療效。而且進一步證實偏方可以解除名醫處理不了的疑難大病，給了很多病人第二次生命，給了不少家庭希望與快樂，不知有多少感激不盡的語言要對你講，你全心全意為人民服務的精神永遠值得我們學習。

　　我的媽媽患糖尿病已經 3 年了，身體越來越瘦，精神越來越不振，在首都醫院治療好轉，因為家務之事勞累，又反覆生病，尿糖（＋＋＋），用你研究的金津玉液膠囊，經服用 1 個多月，化驗尿糖為陰性。

　　我父親叫柴文林，患了食道賁門癌，現在右肋下疼痛劇烈，身體消瘦，下肢輕度浮腫，經醫院檢查，胃癌轉移為肝癌。父親的病給全家帶來憂愁和不安，父親的病情嚴重，又怕影響到母親的病，父親是全家之主，我們不能沒有他，只要有一線希望，我總要盡最大努力給他治一治，現在只有一線希望，寄託在你的身上，希望你用最好的偏方、驗方，救一救父親的性命，全家在等待你的靈丹妙藥。

　　高大伯，有你這樣的好醫生，這樣的高超醫術，我父親的病就有指望了，但是我總覺得能用您的偏方治好不少疑難大病。我們全家對你抱有很大希望，最大的希望寄託在你的身上，接到信後，迅速捎個救命偏方來，或配製 1 劑化瘤丸，急盼佳音。

　　此致
　　　敬禮

柴玉玲

十八

高老師:

　　您好!

　　我是一位服務員,1988 年在北京國防科工委司令部黃寺美容外科學習整形,在搞美容工作中遇到好多雀斑病例,特別是 16～25 歲的女性占 80%,她們急切地要把雀斑去掉,白淨淨的臉上長上些黃褐色的斑點,太不美觀。我使用了一些辦法,也不理想,我們對嚴重的雀斑是搞磨削,效果也不好,而且容易留下疤痕。磨削過淺,效果不好,後來我用你的《偏方治大病》中的七白散,睡前將藥末和少許水調勻搽臉,週而復始,堅持數月雀斑即消,全好的只占 40%。在七白散的基礎上能否再提高療效,擴大劑量或增加其藥味,除該方之外,是否還有更好的偏方,請來信告知。

　　此致

　　　敬禮

于小平
(四川省成都文明路綜合市場)

十九

高大夫:

　　你好!

　　拜讀完你的大作《偏方治大病》一書,簡直興奮極

了，你為臨床工作者和廣大人民群眾提供了唾手可得的療效，我讀此書後受益匪淺，深深感謝你這位恩師。

我是一位農村基層幹部，常在農村走鄉串戶，深知老百姓缺醫少藥的痛苦，我讀完該書辦了三件事：① 把全鄉的農村醫生集中起來，把一些重要而有效的偏方抄給大家，回去後給鄉親們治病。② 我們鄉患有半身不遂的病人大約二十幾人，自己買藥配製桑枝酒送給病人，試一試效果怎樣。③ 我把多年收集整理的偏方贈送給你，請你驗證，的確有效者，請載入到你的著作裏。

我耳聞目睹，得知偏方的神奇功效，方法簡單，價格低廉，深受群眾喜歡。我曾用偏方治過一些頑症，偏方治療肝炎效果很好，用「豬肉煎」治過 1 例轉氨酶較高的肝炎，吃了 9 劑，肝功能已恢復正常。還給我送來賀匾，寫著「偏方神醫」4 個大字。

後來，找我看病的人越來越多，因為我是一位領導幹部，哪能行醫治病呢？只是有興趣而已，我們決定買 100 本《偏方治大病》贈送給偏方愛好者、農民和鄉村醫生還有病人，讓他們試用。群眾反映說：「手有寶書一卷，百病醫治不難。」

楊國模

（江西省修文縣路口鄉人民政府）

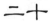

二十

高允旺大夫：

您編著的《偏方治大病》一書使我們的感情溝通在一

起，由不相識到成了患難之友。

您還記得，我為了兒子的病，東奔西走，從江蘇無錫慕名找到太原山西出版社，打聽到你在山西省臨汾地區醫院工作。到了臨汾，湊巧你去山區縣支農，我又坐上汽車到了你去的永和縣找您。到了縣城才知道你去大山一家農民家裏去出診了。我等了兩天終於見到了你這位大醫家，在我的想像中，你是全國勞模，發明過藥，又寫過著作，肯定是一位學者的面孔，難求難見，一見面，又讓座，又讓洗臉，還帶我去食堂吃飯，詳細問了我兒子的病情，看了化驗單和病歷，診斷為慢性活動性肝炎、早期肝硬化，你經過詳細詢問告訴我：你兒子的病，一能治，二能治好，三不誤考大學。我遵照你開的中藥方子和你研究的復肝能膠囊，經過 5 個月的治療，我兒子的病出現了意想不到的效果。

您還記得，我千里迢迢找你的時候，孩子整日精神不振，食慾不佳，一天吃不了三四兩大米，肚子脹滿，吃飯後更憋，化驗結果一次比一次嚴重，I I 48 單位，TTT18單位，TFT（+++），轉氨酶240 單位，肝大劍突下 2 公分，右肋下 3 公分，脾大 2 公分，有輕度腹水，HBsAG1：64HBeAG+抗 –HBc+，診斷為 B 型活動型肝炎，早期肝硬化。

我回家後先給孩子服了你開的方子 60 餘劑，後服了復肝能膠囊，病情一天比一天好轉，最近去解放軍 101 醫院檢查，肝脾用手已摸不到，B 超脾肝縮小，肝功能化驗，TTT12 單位，轉氨酶正常，TTT10 單位，TFT（+）。B 肝五項檢查，原來兩對半陽性，連續 3 次已轉陰，醫生們看了

都很驚奇，短短的幾個月已恢復到這種程度是很不容易的。

　　請你接信後，再寄一部分復肝能膠囊。

　　此致

　　　　敬禮

　　　　　　　　　　　　　　　　　　胡兆坤

　　　　　（江蘇省無錫市郵政第 99 信箱 46 分箱）

二十一

高大夫：

　　你好！

　　最近拜讀了你的著作《偏方治大病》很受啟發，也很激動，你在百忙之中為解除百姓的痛苦，特別是用較少的錢治病，對收入低微而看不起病的勞動人民來說，更覺得你思想高尚，行動感人。

　　我國勞動人民用他們辛勤的勞動創造著豐富的財富，但由於歷史的原因，使他們只能維持溫飽，若他們的家庭成員一旦患了大病，只好等待。其實千百年來我國勞動人民在同疾病作鬥爭的過程中積累了豐富的經驗。中醫中藥就是這一經驗的結晶，而流散在民間的偏方、單方、驗方更是同疾病作鬥爭的力量源泉，也是中醫中藥寶庫中的珍貴資源，然而這個偉大的寶庫很少有人去挖掘，很少有人去收集整理，對偏方、單方很少有人去腳踏實地去驗證，並編輯成書。而你作了這樣的工作，真令人敬佩。

　　我對你本人沒有過多地瞭解，全國政協副主席能為你題詞，山西省衛生廳廳長在序中能對你有那樣的高度評

價，就可想而知了。

我用偏方醫治了不少疾病，我用金津玉液湯治好了鄰居的糖尿病。

現在我想請你給開個治療腎炎的秘方（詳看病歷），望你接信後能滿足我的要求。

此致

敬禮

趙建禮

（寧夏省中衛縣宣和中學）

二十二

尊敬的高主任：

您好！

我從你院回到瀋陽已經月餘，病情漸漸好轉。精神、食慾均和在你那一樣，請放心。

這次在你那住院受到你和全科同事們的照顧，使我從危急的生命線上轉危為安。是你的醫術高明，是你的《偏方治大病》治了我的大病，你給配製的「化痛丸」和「肝必癒」，我還在繼續堅持服用。我有機會一定去拜訪您。

回憶起我去你處住院治療的境況，我的病情十分可怕，去年曾發生過肝昏迷，家屬和安全局的同事把我送到中國醫科大學第一附屬醫院診療，經專家教授會診後，又把我轉移到醫大第三附屬醫院，經拯救脫險，肝功能恢復正常，黃疸指數 100 以上，並持續不降，經 CT 診斷為肝硬化肝癌。在醫院輸過白蛋白和複方氨基酸，還用一種治療

肝病的新藥，用後腹水增加，黃疸持續不降。

　　在病情治療無效的情況下，有位中央首長給我送了一本你編著的《偏方治大病》，因而產生了去你那兒住院治療的念頭，當時家人和首長都不讓我去找你，而我則再三要求去山西治療，最後才批准。開始，先讓兩位同事去聯繫。當定了去山西時，我的身體很虛弱，大家非常擔心。我走時有大小轎車 30 多輛去送我，有的老同事、老領導去飛機場為我送行，他們十分熱情，因為我只有一個心眼去治病，根本沒有意識到什麼。我這次好好的回來了，而且精神很好，他們才告訴我，當時我被診斷為肝硬化肝癌，怕我去了山西就回不來了，送我是和我的最後一別，我從山西回來，又有很多人來接我，根本沒想到我能活著回來。我的精神也比 4 個月前好多了。因此，我要特別感謝在臨汾那一段時間裏你對我的精心治療。從心眼裏尊敬你、信服你。

　　我在你處服了 25 劑中藥，黃疸指數降至正常，肝功能也正常了。B 超檢查肝癌消失。回瀋陽又作了 CT 與以前比較，原來的病變吸收了。你的醫德醫風、超群的技術已在報上廣為宣傳。

　　今天去信介紹黑龍江省組織部王部長的父親前去治療肝硬化，望您精心治療，謝謝！

　　此致

　　　　敬禮

康永才於瀋陽

（國家安全局）

國家圖書館出版品預行編目資料

偏方治大病合編／高允旺　編著　學軍　整理
──初版，──臺北市，大展，2009〔民98.02〕
面；21公分 ──（中醫保健站；28）
ISBN 978-957-468-731-2（平裝）
1.偏方　2.中藥方劑學
414.65　　　　　　　　　　　　　　98023085

偏方治大病合編

編　　著／高允旺
整　　理／學　軍
責任編輯／周光榮
發 行 人／蔡森明
出 版 者／大展出版社有限公司
社　　址／台北市北投區（石牌）致遠一路2段12巷1號
電　　話／（02）28236031・28236033・28233123
傳　　眞／（02）28272069
郵政劃撥／01669551
網　　址／www.dah-jaan.com.tw
E - mail／service@dah-jaan.com.tw
登 記 證／局版臺業字第2171號
承 印 者／傳興印刷有限公司
裝　　訂／建鑫裝訂有限公司
排 版 者／弘益電腦排版有限公司
授 權 者／山西科學技術出版社
初版1刷／2010年（民99年）2月

定　價／350元

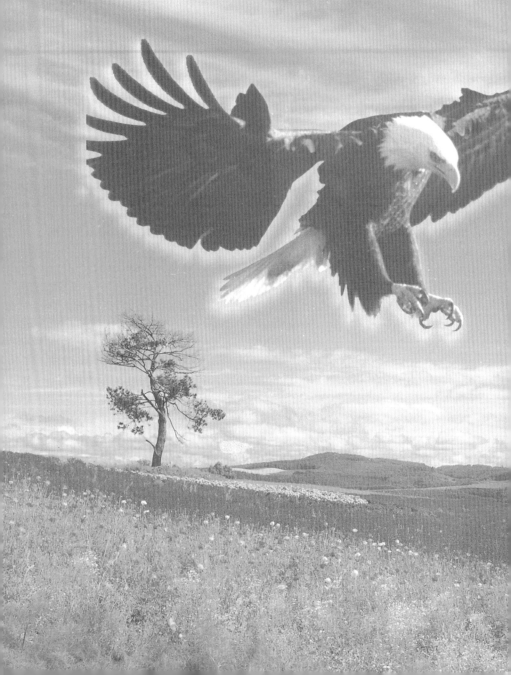

大展好書　好書大展
品嘗好書　冠群可期

大展好書　好書大展
品嘗好書　冠群可期